国家卫生和计划生育委员会"十二五"规划教材

全国高等医药教材建设研究会"十二五"规划教材
全国高等学校教材

供卫生管理及相关专业用

卫生项目管理
Health Project Management

主　编　王亚东

副主编　黄　莹　毛可进

编　者　（以姓氏笔画为序）

关丽征（首都医科大学）　　　　　　　　吴少龙（中山大学）

陈　荃（中国医学科学院医学信息研究所）　陈家应（南京医科大学）

罗　珏（安徽省医学高等专科学校）　　　　岳　琳（四川大学）

金承刚（北京师范大学）　　　　　　　　周志衡（广州医学院）

赵　琨（卫生部卫生发展研究中心）　　　　胡红濮（中国医学科学院医学信息研究所）

席　彪（河北省卫生厅）　　　　　　　　隋宾艳（卫生部卫生发展研究中心）

焦明丽（哈尔滨医科大学）

U0284846

人民卫生出版社

图书在版编目（CIP）数据

卫生项目管理 / 王亚东主编. —北京：人民卫生出版社，
2013.8

卫生管理专业国家卫生和计划生育委员会十二五规划教材

ISBN 978-7-117-17523-4

Ⅰ．①卫…　Ⅱ．①王…　Ⅲ．①卫生管理－项目管理－
高等学校－教材　Ⅳ．①R19

中国版本图书馆 CIP 数据核字（2013）第 136535 号

| 人卫社官网　www.pmph.com | 出版物查询，在线购书 |
| 人卫医学网　www.ipmph.com | 医学考试辅导，医学数据库服务，医学教育资源，大众健康资讯 |

卫生项目管理

主　　编：王亚东
出版发行：人民卫生出版社（中继线 010-59780011）
地　　址：北京市朝阳区潘家园南里 19 号
邮　　编：100021
E - mail：pmph @ pmph.com
购书热线：010-59787592　010-59787584　010-65264830
印　　刷：三河市潮河印业有限公司
经　　销：新华书店
开　　本：787×1092　1/16　印张：20　插页：8
字　　数：424 千字
版　　次：2013 年 8 月第 1 版　2021 年 1 月第 1 版第 3 次印刷
标准书号：ISBN 978-7-117-17523-4/R·17524
定价（含光盘）：46.00 元
打击盗版举报电话：010-59787491　E-mail：WQ @ pmph.com
（凡属印装质量问题请与本社市场营销中心联系退换）

全国高等学校卫生管理专业
第二轮规划教材修订说明

我国卫生管理专业创办于1985年,第一本卫生管理专业教材出版于1987年,时至今日已有26年的时间。随着我国卫生事业的快速发展,卫生管理专业人才队伍逐步壮大,卫生管理专业教材从无到有,从少到多。为适应我国卫生管理专业的发展和教学需要,人民卫生出版社于2005年2月出版了第1轮全国高等学校卫生管理专业规划教材,其中单独编写教材10种,与其他专业共用教材5种,共计15种。这套教材出版八年来,为我国卫生管理人才的培养,以及医疗卫生管理事业科学化、规范化管理做出了重要的贡献。

当前,随着我国医疗卫生体制改革的不断深入,国家对卫生管理专业人才的需求量增加,卫生管理专业有了日新月异的发展,知识更新越来越快速,专业设置越来越细化,使得第1轮的教材已不能适应目前国内卫生管理专业发展和人才培养的需要。2012年在原卫生部领导的支持和关心下,全国高等医药教材建设研究会、人民卫生出版社开始组织第二轮规划教材的编写工作。全国高等医药教材建设研究会在2011年9月成立了"第二届全国高等学校卫生管理专业教材评审委员会",经过会上及会后的反复论证最终确定本次修订工作出版31种教材,并计划作为2013年秋季教材和2014年春季教材在全国出版发行。此次教材的修订工作是在贯彻党的十八大关于"深化教育领域综合改革"精神的背景下,在落实教育部、原卫生部联合下发的《关于实施临床医学教育综合改革的若干意见》的前提下,根据《国家医药卫生中长期人才发展规划(2011—2020年)》的任务要求,并结合国家卫生和计划生育委员会的总体要求,坚持"三基、五性、三特定"的原则,组织全国各大院校卫生管理专业的专家一起编写。

第二轮教材的修订工作从2012年7月开始,其修订和编写特点如下:

1. 教材编写修订工作是在教育部、国家卫生和计划生育委员会的领导和支持下,由全国高等医药教材建设研究会规划,卫生管理专业教材评审委员会审定,院士专家把关,全国各医学院校知名专家教授编写,人民卫生出版社高质量出版。

2. 教材编写修订工作是根据教育部培养目标、卫生管理部门行业要求、社会用人需求,在全国进行科学调研的基础上,借鉴国内外医学人才培养模式和教材建设经验,充分研究论证本专业人才素质要求、学科体系构成、课程体系设计和教材体系规划后,科学进行的。

3. 在全国广泛、深入调研基础上,总结和汲取了第一轮教材的编写经验和成果,尤其是对一些不足之处进行了大量的修改和完善,并在充分体现科学性、权威性的基础上,更考虑其全国范围的代表性和适用性。

4. 教材编写修订工作着力进行课程体系的优化改革和教材体系的建设创新——科学整合课程、淡化学科意识、实现整体优化、注重系统科学、保证点面结合。继续坚持"三基、五性、三特定"和"多级论证"的教材编写原则,以确保教材质量。

5. 教材内部各环节合理设置,含有丰富的内容和活跃的版式设计。包含章前案例、知识拓展、知识链接、本章小结、关键术语、习题、教学建议等,从多方面、多角度给予知识的讲授,促进知识的理解,深化内容的记忆。

6. 为适应教学资源的多样化,实现教材系列化、立体化建设,每种教材都配有配套光盘,方便老师教学和学生自主学习。

本轮卫生管理专业规划教材共计31种,全部为核心课程,单独编写教材,不再与其他专业共用。其中"管理基础课程部分"7种,"专业课程部分"20种,"选择性课程部分"4种。

本套教材所有31种书均为国家卫生和计划生育委员会"十二五"规划教材,计划于2013年秋季和2014年春季全部出版发行。

说明:2013年2月本套教材基本完稿,2013年3月"中华人民共和国卫生部"(简称"卫生部")更名为"中华人民共和国国家卫生和计划生育委员会"(简称"国家卫生和计生委")。本套教材的编委会已经考虑到此类问题,并把教材中相关名称作了修改,但是许多法规和文件还在沿用以前的名称,为了保持学术的严谨性,此类地方出现的名称不做修改。由于时间紧张,如有修改不到位的地方还请广大师生批评指正!

全国高等学校卫生管理专业
第二轮规划教材目录

书　名	版　次	主　编	
1. 管理学基础	第2版	冯占春	吕　军
2. 经济学原理		刘国恩	李　玲
3. 组织行为学	第2版	刘　毅	
4. 公共事业管理概论		殷　俊	
5. 公共关系学		王　悦	
6. 人际沟通及礼仪		隋树杰	
7. 公文写作与处理	第2版	邱心镜	
8. 管理流行病学		毛宗福	姜　潮
9. 卫生管理统计及软件应用		贺　佳	
10. 卫生管理运筹学	第2版	秦　侠	
11. 卫生管理科研方法		王　健	
12. 社会医学		卢祖洵	姜润生
13. 卫生事业管理学		张　亮	胡　志
14. 卫生服务营销管理	第2版	梁万年	
15. 卫生经济学		孟庆跃	
16. 卫生法学		黎东生	
17. 医疗保障学	第2版	姚　岚	熊先军
18. 卫生政策学	第2版	郝　模	
19. 药品管理学		张新平	刘兰茹
20. 卫生监督学	第2版	樊立华	
21. 医院管理学	第2版	张鹭鹭	王　羽
22. 卫生保健伦理学		佟子林	
23. 卫生财务管理		程　薇	
24. 卫生人力资源管理		毛静馥	
25. 卫生信息管理学	第2版	胡西厚	
26. 卫生项目管理		王亚东	
27. 卫生技术评估		陈　洁	于德志
28. 卫生应急管理		吴群红	杨维中
29. 国际卫生保健		马　进	
30. 健康管理学		郭　清	
31. 公共卫生概论		姜庆五	

全国高等学校卫生管理专业
第二届教材评审委员会名单

顾　问
王陇德　文历阳　陈贤义

主任委员
张　亮

副主任委员
郝　模　孟庆跃　胡　志　杜　贤

委　员
（以姓氏笔画为序）

马　进　王　羽　王　悦　毛宗福　孔军辉
申俊龙　任　苒　杨　晋　李士雪　吴群红
邱鸿钟　张新平　张鹭鹭　高建民　郭　岩
郭　清　梁万年　景　琳　曾　诚

秘　书
王　静　戴薇薇

主编简介

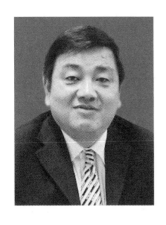

王亚东

1961年8月出生，安徽阜南人。毕业于安徽医科大学卫生管理学院，硕士学位。现任首都医科大学卫生管理与教育学院教授，硕士研究生导师。中华预防医学会卫生应急管理分会常务理事，中华预防医学会医疗机构公共卫生管理管理分会委员，国家卫生和计生委卫生应急管理专家委员会委员，中华预防医学会奖评委，北京市预防医学会常务理事，北京市社区卫生协会学务理事。

长期从事卫生事业管理的教学和科研工作，主要讲授卫生事业管理、卫生项目管理、医学科研方法学等课程；作为项目管理人员，参加世界银行贷款"中国农村卫生人力开发项目"，并为此项目工作近十年。主要研究领域为社区卫生服务管理、卫生应急管理和急救医疗服务管理。近年来主持和参与国家"863"计划、卫生部公益性行业专项、原卫生部及北京市科委等科研课题二十余项，出版专著三部，发表研究论文百余篇，参与编写教材十余部，获北京市教学成果二等奖一项。

副主编简介

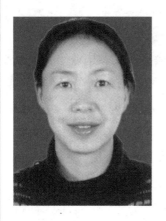

黄莹

女,1968年1月出生于云南文山。昆明医科大学公共卫生学院副教授,昆明医科大学儿少卫生与妇幼保健硕士生导师。云南省预防医学会学校卫生分会第二届委员会委员。

从事教学科研工作18年,主要研究领域为社区健康促进。承担过研究生、本科、专科学生社会医学、流行病学、儿童少年卫生学、社区健康教育与发展等十多门课程。是学校精品课程《艾滋病与药物滥用》的主讲教师。教学效果优良,教学比赛获得云南省教育厅级一等奖和三等奖各一项,获得昆明医科大学二等奖一项。主持和参与了十多项国际国内项目。作为第一作者发表学术论文20篇。公开出版教材三部,一部副主编,两部参编。

前　言

自 20 世纪 80 年代我国开始实施改革开放政策以来，经济社会经历了长达30 年的高速发展，在此期间，项目管理理论与实践得到快速发展，逐步形成了相对完善的项目管理知识体系，在经济社会发展中发挥了重大作用。伴随着世界银行、世界卫生组织等国际合作卫生项目实施，现代卫生项目管理的理论、方法、技术、工具也不断引入中国的卫生领域，对我国卫生项目的设计、实施与评价产生了重大影响，大大提高了卫生项目的管理水平。

随着医药卫生体制改革的不断深入，政府和社会对卫生领域的投入逐年增加，其中一部分是以项目方式投入的，使卫生项目逐年增多，应用于公共卫生、医学技术开发、卫生基本建设、卫生体系建设等几乎所有卫生领域，使卫生管理人员对项目管理知识的需求增加。因此，将卫生项目管理作为卫生管理专业的选修课程，可提高学生对未来管理岗位的适应能力。为此，全国高等医药教材建设研究会和全国高等学校卫生管理专业规划教材专家委员会决定编写《卫生项目管理》，以满足社会医学与卫生事业管理专业本科教学的需要。

本教材的教学对象是社会医学与卫生事业管理专业的本科生，也可作为研究生及卫生管理干部培训的参考用书。在编写中，我们坚持以项目管理的基本理论为依据，结合卫生项目的特点，全面介绍项目管理的知识体系及其在卫生项目中的应用。本书分为上篇和下篇两部分，上篇以卫生项目的生命周期为线索，系统介绍卫生项目从概念形成，到项目的计划、组织、实施、控制和评价的管理过程；下篇主要依据美国项目管理协会编写的《项目管理知识体系》，系统介绍卫生项目计划与控制中的具体管理方法、技术和工具，包括卫生项目范围管理、时间管理、成本管理、风险管理、沟通管理和集成管理。上下两篇相辅相成，上篇构建出卫生项目的整体结构，形成对卫生项目总体的认识；下篇主要为上篇提供技术支撑，具体说明项目管理中的各种方法与技术。项目管理软件是提高项目管理水平的有效工具，本书在第十四章对此进行了专门介绍。

在本书的编写过程中，我们得到了首都医科大学等单位的大力帮助，对此表示衷心的感谢。来自国内兄弟高校的编委们对本书的编写工作倾注了大量的心血与精力；毛可进、黄莹副主编承担了大量的编写和审稿工作，关丽征副教授承担了大量的审稿和统稿工作,对于他们的辛勤劳动表示诚挚的谢意。

尽管本书在编写过程中经过了反复推敲和仔细研究,但是由于水平所限,书中的问题在所难免。恳请使用本书的教师、学生和读者提出宝贵意见和建议,以期再版时不断完善和提高。

王亚东

2013 年 5 月

目　录

第一章　绪论

第一节　卫生项目与卫生项目管理概述……………………………………… 2
一、卫生项目 ……………………………………………………………… 2
二、卫生项目管理 ………………………………………………………… 8
三、卫生项目的主要利益相关者 ………………………………………… 10
四、卫生项目管理的发展历程 …………………………………………… 12
第二节　卫生项目的生命周期与管理过程 ……………………………… 13
一、卫生项目的生命周期 ………………………………………………… 13
二、卫生项目的管理过程 ………………………………………………… 14
第三节　卫生项目管理的知识体系 ……………………………………… 15
一、项目管理知识体系 …………………………………………………… 16
二、一般管理知识 ………………………………………………………… 18
三、卫生专业知识 ………………………………………………………… 19

第二章　卫生项目组织与团队

第一节　概述 ……………………………………………………………… 24
一、卫生项目组织的定义 ………………………………………………… 25
二、卫生项目组织的特性 ………………………………………………… 25
第二节　卫生项目组织结构 ……………………………………………… 26
一、卫生项目组织结构设计 ……………………………………………… 26
二、卫生项目组织结构的基本形式 ……………………………………… 29
第三节　卫生项目团队 …………………………………………………… 35
一、卫生项目团队的概念和特点 ………………………………………… 35
二、卫生项目团队的组建 ………………………………………………… 36
三、卫生项目团队的职责 ………………………………………………… 37
四、卫生项目团队的发展 ………………………………………………… 38

五、卫生项目团队的激励···39

第三章 项目理论与卫生项目形成

第一节 卫生项目需求评估···44
一、需求的定义···44
二、需求的种类···45
三、健康需求的特点···46
四、健康需求评估方法···47
第二节 项目理论···48
一、项目理论概述···49
二、项目理论的内容···51
三、项目效果理论的构建···54
第三节 卫生项目逻辑框架···56
一、概述···57
二、项目逻辑框架与项目理论···60
三、逻辑框架设计步骤···61
第四节 项目概念阶段的管理内容·······································64
一、卫生项目识别···64
二、提出项目建议书···65
三、开展项目可行性研究···66
四、项目审批与项目章程···66

第四章 卫生项目计划

第一节 概述···70
一、项目计划的概念···70
二、项目计划的目的···70
三、项目计划的作用···71
四、项目计划的原则···71
五、项目计划的类型···72
第二节 项目目标分解与逻辑框架运用·································72
一、通过分解项目目标确定项目计划内容···························72
二、运用逻辑框架指导项目计划制订·································73
第三节 项目计划的内容···76

一、项目总体计划 ……………………………………………………… 76

二、项目分项计划 ……………………………………………………… 80

第四节 制订项目计划的方法与步骤 …………………………………… 83

一、项目总体计划制订的步骤 ………………………………………… 83

二、项目分计划的制订 ………………………………………………… 85

三、编制项目计划的基本方法 ………………………………………… 86

第五章 卫生项目的实施与控制

第一节 卫生项目的实施 ………………………………………………… 91

一、卫生项目计划实施的定义 ………………………………………… 91

二、卫生项目计划实施的内容 ………………………………………… 91

第二节 卫生项目的监测 ………………………………………………… 92

一、卫生项目监测的概念与主要内容 ………………………………… 92

二、卫生项目监测的信息系统 ………………………………………… 93

三、卫生项目信息管理 ………………………………………………… 93

四、卫生项目信息收集方法 …………………………………………… 95

五、信息报告 …………………………………………………………… 95

六、卫生项目监测信息的质量控制 …………………………………… 96

七、数据分析、信息交流与发布 ……………………………………… 96

第三节 卫生项目的控制 ………………………………………………… 96

一、卫生项目控制的概念 ……………………………………………… 96

二、卫生项目控制过程 ………………………………………………… 97

三、卫生项目控制方法 ………………………………………………… 98

第四节 卫生项目的督导 ………………………………………………… 101

一、卫生项目督导概述 ………………………………………………… 101

二、卫生项目督导的方式和类型 ……………………………………… 101

三、卫生项目督导的步骤 ……………………………………………… 102

第五节 卫生项目的变更管理 …………………………………………… 104

一、卫生项目变更的原因 ……………………………………………… 104

二、卫生项目变更管理概述 …………………………………………… 104

三、卫生项目变更的影响 ……………………………………………… 105

四、卫生项目变更的控制 ……………………………………………… 106

五、退出机制 …………………………………………………………… 108

第六章　卫生项目结果评价

第一节　概述 …………………………………………………………… 112

　一、卫生项目评价 ……………………………………………………… 113

　二、卫生项目评价内涵 ………………………………………………… 113

第二节　项目评价的目的和类型 ……………………………………… 114

　一、卫生项目结果评价的目的 ………………………………………… 114

　二、项目结果评价常用类型 …………………………………………… 115

第三节　卫生项目评价步骤和方法 …………………………………… 115

　一、识别评价结果的使用者，了解项目信息需求 …………………… 116

　二、了解与描述项目 …………………………………………………… 116

　三、确定项目评价问题 ………………………………………………… 119

　四、项目评价设计 ……………………………………………………… 119

　五、收集、分析和解释证据 …………………………………………… 125

　六、报告和传播项目评价结果 ………………………………………… 126

第四节　发展性评价 …………………………………………………… 128

　一、概述 ………………………………………………………………… 129

　二、发展性评价基本理论 ……………………………………………… 129

　三、发展性评价应用条件和特点 ……………………………………… 131

第七章　卫生项目范围管理

第一节　概述 …………………………………………………………… 136

　一、项目的范围 ………………………………………………………… 136

　二、项目范围管理 ……………………………………………………… 137

　三、项目范围管理的作用 ……………………………………………… 138

第二节　卫生项目范围的确定与工作分解 …………………………… 139

　一、确定项目范围的原则和方法 ……………………………………… 139

　二、工作分解原理、方法、技术和步骤 ……………………………… 141

第三节　项目范围计划与审核 ………………………………………… 145

　一、项目范围计划 ……………………………………………………… 145

　二、项目范围计划的基本结构 ………………………………………… 146

　三、项目范围审核 ……………………………………………………… 149

第四节　项目范围变更的控制 ………………………………………… 150

一、范围的变更 ·· 150

二、范围变更的控制 ··· 151

第八章　卫生项目时间管理

第一节　概述 ··· 157

第二节　项目活动定义和活动排序 ······················ 159

一、项目活动定义 ··· 159

二、项目活动排序 ··· 160

第三节　工期估算 ·· 164

一、项目活动持续时间估算的类型 ······················ 165

二、影响工期估算的因素 ···································· 165

三、工期估算的方法 ··· 165

四、工作持续时间估算的成果 ····························· 166

第四节　工期计划 ·· 166

一、项目进度计划的编制依据 ····························· 167

二、项目进度计划的编制方法 ····························· 167

三、项目进度计划的优化 ···································· 172

四、项目进度计划编制的成果 ····························· 173

第五节　卫生项目进度控制 ································· 173

一、卫生项目进度控制概述 ································· 173

二、项目进度控制的步骤 ···································· 174

三、项目进度控制的依据 ···································· 174

四、项目进度控制工具和方法 ····························· 175

五、项目进度控制的成果 ···································· 178

第九章　卫生项目成本管理

第一节　卫生项目成本管理概述 ·························· 182

一、卫生项目成本的定义及其构成 ······················ 182

二、卫生项目成本管理 ······································ 184

三、卫生项目成本管理理论框架 ·························· 185

第二节　卫生项目资源计划编制 ·························· 186

一、卫生项目资源计划的概念 ····························· 186

二、卫生项目资源计划的依据 ····························· 187

三、卫生项目资源计划编制的方法 ……………………………………… 188

四、卫生项目资源计划编制的工具 ……………………………………… 188

第三节 卫生项目成本估算 ………………………………………………… 190

一、卫生项目成本估算的概念 …………………………………………… 190

二、卫生项目成本估算的依据 …………………………………………… 190

三、卫生项目成本估算的方法 …………………………………………… 192

四、卫生项目成本估算的结果 …………………………………………… 193

第四节 卫生项目成本预算 ………………………………………………… 193

一、卫生项目成本预算的概念 …………………………………………… 193

二、卫生项目成本预算的内容 …………………………………………… 194

三、卫生项目成本预算的依据 …………………………………………… 195

四、卫生项目成本预算的编制 …………………………………………… 195

五、卫生项目成本预算的结果 …………………………………………… 196

第五节 卫生项目成本控制 ………………………………………………… 197

一、卫生项目成本控制的概念 …………………………………………… 197

二、卫生项目成本控制的依据 …………………………………………… 198

三、卫生项目成本控制的方法 …………………………………………… 199

第十章 卫生项目质量管理

第一节 概述 ……………………………………………………………… 205

一、项目质量与质量管理 ………………………………………………… 205

二、质量管理基本理论 …………………………………………………… 207

三、卫生项目质量管理 …………………………………………………… 210

第二节 卫生项目质量计划 ………………………………………………… 212

一、项目质量计划概念 …………………………………………………… 212

二、项目质量计划的目标和原则 ………………………………………… 212

三、编制卫生项目质量计划 ……………………………………………… 213

第三节 质量保证体系 ……………………………………………………… 214

一、质量保证概述 ………………………………………………………… 214

二、质量保证体系的建立 ………………………………………………… 215

第四节 质量控制 …………………………………………………………… 217

一、概述 …………………………………………………………………… 217

二、质量控制活动基本内容 ……………………………………………… 218

三、质量控制常用方法…………………………………………………… 219

第十一章 卫生项目风险管理

第一节 概述……………………………………………………………… 228

　　一、卫生项目风险管理概念…………………………………………… 228

　　二、卫生项目风险管理目标和内容…………………………………… 231

　　三、卫生项目风险管理过程…………………………………………… 231

第二节 卫生项目风险识别……………………………………………… 232

　　一、卫生项目风险识别含义和任务…………………………………… 232

　　二、卫生项目风险识别过程…………………………………………… 233

　　三、卫生项目风险识别依据和结果…………………………………… 234

　　四、卫生项目风险识别技术和方法…………………………………… 235

第三节 卫生项目风险评估……………………………………………… 236

　　一、卫生项目风险评估含义和任务…………………………………… 236

　　二、卫生项目风险评估过程…………………………………………… 237

　　三、卫生项目风险评估依据与结果…………………………………… 238

　　四、卫生项目风险评估技术和方法…………………………………… 238

第四节 卫生项目风险应对……………………………………………… 240

　　一、卫生项目风险应对含义和任务…………………………………… 240

　　二、卫生项目风险应对过程…………………………………………… 242

　　三、卫生项目风险应对依据和结果…………………………………… 242

　　四、卫生项目风险应对措施…………………………………………… 242

第十二章 卫生项目沟通和冲突管理

第一节 卫生项目沟通管理概述………………………………………… 250

　　一、卫生项目沟通概述………………………………………………… 250

　　二、卫生项目沟通管理………………………………………………… 252

第二节 卫生项目沟通计划……………………………………………… 254

　　一、编制卫生项目沟通计划的依据…………………………………… 254

　　二、卫生项目沟通计划的编制………………………………………… 254

第三节 卫生项目的有效沟通…………………………………………… 257

　　一、卫生项目沟通中的主要障碍……………………………………… 257

　　二、卫生项目中的有效沟通方法……………………………………… 258

第四节　项目冲突 ·· 261

　　一、冲突概述 ··· 261

　　二、项目冲突管理 ··· 261

第十三章　卫生项目集成管理

第一节　概述 ·· 268

　　一、项目集成管理的概念 ·· 269

　　二、项目集成管理的原理和主要内容 ·· 269

　　三、项目集成管理的特点 ·· 270

　　四、卫生项目集成管理的特点 ·· 270

　　五、项目集成管理的作用 ·· 271

第二节　项目集成计划的制订 ··· 272

　　一、项目集成计划的定义和作用 ··· 272

　　二、项目集成计划编制的工作过程 ·· 273

　　三、项目要素集成的主要方法 ·· 274

　　四、项目集成计划的制订 ·· 276

第三节　项目集成计划的执行与控制管理 ·· 278

　　一、项目集成计划的执行管理 ·· 278

　　二、项目集成计划的控制管理 ·· 278

第十四章　软件在卫生项目管理中的应用

第一节　项目管理软件概述 ·· 284

　　一、项目管理软件的发展与现状 ··· 284

　　二、项目管理软件的应用状况 ·· 284

　　三、Project 简介 ·· 285

第二节　Project 2007 使用者界面概览 ·· 286

　　一、主要界面元素 ··· 286

　　二、Project 使用者界面概览 ·· 287

第三节　建立项目计划和创建任务 ·· 293

　　一、建立项目计划 ··· 293

　　二、创建任务和工作分解结构 ·· 293

第四节　分配资源 ·· 295

第五节　项目成本管理 ··· 296

第六节　项目进度管理 ·· 297

第七节　优化管理 ·· 298

教学建议 ··· 303

中英文名词对照索引 ·· 305

参考文献 ··· 311

第一章

绪 论

学习目标

通过本章的学习,你应该能够:

掌握 卫生项目的概念及特点;项目与日常运营的区别与联系;卫生项目管理的概念、特点;卫生项目周期及各项目阶段的主要工作。

熟悉 卫生项目的类别;卫生项目的主要利益相关者;项目管理的知识体系;项目管理在卫生领域中的作用。

了解 项目管理的发展历程;卫生项目管理知识体系的构成。

章前案例

　　云龙家园是市郊的一个居民区,随着周边新建楼盘不断增加和居民的入住,看病问题日显突出。为解决居民看病难问题,区卫生局研究决定在此建立一个社区卫生服务中心,要求服务中心的功能与本小区居民卫生服务需求相适应,并在 3 个月后开始运行,此项工作由区卫生局社区卫生科的马科长负责。卫生局希望这个服务中心不应照搬其他社区的模式,应根据居民的卫生需求来设计服务功能,为全区新建社区的卫生服务中心建设提供经验。

　　接受任务后的马科长开始思考:小区居民的卫生服务需求如何确定? 提供多少和什么样的服务才能与居民的需求相适应? 服务中心需要具备什么样的功能才能提供这些服务? 为了形成这些功能,需要如何设置职能科室? 需要多大面积的工作用房,需要多少和什么样的仪器、设备,需要多少医生、护士和其他工作人员? 需要订立哪些规章制度、工作规范和服务标准? 未来的服务中心采取何服务模式来提供服务……总之,建成什么样的社区卫生服务中心才算是适应了社区居民的卫生服务需求呢? 即使明确了建设目标,还有很多事需要考虑:房屋是购买还是租赁? 仪器设备如何购置? 人员如何招聘? 3 个月的时间是否够用? 需要向政府申请多少经费? 如何保证各项活动的质量? 还存在哪些风险? 如何取得小区居民的支持? 如何评价这项工作的效果? 需要做的事情很多,涉及医政、疾控、财务、科教等多个职能科室,还需要与财政、发改委、规划、人事等多个政府相关部门沟通;这样复杂的事情需要组建一个团队来共同开展工作,这个团队应如何组建、如何管理、具有什么样的职责。虽然具有多年的卫生管理经验,马科长还是感到这件事有些棘手。

　　近年来,卫生局承担的此类工作越来越多:创建慢性病防控示范区、创建卫生应急示范区、社区"两癌筛查"、全科医师培训等,如何管理这种具有独特性和一次性特点的工作,对卫生管理人员提出了新的挑战。

笔记

第一节　卫生项目与卫生项目管理概述

一、卫生项目

（一）卫生项目的定义

卫生项目（health project）是各类社会组织为解决卫生领域中存在的特定问题以实现既定的组织目标，在一定的时间、人员和其他资源的约束条件下，所开展的一种有一定独特性的、一次性的工作。卫生项目可以是奥运会医疗保障、全国结核病控制这样的大型项目；也可以是开展一项对社区卫生服务满意度的调查、组织一次义诊活动这些小型项目；可以是开发一种新技术、提供一种新服务；也可以是建立一种卫生制度、开展一项科研活动。只要是为解决卫生领域存在的特定问题、创造特定的卫生产品或服务而开展的一次性的活动，均属于卫生项目的范畴。

（二）卫生项目的一般特征

不同的项目在内容上可以千差万别，开展一项卫生应急演习与国家卫生应急体系建设在项目的内容和复杂程度上相差甚远，一所乡镇卫生院的医生培训项目与全国农村卫生人力开发项目更是不可同日而语。但不管项目的规模大小，不管项目的性质如何，从本质上说，任何项目都具有如下的特性。

1. 目的性　任何项目都有明确的项目目标。各类社会组织，无论是卫生组织还是非卫生组织，他们所发起的卫生项目都会以组织发展战略为依据，针对卫生领域中存在的各种问题来确定项目活动，将项目作为实现组织战略目标的具体手段。项目目标可分为两个方面：一是项目的成果目标，即项目针对的卫生问题是否得以解决或缓解，项目产出的功能、特性、效果等，是否满足项目目标要求，表现为项目的效果；二是项目的管理目标，也称约束性目标，即是否在预定的时间、经费、质量等约束条件下完成了项目目标，表现为项目的效率。例如，一项结核病控制项目，其希望解决的问题是社区高居不下的结核病发病率，其成果目标是结核病发病率是否得到了有效的控制，是否达到了具体的发病率控制目标，而其管理目标则是实现项目目标的时间、成本是否在计划之内；再如，一个卫生人力培训项目，项目成果目标是培训出符合数量和质量要求的卫生人力，项目管理目标是在保证培训质量的前提下，将培训时间、培训成本控制在一定范围之内。显然，项目管理追求的不仅是成果目标，还要追求项目的管理目标。卫生项目目标与项目发起组织的宗旨、使命及发展战略密切相关。

2. 独特性　任何一个卫生项目都有其与众不同之处，表现在不同的项目针对的卫生问题不同，或针对的问题相同但解决问题的思路不同，或主题相同但内容不同，或内容一致但对象不同，总之，每个卫生项目一定有其独特之处。例如，开发一种新的社区卫生服务模式、探索一种新的临床疗法都是做项目，项目产生的服务模式和临床疗法一定是前所未有的、独一无二的，即便与其他服务模式、临床疗法有些相似之处，但仍然会保持其所具有的独特方面，如果是完全相同，则就不能算是项目；而服务模式在多个社区推广应用、新疗法变成临床常规之后就不是做项目了，这时，该服务模式在不同社区之间应尽可能一致；无论是哪所医院的医生，当其在执行临床常规时就不能对其进行随意改变。

3. 一次性　项目的一次性（也称时限性）是指每一个项目都有自己明确的起点和终点，而不是不断重复、周而复始的。项目的起点是项目开始的时间，项目的终点是项目的目标已经实现，或者项目的目标已经无法实现，从而终止项目的时间。项目的一次性与项目持续时间的长短无关，例如，一个"社区诊断"项目只需要几周，而一个艾滋病控制项目可能需要持续 5 年。因此，不管项目持续多长时间，任何一个项目都是有始有终的。

4. 制约性　每个项目都在一定程度上受到客观条件和资源的制约。例如，一个项目可能会受到人力资源、财力资源、物力资源、时间资源、技术资源、信息资源等各方面资源的制约。无论什么项目，其资源都不会是无限的，因此，合理地分配和利用现有资源，是项目管理的重要内容。

5. 其他特性　由于项目具有独特性，项目的产出与众不同，所以项目一般都具有创新性；由于项目具有独特性、制约性和一次性的特点，造成了项目具有风险性；由于活动是一次性的，所以项目成果一旦形成，多数是无法改变的，这造成了项目成果的不可挽回性；项目团队常常是因为实施一个具体的卫生项目而组建的，项目完成后，项目团队就会解散、项目团队成员得以重新分配，表现为项目组织的临时性。

一般意义上的"项目"多指工业及工程建设类项目，它们多以确定的有形产品为项目目标，项目干预对象一般为"物"，如建设一座大桥、开发一款新型手机。而卫生项目的根本目的是保护和增进人群的健康水平，卫生项目的干预对象主要是人群，包括病人、健康人及亚健康人群。因此，卫生项目除具有上述项目的一般特点外，还具有以下特征：

（1）项目利益相关者众多。例如，开发一种治疗艾滋病的新药可认为是一类工业项目，该项目的利益相关者主要包括药品研制人员及公司的股东；而一项艾滋病高危人群防治项目则属于公共卫生项目，其利益相关者不但包括发起项目的卫生组织、卫生人员，还包括当地政府、公安、教育、文化等多个部门，包括同性恋者、吸毒者、性交易者，以及每个人群后的家庭、社交人群，各利益相关者的态度和行为都可能对项目的设计、实施及效果产生影响。

（2）项目范围边界模糊。艾滋病药物研制项目的任务明确，从基础研究、动物试验、临床试验到批准上市，路径清晰；而艾滋病高危人群防治项目则难以形成一条清晰的路径：健康教育、指导戒毒、增加安全套及治疗药的可及性、严格采供血制度规范、加强娱乐场所管理等，根据环境和条件的不同，可能有多种干预策略，难以形成确定的任务范围。

（3）卫生项目受政策因素影响大。从药物概念的提出到批准上市，艾滋病药物研发需要相当长的时间，这个过程主要受到研发思路与能力、市场需求及竞争

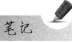

产品的影响,受政策因素的影响一般较小;而艾滋病高危人群防治项目则需要充分考虑相关政策的变化与当地政府的观念:发展经济、稳定社会、治安管理、繁荣文化市场等政策与高危人群艾滋病防治策略总体是一致的,但在特定的时期和区域,也会产生冲突和矛盾,影响到项目的实施。政策影响卫生项目的一个典型的案例是"世界银行贷款中国农村卫生人力开发项目"(案例1-1)。

案例 1-1

(世界银行项目评估团)致各位执董和总裁的备忘录

题目:审查关于中国的跨部门发展挑战和绩效评估报告:

农村卫生人力开发项目。项目的成果被评为勉强满意,可持续性被评为不大可能,体制建设的作用被评为不大。该项目达到了为其规定的大多数数量目标,并突出表明了卫生人力规划和开发的重要性,但是,卫生工作人员培训(该项目一个主要的构成部分)的效力并非完全令人满意。项目的设计和实施没有充分注意项目活动在发展方面产生的影响。在项目实施期间,卫生部门的政策环境正在发生变化,使得某些项目活动无法持续。世行和借款人的绩效被评为满意。

(4)卫生项目的结果不易评价。艾滋病药物研发项目的结果在项目立项时已经确定,包括药物的有效性、安全性以及研制时间、成本等方面的指标已经明确,判断项目是否成功的方法是评价项目目标的实现程度;而艾滋病高危人群防治项目的效果评价则相对困难,一方面干预与结果之间的关系往往是建立在假设基础之上的,效果难以体现,例如,项目设计是以这样的假设为基础的:"同性恋发病率高是因为他们不了解艾滋病的相关知识,因此,对这类人群加强健康教育,将会降低艾滋病发病率",但有研究认为:艾滋病防治知识的增加并没有有效改变他们的行为。如果是这样,项目不可能实现降低艾滋病发病率的效果。另一方面,项目设计是有效的,但执行者并没有严格按计划执行:娱乐场所放置了安全套,但放置的位置使人们一般不易发现。众多因素都可能影响到项目的效果,使项目结果难以评价。另外,评价方法也会影响项目的效果。例如,某地艾滋病高危人群的 HIV 阳性率在项目开始时 5%,经过 2 年的干预,阳性率不但没有下降,反而上升到 8%,项目不成功? 作为该项目对照的另一个人群,其阳性率从 2 年前的 5% 上升到 13%! 从比较中可以对该项目的效果作出评价:有效减缓了艾滋病的上升趋势。如果在项目设计时没有设置对照,则难以判断本项目的效果。

(三)项目与日常运营

卫生领域的各项工作可分为两大类:一类是在相对封闭和确定的环境下所开展的重复性的、周而复始的、持续性的活动或工作,称为日常运营(operation),这类工作基本有章可循,工作的内容与方式基本确定,如医院的挂号、收费,医生按照常规进行的诊疗活动,定期的健康检查等;另一类是在相对开放和不确定的环境下开展的,具有独特的、一次性的工作,这就是项目。两者在工作性质与内容、工作环境与方式、组织与管理等方面都存在不同之处(表1-1)。

4

表1-1　项目与日常运营的不同

	日常运营	项目
工作性质	大量的常规性、不断重复的工作，强调效率和效果	创新性的一次性工作，面向目标
工作环境	相对封闭和确定	相对开放和不确定
工作产出	标准化的服务	独特的服务
工作组织	组织是相对不变的，基于部门的职能管理，直线指挥管理系统	组织是临时性的，基于过程的系统管理，以团队组织为主
工作时间	持续运作	确定的开始和结束日期

对于多数卫生项目来说，项目是日常运营的基础，日常运营是项目的最终目标。例如，为了更好地与当地社区卫生服务中心合作，某医院决定设立社区卫生服务科。建立科室是做项目，包括规定科室的职能、任命科室负责人、配置相关人员、制订规章制度、选择办公地点及购置办公设备与家具等，这都是一次性和独特性的活动，目标就是建立一个功能齐备的社区卫生服务科；而一旦科室完成组建工作，项目工作即告结束，项目成果转入日常运营状态：社区卫生服务科将持续地发挥管理和协调社区与医院服务的功能。再如，为促进社区卫生服务标准化，卫生局开发出一套社区卫生服务质量管理办法；当"办法"正式发布后，各社区按其要求执行，这时就进入到日常运营，项目的产出——"办法"，将持续地发挥其规范服务质量的功能。

卫生领域的各项工作大都经历这样一个过程，即因为有需要则做项目：建立一个组织、制订一项规范、开发一种新技术、发明一种新疗法，通过创新来提高卫生服务水平；而项目的成果只有转化为日常运行，才能持续发挥卫生服务的功能（图1-1）。正是由于项目和日常运营的交替进行，推动了卫生工作的不断发展，不断满足日益增长的、人民群众对卫生服务的需求。

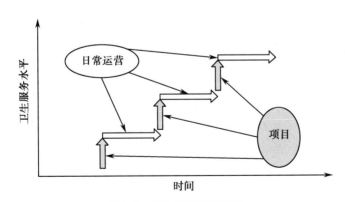

图1-1　卫生服务发展模式

项目与日常运营并非泾渭分明。如医院的义诊活动每年开展，应属常规工作，可每次义诊活动的组织、内容、方式等也可能有其独特的方面，也可将其当做项目来做。与项目相比较，日常运营的不确定因素相对较少，虽有一些创新之处，但基本有章可循。

5

（四）项目的层次

在英文中，有关"项目"的单词有"Program"和"Project"两个。一般认为，"Program"是指规模较大的综合项目，是由一系列"Project"和活动所构成的集合。因此，可将"Project"译成"项目"，而"Program"的翻译却有很大不同，虽然多数仍翻译成"项目"，也有人将国外的"Program"译成"计划"，如"曼哈顿计划"、"沙漠风暴计划"等；而国内的大型综合性项目则一般称为"工程"，如"三峡工程"、"西气东输工程"等。

实际上，"program"和"project"之间不仅存在规模大小和从属关系，它们的形成与目标也存在明显差异。一般来说，"program"是针对社会和自然界中存在的问题而形成的，其解决问题的思路是项目理论，其目标是解决项目针对的问题，即追求项目产生的效果；而"project"是按照各利益相关者的明确要求形成的，项目目标是提供预定的项目产品或服务，实现目标的思路比较明确。例如，为解决日趋严重的看病难问题，某市政府拟开展一项"加强社区卫生服务能力建设项目"，这是一个综合性项目（program），其目的是试图通过加强社区卫生服务能力建设，将部分目前在大医院就诊的病人吸引到社区卫生服务机构，进而缓解看病难的问题。在这个项目中，需要开展新建、扩建社区卫生服务中心、培训社区卫生人员、建立双向转诊机制、改革卫生服务提供模式等一系列活动，这些活动的综合效果是提高社区卫生服务能力；其中新建1所、扩建1所社区卫生服务中心就是做项目（project），其产出是功能齐备的社区卫生服务中心。

知识拓展

"program"和"project"的不同

1. "project"产生的是"产出（output）"，是独特的产品或服务；而"program"产生的是"结果（outcome）"，是解决项目所针对的问题。按照这一观点，"project"的产出可以是一个工厂、一所医院；而"program"产生的结果可能是从新产品中获得收入的增加、缩短病人在医院的就诊等待时间。

2. "program"不仅是比"project"更大，或是由多个"project"所构成。按照这一观点，"program"试图利用"规模经济"来减少协调成本和风险。"project"经理的职责是确保"project"成功；而"program"经理则更关心"program"的综合结果或最终状态。

按照上述观点，"program"提供结果而"project"提供产品；对"program"的管理是要做正确的"project"，"program"经理被描述为"下棋"或进行全局性思考，需要综合考虑"program"中的每一个"project"，甚至考虑牺牲某个（些）"project"。与之相反，对"project"的管理就是要把"project"做好。因此，成功的"project"是按照既定的时间、预算和质量标准提供产品，而成功的"program"所提供的则是对组织绩效的长期改善，组织可以从这种改善中获得长期利益。

——维基百科（From Wikipedia, the free encyclopedia）

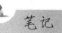

笔记

（五）卫生项目的类别

项目分类的种类繁多，并没有统一的规范。卫生项目的分类，可以按一般项目的分类方式，如房屋、设备、环境改造等方面的硬件建设项目，人力资源开发、规范标准建设、政策开发等软件建设项目；可以按机构类型分类，如医疗服务项目、疾病预防与控制项目、妇幼保健项目、康复服务项目及卫生管理项目等；也可按规模分为大型项目、中型项目及小型项目。按照项目的功能与性质，可将卫生项目分为如下5类：

1. 以预防控制重大疾病和解决重大公共卫生问题为目标的公共卫生项目　这类项目多由政府主导，规模一般较大，是解决较大行政区域内主要公共卫生问题的重要方式。如世界银行贷款"结核病控制项目"、"AIDS 控制项目"、"综合妇幼卫生项目"、"农村贫困人口基本卫生服务项目"等。

2. 以提供新服务、新产品、新技术、新方法、新模式为目标的卫生技术开发项目　此类项目以创新为主题，以满足医疗、预防、保健、康复等卫生服务领域的需求为目标，可以探索新的医疗技术方法，也可探索新的卫生服务模式。此类项目广泛开展，种类繁多，形式各异，规模不一，可以是新的诊断、治疗方法的发明，也可以是服务模式的转变、服务流程改进，是推动卫生服务发展的主要动力。

3. 以提高卫生服务能力为目标的能力建设项目　满足居民对卫生服务的需求，有赖于卫生系统的服务提供能力，加强卫生服务能力建设是卫生项目的重要领域。此类项目既包括机构、房屋、设备、仪器等方面的硬件建设项目，也包括人力资源开发、信息系统建设、各种制度规范的建立与完善等软件建设。大到新建一所医院，小到举办一次新技术推广培训班，都可作为一个卫生项目。

4. 适应卫生政策与管理需要的卫生管理项目　提高卫生服务的质量和效率，不仅需要提高服务能力，更需要设计合理的卫生制度，提高管理水平。从宏观角度讲，卫生体制的改革与创新、卫生系统运行机制的建立与完善、卫生政策的开发与实施，都可视为卫生项目；从微观角度讲，一种卫生服务管理模式的开发、一个部门组织的重新构建、一项聘任制度的改革，也属于卫生项目。还可以是一种卫生服务支付方式的建立、一种医疗保障制度开发、一种筹资模式的探索，可以看出，卫生项目在卫生政策与管理领域也具有广泛的应用。

5. 以满足卫生服务短暂需求的特殊卫生项目　在卫生领域，还有一些工作是一次性的，对卫生服务的需求是暂时的，在项目目标实现后该项工作即告结束。如奥运会医疗保障项目，玉树地震灾后防疫项目等，此时，事件是一次性的，项目将随着事件的结束而结束。

（六）卫生项目的作用

1. 项目是卫生服务创新的基本途径　随着居民生活水平的提高，人们更加关注自身的健康，对各类卫生服务的需求不断增加。与此相适应，在医疗、预防、保健、康复、卫生管理及生物医药等各领域的新产品、新方法、新技术、新手段、新模式层出不穷，更新换代速度不断加快。卫生项目是实现这种变化的基本方式。

2. 项目是重点疾病预防与控制的主要手段　在现代社会，对人群健康产生威胁的疾病主要集中在慢性非传染性疾病和艾滋病、结核、肝炎等少数与生活行

笔记

为相关的传染病。这类疾病往往病因复杂、影响因素众多,单纯依靠技术手段难以有效预防和控制,必须动员各种社会力量参与,相关部门密切配合,综合采取多种方法、技术和手段,才能取得良好的效果。项目为这一复杂的过程提供了有效的途径。

3. 项目是提高卫生管理水平的重要方式 社会的发展使卫生服务变得越来越复杂,许多过去一个专业小组和一类机构能够完成的工作,现在则需要多专业、多部门合作才能完成。大到缓解一个地区看病难问题,小到一个社区居民对卫生服务的可及性问题,都不是一个卫生机构能够解决的,只有通过多部门合作,共同贡献于"价值链",才能有效地解决各类复杂的卫生问题;在卫生系统内部,多专业、跨学科形成的服务团队变得更加常见。这种发展趋势对管理者的管理水平提出更高的要求,战略视野、系统思维、顶层设计、沟通协调等方面的能力,日益成为对卫生事业管理者的迫切要求。项目提供了打破部门界限、实现各种组织间跨部门合作以解决复杂问题的思路、方法和技能。

4. 项目是增强卫生服务能力的有效方法 卫生服务能力的提升是发展卫生事业永恒的任务,无论是各类卫生人才培养,还是医疗卫生机构的硬件建设,多以卫生项目的方式进行的。各类卫生人员培训项目、卫生机构的新建、改建、扩建项目等,是卫生项目的传统领域,项目管理方法和技术应用,有效促进了卫生服务能力的提高。

二、卫生项目管理

(一)卫生项目管理的概念

卫生项目管理是为满足项目各利益相关者对项目的要求和期望,运用项目管理及相关学科的知识、技能、方法与工具,对卫生项目的全过程进行计划、组织、领导和控制的活动。

1. 卫生项目管理的目的是满足各利益相关者对卫生项目的要求与期望 项目利益相关者(project stakeholder)是指参与项目,或者是利益会受项目影响的个人或组织。卫生项目管理的对象是各类卫生项目,一旦项目目标确定,在预定的时间、经费、质量等约束条件下有效地实现项目目标,就成为卫生项目管理者所追求的目标。然而,项目的不同利益相关者对什么是项目的最佳目标以及如何有效实现项目目标,可能存在相同的看法,也可能存在不同的看法,同时,由于卫生项目的利益相关者众多,他们对项目的期望和要求更加表现出复杂性和多变性。卫生项目管理的目标,实质上是项目各利益相关者就如何有效地管理项目和实现项目目标所达成的共识或妥协。因此,项目管理首先必须全面识别出项目的各种利益相关者,分析、确认主要利益相关者的要求和期望,作为确定项目目标的基础。

例如,在一个学校艾滋病控制项目中,各利益相关者达成的共识,是通过项目有效降低艾滋病的发病率,而对如何降低发病率则有不同看法:卫生组织希望在学校提供方便、可及的安全套服务;学校方面则认为此法不妥,加强道德教育和纪律教育更加重要;学生家长更加反对,认为安全套在学校的普及不但不会减少艾滋病的发生,还会鼓励学生间的性行为……项目管理者需要在他们之间寻

笔记

求平衡,形成各方都能够接受的学校艾滋病控制方案。

2. 有效的卫生项目管理需要运用多学科的知识、技能、方法与工具　卫生项目管理是项目管理在卫生领域中的应用,充分体现出各学科知识交叉融合的特点:它属于管理学科,适用于管理学的一般原理和方法;它以卫生项目为管理对象,需要应用项目管理的独特方法和技术;它应用于卫生领域,以解决存在于卫生领域的各类问题为目的,需要遵循医疗卫生工作的一般规律,体现卫生项目的特点。因此,需要运用项目管理、一般管理、医药卫生等各学科的知识,才能对卫生项目实施有效的管理。

3. 卫生项目管理的基本职能是计划、组织、领导和控制　卫生项目管理首先需要确定项目目标、形成项目理论,主要应用医学专业知识;一旦目标确定,管理者需要根据项目目标来制订项目计划、建立项目组织、开展项目领导、实施项目控制和对项目进行评价。

4. 卫生项目过程包括项目概念、项目计划、项目实施和项目评价 4 个阶段　项目的一个重要特点是有明确起点和终点,将项目从开始到结束划分为多个阶段,这些阶段就共同构成了项目的生命周期,卫生项目管理基本按此思路开展。

（二）卫生项目管理的特点

1. 普遍性　项目作为一种创新活动,普遍存在于卫生领域的各个方面:保护人类健康、预防和治疗疾病的各种方法与技术,最初都可认为是通过项目的方式实现的;现行卫生体系的常规运行、各种卫生服务的日常提供、卫生人才的持续培养等,都可认为是项目的延伸和延续。由于项目越来越广泛地应用于卫生领域的各个方面,使得卫生项目管理更具有普遍性。

2. 集成性　卫生项目管理的集成性是相对于卫生领域中各种专门化的管理而言的。在卫生事业管理中,有医政管理、疾病预防与控制管理、妇幼保健管理、社区卫生服务管理等;在医院管理中,有医疗质量管理、急诊急救管理、护理管理等,这些管理活动多为针对卫生领域中某一具体职能而开展的专业管理,这种专业管理由于管理对象单一、管理环境明确,可通过详细分工而提高工作效率和效果。项目管理主要针对项目目标,要求各种管理职能通过系统集成共同服务于项目目标的实现,虽然也有一定的分工要求,但更强调管理的集成特性。例如,一个以降低院内感染率为目标的项目,管理者必须对本项目涉及的医疗、护理、公共卫生、实验室、人力资源、财务等各方面进行综合协调,对项目范围、时间、资源和质量等进行不断调整,使各项目要素相互适应,达到系统功能的最大化。卫生项目管理的集成性体现在 3 个方面:

（1）项目范围的整体性。项目管理把项目看成一个完整的系统,依据管理学的"整分合"原理,将项目分解为若干具体的工作,由责任者分别按要求完成,然后汇总、综合成项目成果。因此,在设计项目活动时须综合考虑,将必需的工作全部纳入项目范围,工作分解结构是实现这一过程的重要工具。

（2）项目目标的整体性。卫生项目存在众多利益相关者,他们对项目的要求可能存在一定差异,目标的整体性就是指对不同利益相关者互相冲突、矛盾的需求加以权衡,寻求各方都能接受的结果作为项目目标的基础。卫生项目目标的

笔记

整体性特点还体现在项目目标的制订过程,由于卫生项目往往涉及广泛的专业领域,而项目管理者又不可能是每一个领域的专家,只能通过综合协调,与各方面的专家共同协商确定目标。

(3)项目过程的整体性。项目是由多个项目阶段组成的,每个阶段又可进一步细分为若干个过程,这些过程既相互独立又紧密联系,而每一过程都需要个人和组织共同努力才能完成。在项目管理过程中,需要强调部分对整体的重要性,不要忽视其中任何阶段;还需要强调整体设计对项目各阶段和过程的指导性,以免造成总体缺陷。

3. 独特性　项目管理的独特性,表现为项目管理具有独特的管理对象、独特的管理活动和独特的管理方法与工具。虽然项目管理具有相对完整的知识体系,但任何一个项目都有其独特性,对独特的项目进行管理,也不可能有一成不变的模式和方法,都需要通过管理创新去实现对于具体项目的有效管理。在现实生活中,即使是一个社区卫生服务中心的建设项目,由于服务对象不同、居民的卫生问题不同,服务中心的建设目标及实现目标的方式也需要改变。

卫生项目由于深受政府、公众和公共政策的影响,对其管理也将更加复杂。因此,将工程建设领域的项目管理方法和技术应用于卫生领域往往是比较困难的,有时是不适宜的,在这方面,既有成功的案例,也有失败的案例,需要根据卫生项目的特点来确定。

4. 创新性　项目管理的创新性包括两层含义:①项目管理是对于创新的管理。任何卫生项目都具有独特性,各项目之间存在着目标、对象、内容、环境等方面的变化,沿用一个确定的管理方式对变化的管理对象实施管理是不现实的,因此,每个卫生项目都需要形成独特的项目思路、项目计划、控制方式和评价方案。②项目的管理模式和方法是不断发展和变化的。随着项目管理理论研究的不断深入和实践经验的积累,新的管理理论、方法、技术和工具不断出现并应用于项目管理的实践,使项目管理知识体系不断发展和完善。因此,项目管理不但是将现有知识体系应用于实践、提高项目管理水平的过程,也是推动项目管理创新的主要动力,促进管理知识体系的不断完善。

三、卫生项目的主要利益相关者

医疗卫生服务涉及社会各类人群,卫生改革关系到千家万户,卫生项目往往涉及社会各方面的利益,受到各类社会组织、人群或个体的关注。因此,识别项目的主要利益相关者,分析其在项目中的作用及可能产生的影响,能够帮助项目管理者明确项目目标和理清实现项目目标的思路,预测可能存在的风险,增加项目实施的可行性。

(一)项目发起人

项目发起人(project sponsor)是指项目的投资人和所有者,是一个项目的最终决策者,拥有对项目是否开始、继续、终止、调整,以及项目目标、范围、工期、成本、质量和集成管理等方面的决策权。卫生项目的发起人可以是卫生组织,也可以是其他社会组织;可以是政府,也可以是非政府组织。

笔记

卫生组织是卫生项目的主要发起者。卫生行政组织是多数公共卫生项目、卫生体系建设项目及卫生政策开发项目的主要发起者,特别关注本行政区域内重点疾病、主要卫生问题、卫生体系建设与能力提升、卫生政策开发等;卫生服务组织往往根据本单位的需要发起卫生项目,更加关注新技术开发与管理创新方面的项目,是卫生服务技术创新、方法创新及管理创新的主要推动者;卫生第三方组织一般根据本组织的性质与特点发起卫生项目,如医学会、预防医学会、医师协会等,它们也可作为政府项目的执行者或中介机构,负责项目的招标、管理或评价工作,在卫生项目管理中发挥着独特的作用。政府其他行政部门发起的卫生项目多与其职能相关,如发改委发起的医改综合试点项目、社保部门发起的医疗保障项目、教育部门发起的医学教育与培训项目、计生部门发起的生殖健康项目等,均是卫生项目的重要组成部分。另外,一些国际组织在卫生项目中也发挥着重要的作用,如世界卫生组织、世界银行、联合国儿童基金会等,它们在中国均发起众多公共卫生项目。

项目的发起人对项目负有主要责任,其对项目的要求和期望,是确定管理目标的主要依据。

（二）项目对象

项目对象是指项目用户（project customer）或项目目标人群（target population）,是项目的干预对象或项目产品的用户,他们将使用项目成果或从项目成果中受益,是项目效果的最终评判者。多数工程建设类项目的用户对项目的要求基本一致,而卫生项目对象对项目的要求可能存在较大差异。例如,一个住宅建设项目的项目对象是业主,他们对项目要求基本一致,即物美价廉;而对于一个卫生项目,不同项目对象对项目的要求虽有一致之处,却存在较大差异。例如,一个区域卫生中心建设项目,项目对象对项目的要求具有一致性:高质量、高效率、优质服务、方便可及;也存在不同之处:高收入人群希望项目中增加高技术的诊疗手段,而低收入人群则希望项目能够增加他们对卫生服务的可及性。任何项目的最终产出物都是为项目用户服务的,在确定项目管理目标时,必须认真考虑不同用户的期望和要求:考虑共同的要求,也要平衡不同的要求。

（三）政府

政府是卫生项目的重要利益相关者。中国的卫生事业是政府实行一定福利政策的社会公益性事业,卫生事业的性质决定了政府对公众的基本医疗和公共卫生服务起主导作用。一方面,党和政府代表广大人民群众的根本利益,以控制严重疾病、解决重大卫生问题及增强卫生服务综合能力为目标的公共卫生项目和基本医疗项目多由政府发起,各级政府往往将公共卫生和基本医疗项目作为实践政府公共卫生服务职能的重要方式;另一方面,由各类社会组织、卫生组织发起的卫生项目,多需要政府的批准、认可、资助和支持,各类卫生项目都需要符合国家政策法规和政府的规定,需要考虑政府的关切。

卫生项目可能涉及政府多个职能部门。如卫生人力开发项目会涉及教育部门、人事部门、劳动部门、发改委、财政部门等;妇幼保健项目会涉及妇联组织、社保部门、民政部门、计划生育部门等。政府的不同部门具有不同的职能和资

笔记

源,对于卫生项目的关切和作用也不一样,了解不同政府部门对项目的要求和期望,是确定卫生项目目标的重要方面。

(四)项目团队与项目经理

项目经理是项目的领导者、组织者、管理者和项目管理的决策者,也是项目重大决策的执行者,项目经理对于一个项目的成败至关重要,他需要理解和服从项目发起人的要求,熟悉国家相关法规和政府的相关政策,领导组织好项目团队,考虑各利益相关者的要求与期望,充分理解项目目标的实现思路,做好计划、组织、实施、控制、激励、沟通等管理工作,对项目范围、工期、质量、成本、风险负责。

项目团队是由一组个体成员为实现一个具体项目的目标而组建的协同工作队伍。团队成员之间高度的相互信任、强烈的相互依赖、统一的共同目标、全面的互助合作、关系平等与积极参与、自我激励与自我约束的团队精神,是实现项目目标的决定因素之一。

(五)项目其他利益相关者

项目的利益相关者还包括政府相关部门、医疗卫生机构、公众利益群体、项目所涉及的社区以及居民等,他们对项目的期望、要求和行为都会对项目的成败产生影响。

四、卫生项目管理的发展历程

从金字塔的建造到都江堰水利工程的设计与实施,项目管理实践虽然从人们开始社会生产活动之日起就产生了,但是项目管理理论却是从管理学科中发展起来的一个的领域。一般认为,近代项目管理是二战后的产物,早期的项目管理主要是应用于发达国家的国防工程建设方面。从 20 世纪 60 年代起,随着世界经济的快速发展,项目管理的理论与实践也经历了一个快速的发展阶段,项目管理的理论、方法和技术不断发展,应用领域逐步扩大,在经济社会建设中发挥了越来越大的作用。在此期间,国际上建立了两大项目管理协会,即:以欧洲国家为主的国际项目管理协会(International Project Management Association,IPMA)和以美洲国家为首的美国项目管理协会(Project Management Institute,PMI);80 年代之后,随着项目管理知识体系逐步完善,项目管理的应用领域迅速扩展到社会生产与生活的各个领域。今天,项目已经成了人类社会创造精神财富、物质财富和社会福利的主要方式,项目管理也就成了发展最快和使用最为广泛的管理领域之一:项目管理已发展成为一门学科,形成了较为完善的项目管理知识体系;成为一个专业,很多学校开设了"项目管理"专业,可授予学士、硕士和博士学位;成为一种职业,通过项目管理专业资质认证,形成职业项目经理队伍。

我国引入现代项目管理理论并开展的第一个项目,是 1984 年由世界银行贷款的鲁布革水电站建设项目,由于本项目的经济效益明显,形成了所谓的"鲁布革冲击",大大促进了项目管理在建设、电力、化工、煤炭等领域的推广应用。1991 年,中国项目管理研究委员会(Project Management Research Committee,

China，PMRC）成立，开展了项目管理知识体系、学历与非学历教育、资质认证等方面的研究与实践，对推动中国项目管理学科的发展，提高项目管理水平和促进经济社会发展，起到了积极的作用。

我国卫生系统是最早引入现代项目管理理念的社会发展领域。1984年，卫生部利用世界银行贷款发起的"农村卫生与医学教育项目"（简称卫生Ⅰ项目）是我国利用外资开展的第一个大型综合性卫生项目，该项目的实施标志着我国卫生项目管理进入了一个新的阶段。随后，又相继发起了"农村卫生和预防医学"、"综合区域卫生发展"、"农村卫生人力开发"、"传染病与地方病控制"、"综合妇幼卫生"、"计划免疫与健康促进"、"农村贫困人口基本卫生服务"、"妇幼卫生与艾滋病控制"、"结核病控制"、"SARS与传染病控制"、"碘缺乏病控制"、"农村改水"和"改水和改厕"等10多个世界银行贷款项目，累计使用世行贷款超过10亿美元。世界卫生组织、联合国儿童基金会、盖茨基金会、环球基金等国际组织，也在中国支持了一批公共卫生项目，涉及疾病预防与控制、控烟、人员培训等领域。这些项目的开展，对改善我国卫生状况、提高人群健康水平发挥了巨大的推动作用，也培养了一大批具有现代项目管理知识与技能的卫生项目管理队伍。

在过去30年中，我国在卫生信息化建设、重大疾病防治、公共卫生体系建设、卫生人才培养、卫生机构基础建设等方面，开展了多项规模不等的卫生项目，使卫生行业的项目管理得到了长足的发展。随着中国经济社会的快速发展和卫生体制改革的不断深化，项目作为一种创新性卫生工作的管理方式，在卫生领域获得了越来越广泛的应用，成为卫生工作的重要组织部分。因此，学习和掌握卫生项目管理的基本理论、方法和技能，对提高卫生领域的改革创新能力具有十分重要的意义。

第二节　卫生项目的生命周期与管理过程

一、卫生项目的生命周期

（一）项目生命周期的定义

项目是分阶段完成的一项独特性的任务，一个组织在完成一个项目时会将项目划分成一系列的项目阶段，以便更好地管理和控制，更好地将组织的日常运作与项目管理相结合，项目的各个阶段共同构成了一个项目生命周期（project lifecycle）。

（二）典型的项目生命周期

项目的性质不同，项目实现过程的阶段划分也不相同，一般卫生项目可划分为项目概念阶段（project conceptual）、项目开发或计划阶段（project development/planning）、项目实施或执行阶段（project implementation/executing）和项目结束或终止阶段（project termination/close-out）4个项目阶段，其中，前两个阶段被称为项目可行性阶段，后两个阶段被称为项目获得阶段（图1-2）。在项目的不同阶段

笔记

中,项目管理的内容是不相同的。

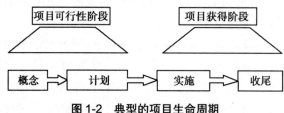

图 1-2 典型的项目生命周期

（三）项目生命周期的特点

项目管理是按阶段进行的,卫生项目各阶段一般具有如下特点(图 1-3):

1. 项目资源 项目成本和人员的配备在项目开始时是最低的。随着项目的进展,项目资源的投入逐步增加,在项目接近收尾时快速降低。

2. 项目风险 成功完成项目的概率在项目开始时最低,而项目的不确定性是最高的。随着项目的进展,项目的不确定性逐步降低。

3. 项目利益相关者对项目的影响 项目各利益相关者影响项目的能力在项目开始时是最高的,然后随着项目的继续而逐渐降低。

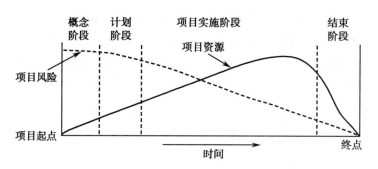

图 1-3 项目生命周期的特性示意图

二、卫生项目的管理过程

（一）卫生项目概念阶段

卫生项目概念阶段,即卫生项目的形成阶段或项目的起始阶段。各类社会组织在实现其战略目标的过程中,会遇到各种各样的卫生问题,需要通过项目的方式来解决,从而形成项目的概念。本阶段项目管理的要点是:通过需求分析,确定优先解决的卫生问题;通过问题分析与目标分析,确定卫生项目目标;通过构建项目理论,形成实现项目目标的逻辑路径;按照项目管理的一般程序,完成项目的立项。

（二）卫生项目计划阶段

项目计划阶段,也称项目的设计、规划或开发阶段。本阶段项目管理的目的是:依据项目概念阶段确定的项目目标、实现项目目标的思路,形成一份详细的、具有可操作性的解决方案,即制订出项目的实施计划。具体内容主要包括对项目活动及项目活动的时间、资源进行合理的安排,提出项目的质量、信息沟通

笔记

的要求，评估项目可能存在的风险，确定项目资源的采购方式等，即形成一份详细、具体和可操作性强的卫生项目实施方案。

（三）卫生项目实施阶段

项目生命周期的第三阶段是具体实施项目。本阶段项目管理的目的是：严格执行项目计划，及时发现和纠正在实施项目计划过程中出现的各种偏差，使项目执行与计划保持一致。具体内容包括：制订严格的规章制度，使项目严格按照计划实施；比较计划与实际执行情况，及时识别、分析项目在范围、时间、成本、质量等方面出现的偏差，采取有效措施纠正偏差。虽然修订项目计划不是项目管理者所希望看到的，但在偏差无法纠正时，应随时做好修订项目计划的准备。本阶段项目管理的核心是项目控制，通过制订详细的项目目标控制标准、严格执行项目计划、开展各种各样的项目控制工作，以保证实现项目目标。该阶段的主要工作包括：制订项目实施与控制计划、建立督导组织、开展督导活动、发现问题并及时纠正。

（四）卫生项目评价

项目的最后阶段是项目完成、形成项目成果的阶段。对于工程建设类项目，本阶段的主要任务是项目产出物的交付与验收，而对于大多数卫生项目来说，此阶段最主要的工作是对项目进行全面客观的评价，确定项目产生的效果，判断项目目标的实现程度；总结项目成功的经验，发现项目管理中存在的不足及产生的原因，促进卫生项目管理水平的不断提高。其主要工作包括：确定项目评价目标，建立项目评价理论，形成项目评价计划，按计划收集相关数据，采用有效的评价方法、技术和工具，对项目的成败作出定性和定量的判断。

第三节　卫生项目管理的知识体系

项目管理的知识体系是指在项目管理中所要开展的各种管理活动，所要使用的各种理论、方法和工具，以及所涉及的各种角色的职责和他们之间的相互关系等一系列项目管理知识的总称。虽然目前还没有形成公认的卫生项目管理知识体系，但要有效开展各种卫生项目管理活动、明确卫生项目中各种角色的职责和他们之间的相互关系，至少需要三个学科知识的融合。

首先，卫生项目管理是对卫生项目的管理，管理学的基本原理和方法同样适用于卫生项目的管理，管理学的一般知识是卫生项目管理的基础，构成了卫生项目管理知识体系的重要组成部分；其次，卫生项目管理是项目管理理论与方法在卫生领域中的应用，项目管理的知识体系构成了卫生项目管理知识体系的主要部分；第三，卫生领域所涉及的项目种类繁多、内容广泛，既有医院建设、设备安装等硬件建设项目，也有技术创新、服务创新、产品创新、管理创新、机制创新、制度创新的创新型项目，更关乎公众的公共卫生、基本卫生服务、重大活动卫生保障、突发事件卫生应急等社会项目。因此，实施对卫生项目的有效管理，完成从项目概念、项目计划、项目实施与控制、项目评价的全过程，不仅需要一般的管理知识和项目管理知识，还需要医药卫生领域的专门知识（图1-4）。

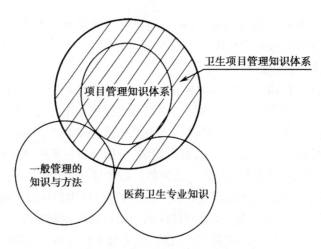

图 1-4 卫生项目管理知识体系

一、项目管理知识体系

（一）项目管理知识体系概念

项目管理知识体系首先是由美国项目管理学会提出。1987 年，PMI 公布了第一个项目管理知识体系（Project Management Body of Knowledge，PMBOK），1996 年及 2000 年又分别进行了修订，最新的版本为 2008 年的第 4 版。PMBOK 把项目管理的知识划分为 9 个领域，分别是范围管理、时间管理、成本管理、质量管理、人力资源管理、沟通管理、风险管理、采购管理和集成管理。

国际项目管理协会在项目管理知识体系方面也做了卓有成效的工作。IPMA 从 1987 年就着手进行"国际项目管理协会能力基准（IPMA Competency Baseline，ICB）"的开发，在 1999 年正式推出了 ICB。在这个能力基准中，IPMA 把项目管理中知识和经验划分为 42 个要素（28 个核心要素和 14 个附加要素），个人素质的 8 个方面和总体印象的 10 个方面，并要求参与该体系的成员国必须建立适应本国项目管理背景的项目管理知识体系、按照 ICB 转换规则建立本国的国际项目管理专业资质认证国家标准。

知识拓展

ICB 的 42 个核心要素

28 个核心要素：项目和项目管理；项目管理的实施；按项目进行管理；系统方法与综合；项目背景；项目阶段与生命周期；项目目标与策略；项目成功与失败的标准；项目启动；项目收尾；项目结构；范围与内容；时间进度；资源；项目费用与融资；技术状态与变化；项目风险；效果量度；项目控制；信息、文档与报告；项目组织；团队工作；领导；沟通；冲突与危机；采购与合同；项目管理管理。

14 个附加要素：项目信息管理；标准和规则；问题解决；谈判、会议；长期组织；业务流程；人力资源开发；组织的学习；变化管理；营销、产品管理；系统管理；安全、健康与环境；法律方面；财务与会计。

笔记

1993 年，中国项目管理研究委员会开始研究适合我国国情的中国项目管理知识体系（China Project Management Body of Knowledge，C-PMBOK），2001 年正式推出《中国项目管理知识体系与国际项目管理专业资质认证标准》（C-PMBOK&NCB）。C-PMBOK 是以项目生命周期为线索展开的，即从项目及项目管理的概念入手，按照项目生命周期的 4 个阶段，分别阐述每一阶段的主要工作及相关知识，同时考虑项目管理过程所需的共性知识及方法工具，将项目管理的知识领域划分为 88 个模块。

上述项目管理知识体系，主要是在工业及工程建设项目管理领域中发展起来的，特别适合于有明确项目产品或服务的项目，而将这些管理方法和技术直接应用于解决社会性卫生问题则比较困难，需要有一个适应的过程，如果能够合理应用，它将会有利于提高卫生项目的管理水平。

（二）项目管理知识体系的具体内容

1. 项目范围管理　项目范围管理是指在一个项目从立项到完结的全过程中，对所涉及的项目工作的范围进行的管理和控制活动。一般包括项目起始、界定项目范围、确认项目范围、项目范围计划和项目范围变更控制等内容。

2. 项目时间管理　项目时间管理又称项目工期管理或项目进度管理，是为确保项目按时完工所开展的一系列管理活动与过程。一般包括项目活动界定、项目活动排序、项目活动工期估算、制订项目工期计划和对项目进度进行管理与控制等内容。

3. 项目成本管理　项目成本管理是指在项目管理过程中，为确保项目在不超出预算的情况下完成全部项目工作而开展的管理工作。一般包括项目的资源计划、成本估算、成本预算、成本控制和成本预测等内容。

4. 项目质量管理　项目质量管理是指为确保项目质量目标要求而开展的项目管理活动，分为项目工作质量管理和项目产出物质量管理两个方面。一般包括项目质量规划、项目质量保障和项目质量控制等内容。

5. 项目人力资源管理　项目的人力资源是指完成项目所需要的各种人力，广义上项目人力资源包括项目的所有利益相关者。项目人力资源管理是指为有效利用项目的人力资源，通过开展有效规划、积极开发、合理配置、准确评估、适当激励等方面的工作，以实现项目目标所进行的管理工作。一般包括项目组织计划、项目人员的获得与配备、项目团队建设三部分内容。

6. 项目沟通管理　在项目执行过程中，由于项目各利益相关者的文化背景、工作背景、技术背景等方面的差异，造成人们对同一事件理解的偏差很大，只有建立起项目各利益相关者之间有效的信息沟通机制，才能确保项目工作的顺利开展。项目沟通管理是为了确保及时有效地生成、收集、储存、处理和使用项目信息以及合理地进行项目信息沟通而开展的管理工作，目的是对项目所需的信息和项目利益相关者之间的沟通进行有效的管理，以确保项目的成功，一般包括项目信息沟通计划、信息的传送、项目报告和项目决策信息与沟通管理等内容。

7. 项目风险管理　项目风险是指由于项目所处的环境和条件的不确定性，

笔记

以及项目各利益相关者不能准确预见或控制的影响因素,使项目的最终结果与项目相关利益主体的期望背离,带来损失的可能性。项目风险管理,指通过各种手段来识别和评估项目风险,进而合理应对,有效控制,妥善处理,达到以最小成本实现项目总体目标的管理工作。一般包括项目风险的识别、风险评估、风险的对策设计和风险的应对与控制等内容。

8. 项目采购管理 项目采购管理是指从项目系统外部获得项目所需产品或服务的过程。一般包括项目采购计划、采购过程、采购询价、资源供应来源选择、招投标、采购合同等内容。

9. 项目集成管理 也称项目综合管理,是指为确保项目各项工作能够有机地协调和配合所开展的综合性和全局性的项目管理工作,包括协调各种相互冲突的项目活动,选用最佳的项目备选行动方案,集成控制项目的变更和持续改善项目工作等内容。

二、一般管理知识

管理学是系统研究管理过程的普遍规律、基本原理和一般方法的科学,卫生项目管理从根本上讲仍属于管理学科,管理学的一般原理,如系统原理、动态原理、效益原理、整分合原理等,是卫生项目管理的理论基础,管理的职能及资源管理、专业管理等方面的知识,构成了卫生项目管理的基本组成部分。

(一)管理职能

管理的基本职能主要包括计划、组织、领导和控制等方面。

1. 计划管理知识 计划是管理的首要职能。项目计划是根据项目目标对项目的各项活动作出的合理安排,它系统地确定项目的各项任务、进度安排、质量要求和所需资源等,使项目在各种资源约束的条件下得以完成。对任何项目实施管理都要制订项目计划,项目计划是实现项目目标的基础,是对项目进行指挥和协调的依据,是开展管理控制和项目评价的基准,是降低不确定性的手段,是提高效率和效益的工具,是规定项目执行人员责任权利的重要方式。因此,掌握计划管理的理论、方法和技术是开展有效项目管理的基本要求。

2. 组织管理知识 项目的组织职能是指为开展项目管理、完成项目计划、实现项目目标而进行的项目组织机构的建立、组织运行与组织调整等组织活动。项目的组织职能主要包括:明确项目分工和部门化职能,即在对项目任务进行分解后,将有共性的工作组合在一起,构建承担相同任务的部门;确定组织中的责、权、利关系,建立组织指挥命令体系,使项目组织的每个部门和岗位都有明确的权力和责任,使整个组织有明确的上下级负责关系;构建组织的分工协作体系,将项目组织集成为一个有机的整体,放大组织体系的系统功能。

3. 项目领导知识 领导是运用项目组织赋予的职权和个人的影响等权力,去影响他人的行为。项目的领导职能,主要表现在项目经理和一些项目的利益相关者所开展的领导活动,其内容主要包括:确定项目团队的工作任务;为被领导者指明方向和任务;运用权力影响他人的行为;采用各种激励手段,激励自己的下属,鼓舞士气。影响领导职能的因素主要有 3 个方面:一是领导者,包括领

18

导者的能力、经验、背景、知识和价值观念等；二是被领导者，包括被领导者的能力、经验、背景、专业知识、责任心和价值观念等因素；三是领导环境，包括领导工作所面临的各种环境因素。

4. 管理控制知识　项目的管理控制职能是指对照控制标准，找出组织实际工作中的问题和原因，采取纠偏措施，使组织工作能够按计划进行。管理控制的主要作用，一是及时发现和纠正实际工作中的偏差，限制工作偏差的积累，从而避免给组织造成严重的问题和损失；二是适应环境和条件的变化，调整计划、修订目标；三是降低成本和提高绩效；四是通过全面的管理控制，使项目工作处于受控状态。管理控制的主要工作内容包括：制订管理控制标准，为管理控制工作提供依据；度量实际工作，按照预定的标准，衡量、检查实际工作并给出具体度量结果；比较实际工作与标准，发现偏差、找出问题、分析原因和提出解决方法；采取纠偏措施，解决问题、消除偏差，使项目工作恢复到正常运营和受控状态。

（二）对资源的管理知识

对资源的管理知识是指为实现组织目标而对组织拥有的各类资源进行优化、合理配置的管理过程，包括人力资源管理、财务管理、固定资产管理、信息资源管理等。对于卫生项目而言，各类卫生资源的管理，如卫生人力资源管理、卫生信息管理、卫生财务管理等，已经初步形成较完整的知识体系，并在卫生事业管理中发挥着重要作用。任何卫生项目都需要相应的资源作为保障，有限的项目资源构成了卫生项目的主要约束边界，合理配置卫生资源、充分发挥资源的作用，是卫生项目管理所追求的目标。各类卫生资源管理的理论、方法、技能和工具，能够为卫生项目管理提供有益的支持，对各类项目资源的有效利用发挥重要作用。

（三）专业性管理知识

专业性管理知识是指为实现组织目标而针对组织内部各专项领域开展的专门化管理过程，包括信息系统的管理、产品与服务质量的管理、物流管理、形象管理等。在卫生领域，各种专业性管理已经初步形成体系，如医院管理、医学教育管理、医疗质量管理、卫生服务管理、急救管理等，各种卫生专业性管理遍及卫生领域的各个方面，形成了门类繁多的知识体系，为在各相关领域开展卫生项目，提供了专业性管理知识支持，各专业领域开发的管理方法、技能和工具，可用于相关卫生项目的管理。

三、卫生专业知识

卫生项目适用于整个卫生领域，适用于基础医学、预防医学、临床医学、康复医学等多个学科，适用于疾病控制、妇幼保健、卫生监督、医疗服务和社区卫生服务等各类医疗卫生机构，也适用于医疗、护理、药剂、检验、影像等不同专业；开展有效的卫生项目管理，不仅需要一般管理知识和项目管理知识，更需要以卫生专业知识为基础，需要卫生专业技术知识，如医疗、预防、保健知识，也需要卫生管理知识，如卫生事业管理、医院管理、社区卫生服务管理等方面的知识。项目所涉及的卫生专业知识通常包括医学专业知识、卫生管理知识和卫生行业知识等3个

笔记

19

方面。

（一）医学专业知识

医学专业知识是指医药卫生各专业知识的总称。医学是关于人体疾病与健康的科学，是人类社会和自然界最复杂和最重要的专业领域之一。随着医学科学技术的发展，人们通过长期的理论探索和实践积累，形成了医学科学高度的专业化，而每一个细分的专业领域都具有丰富而系统的专业知识，非本专业人员难以学习和掌握。医药卫生专业知识是开展卫生项目管理的基础知识，从主要卫生问题的识别与筛选、卫生项目目标的确定、项目理论的形成，到项目效果的评价，都需要坚实的医学知识作为支撑，因此，无论是公共卫生项目、卫生技术开发项目，还是卫生能力建设项目、卫生管理项目或特殊卫生项目，都需要具有相关专业医学背景的医务人员作为项目管理团队的主要力量。

（二）卫生管理知识

卫生管理知识主要指卫生事业管理知识，也包括与之相关的卫生经济学、卫生政策学、社会医学等方面的知识。

卫生事业管理是政府为保证人群健康而开展的管理活动，包括以项目方式开展的创新性卫生工作，更主要的是对卫生服务领域中常规工作进行有效的管理。虽然卫生项目并不构成卫生事业管理的主要方面，但在卫生改革的背景下，需要对现有卫生体制、机制、资源配置等卫生系统的各方面进行改革与创新，需要对威胁公众健康的主要疾病进行有效的预防与控制，需要不断探索和开发更加有效、安全、价廉、方便的卫生服务方法和技术手段，需要不断地改革与创新来提高卫生工作的效果与效率，卫生项目在卫生事业发展中的作用和地位日益突出，成为卫生事业中最具活力的方面。

社会医学是研究社会因素影响人群健康的学科。伴随着医学模式的转变，慢性非传染性疾病构成了人群健康的主要威胁，形成众多重大卫生问题。控制各类生活行为疾病，多以项目的方式进行，社会医学为这些社会病的有效控制提供了丰富的相关知识，此类项目的开展，需要社会医学在理论、方法和技术方面的支持。

（三）卫生行业知识

卫生行业知识是指卫生项目所涉及的具体行业领域中的一些专门的知识，主要包括与项目有关的卫生法规政策，以及相关管理规定、行业标准、技术规范等，这些政策、规范、标准等规章制度，是设计和实施卫生项目时必须遵从的。例如，一个人群传染病控制项目必须遵从《传染病防治法》的相关规定；在一个社区人群高血压控制项目中，高血压病人诊断、治疗等必须符合《高血压防治指南》的相关标准。同时，对卫生项目的管理，不仅涉及卫生领域的各项规章制度，还会涉及其他领域的政策法规和技术规范。例如，一个人禽流感控制项目，不仅需要遵循国家关于人传染病相关的法规制度，还需要遵从农业部门关于动物疫病管理的政策法规和技术标准；一个医院病房建设项目，不但需要满足临床服务的要求，还需要满足建筑规划、消防安全等部门的规范要求。

笔记

本 章 小 结

1. 卫生项目是各类社会组织为解决卫生领域中存在的各种问题以实现既定组织目标，在一定的时间、人员和其他资源的约束条件下，所开展的一种有一定独特性的、一次性的工作。

2. 卫生项目是卫生服务创新的基本途径，是重点疾病预防与控制的主要手段，是提高卫生管理水平的重要方式，是增强卫生服务能力的有效方法。

3. 卫生项目管理是为满足项目各利益相关者对项目的要求和期望，运用项目管理及相关学科的知识、技能、方法与工具，对卫生项目的全过程进行计划、组织、领导和控制的活动，具有普遍性、集成性、独特性、复杂性和多变性等特点。

4. 卫生项目的主要利益相关包括项目发起人、项目对象、政府、项目团队和项目经理，准确识别卫生项目的主要利益相关者、充分了解各利益相关者对项目的立场、利益关系、占有的资源及对项目的影响力，充分理解和照顾各方的利益与关切，协调各方的利益冲突，最大限度地发挥各利益相关者的积极作用，对于有效地开展项目管理具有十分重要的意义。

5. 按照项目生命周期理论，卫生项目一般分为项目概念、项目计划、项目实施和项目评价4个阶段，根据不同阶段的项目工作内容与特点，确定项目管理工作的重点。

6. 卫生项目管理知识体系是指在项目管理中所要开展的各种管理活动，所要使用的各种理论、方法和工具，以及所涉及的各种角色的职责和他们之间的相互关系等一系列知识，它以管理学的基本原理和方法为依据，以项目管理知识体系为重点，以医药卫生知识为基础，通过多学科知识的相互整合，形成完整的知识体系。

关键术语

卫生项目 health project，health program

日常运营 operation

卫生项目管理 health project management

项目利益相关者 project stakeholder

美国项目管理协会 project management institute，PMI

国际项目管理协会 international project management association，IPMA

中国项目管理研究委员会 project management research committee，China，PMRC

项目发起人 project sponsor

项目生命周期 project lifecycle

项目概念阶段 project conceptual

项目开发或计划阶段 project development/planning

笔记

项目实施或执行阶段 project implementation/executing
项目结束或终止阶段 project termination/close-out
项目管理知识体系 project management body of knowledge，PMBOK
国际项目管理协会能力基准 IPMA competency baseline，ICB
中国项目管理知识体系 China project management body of knowledge，C-PMBOK

讨论题

结合自己的学习和工作实践，有哪些卫生工作任务可以以项目的方式来完成？卫生项目管理知识对完成这些工作任务可能发挥何种作用？

思考题

（一）填空题

1. 卫生项目是____组织为解决卫生领域中存在的特定问题以实现既定的组织目标，在一定____、人员和其他资源的约束条件下，所开展的一种有一定____的、____的工作。

2. 按照项目的功能与性质，卫生项目可分为公共卫生项目、____、卫生技术开发项目、____和____项目。

3. 卫生项目管理是为满足项目____对项目的____，运用项目管理及相关学科的____、____、____与工具，对卫生项目的全过程进行____、____、____和控制的活动。

4. 利益相关者是指____项目，或是____会受到影响的____。

5. 卫生项目一般可划分为____、____、____和____4个阶段。

（二）选择题

1. 以解决卫生领域的重大卫生问题为目标的项目属于
    A. 公共卫生项目　　　　　　　B. 技术开发项目
    C. 能力建设项目　　　　　　　D. 卫生管理项目
    E. 特殊卫生项目

2. 卫生项目管理的对象是
    A. 卫生资源　　　　　　　　　B. 卫生项目
    C. 项目利益相关者　　　　　　D. 项目对象
    E. 项目的时间、成本和质量

3. 卫生项目管理的特点不包括
    A. 普遍性　　　　　　　　　　B. 独特性
    C. 集成性　　　　　　　　　　D. 创新性
    E. 一次性

4. 最终或直接被项目影响、成为项目的受益者或受损者的个体或组织被称为项目的
    A. 主要利益相关者　　　　　　B. 将要利益相关者
    C. 关键利益相关者　　　　　　D. 重要利益相关者

笔记

　　E. 潜在利益相关者

5. 项目管理九大知识体系不包括

　　A. 项目范围管理　　　　　　　B. 项目综合管理

　　C. 项目成本管理　　　　　　　D. 项目资源管理

　　E. 项目沟通管理

（三）简答题

1. 项目一般均具有哪些基本特点？

2. 除具有项目的一般特性外，卫生项目一般还具有哪些特征？

3. 简述项目与日常运营的主要区别。

4. 简述 project 与 program 的区别与联系。

5. 简述卫生项目的作用。

（四）问答题

卫生项目的主要利益相关者一般包括哪几类？他们在卫生项目中的作用是什么？

（王亚东）

第二章

卫生项目组织与团队

学习目标

通过本章的学习,你应该能够:

掌握 卫生项目组织的定义,卫生项目团队的概念和特点;卫生项目团队发展的5个阶段,各阶段的特点和主要工作。

熟悉 卫生项目组织的特性;卫生项目团队各职位的职责。

了解 卫生项目组织结构设计要求;卫生项目组织结构基本形式;卫生项目管理办公室的作用。

章前案例

在中央政府支持中西部地区卫生事业发展的举措中,将加强基层卫生人员培训、提高基层卫生人员服务能力作为工作重点。全科医生作为其中一类重要的培训对象,被列入重大公共卫生项目,计划实施5年。

根据国家下达的项目实施方案和要求,H省开始着手项目准备工作,面临的问题是:如何建立项目组织?建立什么样的组织?具有何种职能?应该有个什么样的团队?如何确定项目经理?是否需要建立项目办公室?⋯⋯

为加强对项目的管理,H省成立了省级项目领导小组,设立项目领导小组办公室,按照职能分工从相关政府部门抽调人员,制订项目计划、履行管理职能,在卫生部门内部,按照项目任务分解,组成项目团队,从卫生部门选择了合适的人员担任项目经理。因该项目涉及政府多个行政职能部门,有医疗机构、培训机构等多方面参与,混合型项目组织便由此产生。

第一节 概　　述

卫生项目管理的实质在于使项目人员为了实现项目目标而进行有效合作,而项目人员的合作离不开组织构建,在组织构架形成后,需要以团队的形式开展活动。卫生项目一旦确立,就面临确定项目的组织结构和项目内部组成等问题。

卫生项目组织结构包括项目领导组织、咨询组织、管理组织、执行组织、监督组织等不同的组织构成部分。一般来说,比较大的项目和持续时间比较长的项目,组织结构类别相对多而复杂。

笔记

不同的项目组织地位各异,但又相互协调,所起的作用有所不同。项目组织管理的任务包括,进行项目组织结构设计,建立专业、规范、高效的项目组织,确定项目管理需要的岗位,配备人员,确定项目层次和岗位人员的权力义务,组建项目管理团队,对项目成员进行考核等。

卫生项目组织机构一经确立,就需要组建项目团队,开始制订计划来管理项目的各个方面。卫生项目团队是卫生项目组织的核心,现代项目管理十分强调项目团队建设和按照团队的方式开展项目工作,因此,卫生项目团队管理成了现代卫生项目管理模式中一项十分重要的内容。理想的卫生项目团队能在既定的时间、既定的预算内成功地实现卫生项目的目标,也能使每位队员都能获得事业的发展和个人的进步。

一、卫生项目组织的定义

卫生项目组织是指为完成特定的卫生项目任务而建立起来的,从事卫生项目具体工作的组织。项目组织包含了职责、职权、责任和组织结构4个概念,该组织是在卫生项目生命周期内临时组建的,是为了完成特定的卫生项目目标服务的。为提高工作效率,需要进行组织设计。组织设计(organizational design)是指管理者将组织内各要素进行合理组合,建立和实施一种特定项目组织结构的过程。良好的组织设计是卫生项目组织实现其功能的基础,同时,还需要适宜的领导、沟通、人员配备和激励机制。

二、卫生项目组织的特性

1. 目的性　任何卫生项目组织都有其明确的目的,目的既是组织产生的缘由,也是组织使命的体现;同时,组织的目的性还表现在组织成员对目的的共享性,即组织成员共同认可同样的组织目的。在卫生项目目的明确后,进而产生具体的卫生项目目标。

2. 临时性　卫生项目组织最显著的特征之一是临时性,即项目组织均有一定的时限或生命期。为实现卫生项目目标,项目组织要经历形成、磨合、成熟、发展和解散的过程,不同时期的项目组织成员,可能是相同的,也可能是不同的。例如,卫生项目的提出,可能来源于某机构的一个研究小组,甚至个人;卫生项目发起也许是另外一个组织,如某政府部门、国际组织、基金会、医疗卫生事业单位、行业协会等;而卫生项目的计划、实施很可能需要组建新的临时机构作为执行机构。总之,卫生项目组织是在不断地更替和变化中,而组织的一个基本原则是因事设人,根据卫生项目的任务设置机构及岗位,并及时调整,甚至撤消。

3. 依存性　卫生项目组织内部的不同职务或职位并非孤立存在,而是相互联系、相互依存的,各种职位共同构成了项目的组织结构,具体体现在项目组织结构图及具体岗位的职位描述。

4. 可变性　项目组织具有机动灵活的组织形式和用人机制,称之为柔性。卫生项目组织的柔性反映在卫生项目各利益相关者(stakeholders)之间的联系都

笔记

是有条件的、松散的；他们是通过合同、协议、法规以及其他各种社会关系结合起来的；卫生项目组织不像其他组织那样有明晰的组织边界，个别成员在某些事务中属于卫生项目组织，在另外的事务中可能又属于其他组织。

5. 复杂性　在卫生项目实施的过程中，所有组织都与外界环境存在着资源及信息的交流。卫生项目组织将会与项目内部和外部的许多方面发生各种各样的关系，这就注定了卫生项目组织运行环境的复杂性。例如，要有效地实施全科医师培训项目，需要财政、教育、人事等多个政府部门的支持，需要培训机构内各职能部门的配合，需要项目团队的共同努力，需要基层卫生机构在解决工学矛盾、保障学员待遇等方面的支持，能否有效地处理好这些复杂关系，直接影响到项目实施的效率和效益。

第二节　卫生项目组织结构

合理的卫生项目组织结构是提高项目活动效率的基本保证。卫生项目组织具有动态的性质，它不但贯穿于项目管理的全过程和所有方面，且随着政治、经济、技术、文化等环境因素的变化而变化；由于项目组织具有临时性的特点，客观上存在着组织设计、组织运行、组织更新和组织终结的生命周期。因此，要使组织活动有效地进行，就需要建立合理的组织结构。

案例 2-1

在章前案例中，某省卫生厅成立了项目领导组，下设了办公室，负责协调与省财政厅、教育厅、人事厅及卫生厅内部各部门之间的关系。

在卫生厅直属的医学院设立全科医学培训中心，明确培训中心在项目中的具体任务和目标，由院长任中心主任，据此形成项目组织结构：省培训中心下设办公室，确定项目办公室的工作目标、任务、岗位职责、工作机制、考核内容等；从校内不同院系抽调工作人员进入项目办，同时任命一名副院长担任项目办公室主任。

经过第一轮 5 年的项目实施，项目执行过程中虽然内容有小范围调整，项目办公室成员有适当的变动，但项目的运行平稳，取得了良好效果。

第 2 轮新的基层卫生人才培训项目在第一轮项目实施结束后不久开始启动，项目的内容在原来项目的基础上进一步拓展和延伸。该省培训中心原项目办公室基本构架继续存在，但项目的任务有了一些变动。因此，省培训中心对此作了相应的组织和团队调整，很快适应了新项目的需要。

一、卫生项目组织结构设计

卫生项目组织结构的设计，就是把实现卫生项目组织目标所需完成的工作范围和工作任务，划分为不同类别的业务工作，然后按照工作任务性质组建不同的部门或小组，同时确定各自的职责与权限。

在传统的卫生项目管理中，由于项目一般规模较小且内容相对简单，项目分工一般不受重视,项目负责人多因其在项目中具有一定的权威性而被任命;项目负责人多以个人的经验对项目进行管理,随机性大,管理不规范。随着管理科学的发展,以及现代卫生项目的大型化、复杂化和要求的日益提高,对卫生项目组织提出了新的要求,人们不断从不同的角度对项目组织结构进行了创新探索,卫生项目组织结构的设计也日益趋于完善,新型混合式的卫生项目组织结构不断出现。

尽管卫生项目组织结构日益复杂、类型演化越来越多,但任何一个卫生项目组织结构都存在着一些共性问题,如:管理层次如何划分、部门如何确立、职权如何划分、质量如何控制等。在进行卫生项目组织结构设计时,要正确把握以下几个方面:

(一)组织结构设计的原则

1. 以项目目标为依据的原则　卫生项目组织机构设计的根本目的,是为了产生组织功能,实现项目目标。以此为基础,就需要因目标设事,因事设机构、定岗位、定人员,以职责定制度、授权力。由于项目组织具有临时性的特点,应根据项目目标来抽调合适的人员,并使其进入合适的岗位。项目组织的人员设置,应以项目必须完成的工作任务为原则,尽量简化机构,做到精干高效。例如:在世界银行贷款中国农村卫生人力开发项目(卫生Ⅵ项目)中,多数省的项目办公室管理人员都是按照"为农村培养适宜的卫生人员,改善基层卫生人员数量和质量"的项目目标而临时抽调合适的人员组成的,其中有政府官员、医学院校教师、财务人员,包括卫生管理、公共卫生等不同专业背景。

2. 系统化管理的原则　卫生项目组织是为了实现组织目标而组建的,同时项目组织本身又是一个可以细分的系统,子系统之间,子系统内部各单位之间,不同组织、部门、机构、团体之间,存在着大量结合点,要求项目组织也必须是一个完整的组织结构系统,恰当分层和设置部门,以便在结合点上能形成一个相互制约、相互联系的有机整体。这就要求在设计组织机构时以系统化原则为指导,周密考虑层间关系、分层与跨度关系、部门划分、授权范围、人员配备及信息沟通等,使组织机构自身成为一个严密的、封闭的组织系统,实现合理分工及密切协作。

3. 管理跨度适当的原则　管理跨度是一个上级管理者直接领导下级人数的多少;管理层次是一个组织中从最高层到最低层所包含的层次数。管理跨度与管理层次成反比,增加管理跨度则会减少管理层次,减小管理跨度会增加管理层次。不同的项目对管理跨度与层次的要求不同,卫生项目组织的跨度与层次,应根据项目的性质与特点进行科学设计。

4. 指挥统一的原则　统一指挥是建立在明确的权力系统之上的,权力系统是依靠上下级之间的联系所形成的指挥链而构成的。卫生项目组织结构中要有合理的层次、位置,安排能够担负起责任并在责任范围内具有权威的人员,使其具有相应的决策权和指挥权,创造人尽其才的环境。

5. 责任与权利对等的原则　从组织结构的规律来看,一定的人总是在一定的岗位上担任一定的职务,这样就产生了与岗位职务相适应的权利和责任。在项目管理组织中，要明确划分职责和权力的范围，特别注意的是管理职责要与管理权限相符合。若有权无责或责任小于权利，则会出现瞎指挥、乱拍板、滥用职权的情况；若有责无权或权利太小，就不利于职责的完成，而且会影响到管理者的工作积极性和创造性。卫生项目组织是在任务分解的基础上建立起来的，合理的分工便于积累经验和明确职责，责任的划分要尽可能的清晰明确，避免扯皮和低效率。

（二）卫生项目组织结构设计

卫生项目组织结构的设计是一个系统设计工作。这个系统存在着3层意思：由人组成的组织结构、由工作形成的组织结构及这些结构间的联系。卫生项目组织结构的设计主要包括：系统的结构分析、组织规划和系统内流程的设计。

1. 卫生项目的系统结构分析　卫生项目的系统结构主要是指卫生项目是如何组成的。卫生项目各组成部分之间由于其内在的技术联系或组织联系而构成一个卫生项目系统。

（1）分析项目组成：分析项目本身的结构，即项目的组成以及各组成部分的联系，比较大的卫生项目各组成部分可理解为一个个小的项目。卫生项目的分解过程也是卫生项目目标和资源的分解过程，这种分解的方式也称为项目分解结构（project breakdown structure，PBS）。在PBS完成的基础上，可以将卫生项目分解为具体的任务，并将这些任务进行分类，这种分解称为工作分解结构（work breakdown structure，WBS）。以此作为组织设计的依据和基础，进而产生组织分解结构（organization breakdown structure，OBS）。例如：卫生Ⅵ项目将项目划分为卫生人力规划、卫生人力培训、卫生人力管理和项目管理4个主要领域（PBS），而在卫生人力培训部分的任务分解（WBS）包括管理人员培训、师资培训、卫生技术人员培训等具体任务。

（2）分析项目关系：通过对项目结构的分解，就能清楚地了解到项目范围的定义、项目各组成部分之间的组织和技术的联系。卫生项目组织在项目实施中，各项目利益相关者之间具有一定的组织联系，这种组织联系包括各组织之间的利益关系、合同关系、管理关系等。这种组织联系的存在，使若干个组织形成一个卫生项目的组织系统。例如，在卫生信息系统网络建设工程项目招标之前，对承发包模式进行分析和比较，就会有利于在合同履行期间，将施工单位纳入统一的项目协调和控制之下。

2. 卫生项目的组织规划设计　卫生项目组织规划设计是根据项目目标和任务确定相应的组织结构，划分和确定与组织结构相应部门，建立部门间联系和协调机制。

组织规划应该明确：做什么？谁去做？谁要对何种结果负责？确定各部门及个人之间的任务分工和管理职能分工，以消除由于分工含糊不清而造成执行中的"矛盾墙"；此外，还要建立能反映和支持卫生项目目标控制、决策的信息沟通渠道。

在卫生项目中，任何部门的设置和分工都是为项目目标和任务服务的。没有任务的部门或对卫生项目没有贡献的部门，对于项目管理来说都是毫无意义的。任何部门职位的设立,必须具有明确定义的目标、主要责任、有关活动以及职权范围。

此外,卫生项目目标和任务发生了变化,组织结构就应作相应的调整,而非是静止不变。

3. 卫生项目的信息与物质流程设计 通过项目结构分解可得到项目组成的各工作单元,通过组织规划可得到各组织单元,这些工作单元、组织单元之间相互关系,以及它们与外部环境之间的相互关系,可以划分为信息关系和物质关系。

信息关系主要存在于管理范围中,包括各工作单元之间、各管理组织单元之间、实施组织与外部项目环境之间。例如,许多政府投入的卫生项目,涉及发改委、财政、教育、卫生、人社等多部门信息流。信息流程的设计,就是将卫生项目系统内各工作单元和组织单元的信息,及其内部流动着的各种业务信息和目标信息等作为对象,确定在卫生项目组织内部和外部的信息流动的方向及交流渠道。信息流程的设计直接影响到卫生项目管理工作的效率,必须密切结合组织结构,满足卫生项目有关各方的信息交流和沟通的要求。

物质关系主要存在于项目各工作单元之间。物质流程的设计,需要考察项目实施过程中,各工作单元之间的序列关系和它们对资源的利用。

二、卫生项目组织结构的基本形式

设计合适的卫生项目组织结构,就是从职位、团队、职责和分层等方面定义项目的组织结构,充分发挥项目经理的作用,以顺利实现项目目标。

一个卫生项目组织中的工作部门、工作部门的等级及管理层次和管理跨度设计确定之后,由于各个工作部门之间内在关系的不同,就构成了组织结构的不同形式。当然,一个组织内部和外部的各种变化因素都会对组织结构产生影响,引起组织结构形式上的变化。

在卫生项目管理的过程中,项目组织作为完成项目主要工作的相关利益主体,所起的作用是非常重要的,而项目组织的结构类型则直接关系到项目完成的质量。卫生项目组织结构有很多类型,通常从大类上可以划分为:职能型、矩阵型、项目型和组合型4类。其中,矩阵型又可以细分为几个子类型。

选择卫生项目组织结构形式应考虑的因素包括:项目的规模、项目时间跨度、项目的独特性、项目管理组织的经验、高层管理者的观点、项目所处的位置、项目可用的资源等。

(一)职能式组织结构

职能式组织是根据卫生项目管理中工作任务的相似性来设立管理部门的,是一个金字塔形的结构,高层管理者位于金字塔的顶部,中层和低层管理者则沿着塔顶向下分布(图2-1)。

一个卫生项目可以作为某个职能部门的一部分,这个部门应该是对卫生项目实施最有帮助的,或是最有可能使项目成功的部门。职能式组织结构是一种传统的组织形式。在职能式组织结构中,每一个部门都有不同的义务和责任。特定的职能安排人们从事某种特定的活动,从而有效地将不同的专业力量集中在一起,使专业技术能力得到增强,有利于相互学习和交流。采用职能标准来设计部门,是一种最自然、最方便、最符合逻辑的思维,目前卫生项目涉及大多数政府职能部门和医疗卫生机构都普遍采用这种组织结构。职能式项目组织的操作过程包括,从相关部门中挑选出一批项目成员,成立项目组,任命项目经理,这些项目成员多为兼职,也有部分是专职的。兼职的项目成员身负双重职责,一方面并未离开原来的工作岗位,同时还要肩负着卫生项目开发的重任。这样,有时就不可避免地要产生冲突,当原来的工作岗位和卫生项目组对某个成员的需要发生矛盾时,这时就需要更多的协调,有时这种协调可能要超出项目经理的权限。因此,需要在项目设计阶段就对可能的协调机制进行充分的考虑,主动回避一些需要协调的环节,要对高层次的协调预先作出明确的说明。

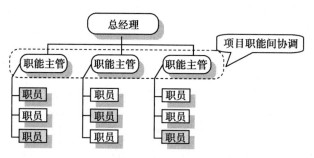

图2-1 职能式卫生项目组织框架图

(二)项目式组织结构

对于一些规模较大且持续时间较长的卫生项目,当环境迅速变化时,专业分工和集中管理所带来的问题就更加突出。在卫生项目一线,从事实际工作的人员对变化最为敏感,处于能够迅速作出决策的最佳位置。可是,由于权力的集中,通常的决策必须在远离实际问题的地方作出,时效性受到影响。解决问题的办法之一是:把决策权下放给现场实际工作的人员,当环境变化迅速发生时,项目组织人员可立即作出决策。然而,这种办法带来的问题是,从事实际工作的人往往因为视野狭窄而作出目光短浅的决策,因此,需要拓宽基层项目人员的视野,就形成了项目式组织(图2-2)。

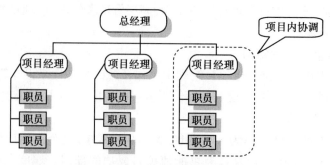

图2-2 项目式卫生项目组织框架图

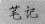

　　从职能式的组织结构到项目式的组织结构,最突出的特点就是"集中决策、分散运行",即高层控制着整个卫生项目的重大决策和战略目标,项目组织则相对独立运行,这是在组织领导方式上从集权制迈向分权制的一种变动。在项目式的组织结构中,每个卫生项目,如卫生项目 A,其拥有自己的卫生项目经理和所必需的职能部门,自行进行卫生项目开发运行管理,组织结构模式与卫生项目总部类似,相互之间的目标不同,但总目标是一致的。项目式组织结构与职能式组织结构最明显的不同就在于:前者有自己独立、完整的组织及卫生项目队员,卫生项目经理对队员有完全的控制权;而后者的组织结构趋于松散,人员具有一定的随机性,由于卫生项目人员的双重身份,卫生项目经理往往难以控制。

(三)矩阵式组织结构

　　职能式组织结构和项目式组织结构都有各自的特点和不足之处,矩阵式组织就是在同一组织结构中把按职能划分部门和按项目划分部门相结合而产生的一种组织形式,是两者的结合,它在职能式组织的垂直层次结构上,叠加了项目式组织的水平结构,既最大限度地发挥了两种组织形式的优势,又在一定的程度上避免了两者的缺陷。

　　矩阵式组织结构具有纵横两大类型的工作部门,命令源是两条指挥线,存在交叉点。矩阵式组织结构要求纵向与横向管理部门各自所负责的工作和管理的内容必须明确,要确定某一工作的主体负责部门,即应决定是以纵向管理部门为主还是以横向管理部门为主。否则,容易造成扯皮,产生责任不清、双重指挥的混乱现象。由此可看出,它对项目人员的要求较高,需要组织中各个部门工作人员的理解。

　　矩阵式项目组织结构根据项目协调功能的强弱、人员兼职程度、项目经理投入时间和精力等不同,可细分为弱矩阵式、强矩阵式、平衡矩阵式结构。

　　1. 强矩阵组织　强矩阵组织(strong matrix organization)是项目经理来自于组织内正式的项目管理部门,是组织内部一个固定的头衔,对项目成员有充分的管控权(图 2-3A)。

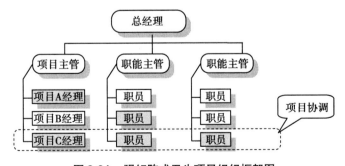

图 2-3A　强矩阵式卫生项目组织框架图

　　2. 弱矩阵组织　弱矩阵组织(weak matrix organization)是项目成员由各部门借调过来,而且没有指派项目负责人的角色,因此项目成员主要靠协调来执行项目(图 2-3B)。

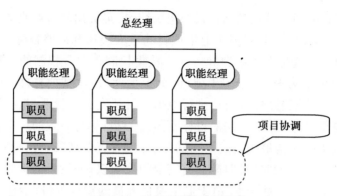

图 2-3B　弱矩阵式组织框架图

3. 平衡矩阵组织　平衡矩阵组织（balanced matrix organization）是向各部门借调过来的成员当中，指定一个人担任项目主持人（project leader）的角色。一旦项目结束，项目主持人的头衔就随之消失（图 2-3C）。

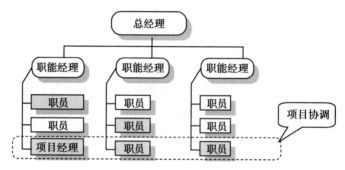

图 2-3C　平衡矩阵式卫生项目组织框架图

强矩阵组织中，项目经理权限 > 职能经理权限；平衡矩阵组织中，项目经理权限 = 职能经理权限；弱矩阵组织中，项目经理权限 < 职能经理权限。在实际工作中矩阵式结构也可能表现出不典型的"鱼网状"（表 2-1）。

表 2-1　卫生项目组织结构形式对项目的影响

特性	职能式	矩阵式			项目式
		弱矩阵	平衡矩阵	强矩阵	
项目经理的权力	很小或没有	比较小	小到中	中到大	很大或全权
全职职员数量	几乎没有	很少	比较少	比较多	绝大部分
项目经理投入时间	半职	半职	全职	全职	全职
项目经理常用称呼	项目协调员	项目协调员	项目经理	项目经理	项目经理
项目管理行政人员	兼职	兼职	半职	全职	全职

（四）混合式组织结构

混合式组织结构是一种职能型组织、矩阵型组织和项目型组织的组合。在这类组织中既有自己的职能部门，又有为完成各类项目而建立的一套具有项目型组织特性的队伍。这支队伍可以设立自己的一套规章制度，也可以不按照职能部门的规章制度行事,他们还可以建立独立的报告和权力体系与结构等。同时,这类组织的职能部门和项目部门又可以按照矩阵型组织的方法去组织专门的项目团队,一旦卫生项目完成,团队就可解散,人员回到原先的职能部门或项目部门(图 2-4)。

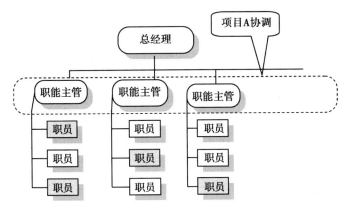

图 2-4　混合式卫生项目组织框架图

混合式组织结构主要适用于大型卫生项目,其具有较大的灵活性,但也存在一定的风险,因为若干个子项目采取不同的组织方式,由于利益分配上的不一致性,容易产生资源的浪费和各种矛盾(表 2-2)。

表 2-2　几种类型的组织结构的特点和优缺点比较

类型	特点	优点	缺点
职能型	根据项目管理中工作任务的相似性来设立管理部门;管理层次比较分明;多体现在新项目开发上	在人员的使用上具有较大的灵活性;技术专家可以同时被不同的项目所使用;可以保持项目的连续性;职能部门可以为本部门的专业人员提供一条正常的晋升途径	项目的利益往往得不到优先考虑;工作方式有缺陷;责任不明确;多个管理层次使得对响应变得迟缓和艰难;项目常常得不到很好的对待;项目成员积极性不高;各职能部门间缺乏交流
项目型	集中决策、分散运行	项目经理对项目全权负责;沟通途径简洁;能够充分发挥团队精神;命令协调一致,决策速度快;结构及控制较为灵活	资源配置重复;不适于规模小的卫生项目;对项目成员要求较高,容易造成组织规章制度执行上的不一致性;不利于项目与外界沟通
矩阵型	按职能划分部门和按项目划分部门相结合;矩阵式组织结构的有效运转关键在于两大类型部门的协调和两类部门职责分工明确	项目是工作的焦点;可以分享各个部门的技术人才储备;减少了项目组成员的忧虑;反应快捷灵活;可以平衡资源以保证多个项目的完成	权力的均衡使工作受到影响;容易使项目经理之间产生矛盾;项目与职能部门的责权利不清;违反了命令单一性的原则

笔记

此外,还有直线式、网络虚拟式、任务小组、委员会等其他形式的卫生项目组织结构。

知识拓展

项目组织中的非正式组织

非正式组织在任何项目中都存在,伴随着正式项目组织的运转而形成。物以类聚,人以群分,由项目成员间互相了解、接受、欣赏上升为友谊,无形的独立于正式项目组织的小群体,产生一些被大家所接受并遵守的行为规范,使原来松散的、随机性的群体渐渐形成趋向固定的非正式组织。

由于非正式组织与项目组织成员相互交叉,因此非项目组织必然对正式项目组织的活动及其效率产生影响,有积极和消极两方面。积极作用表现在:满足成员的需要(被爱和施爱),合作加强,维护团体的社会形象等;消极的作用表现在:当非正式组织与正式组织的目标不一致时会产生冲突,约束成员的发展,影响正式项目组织的变革而滋生组织的惰性等。

为了有效的实现项目目标,必须利用非正式组织的积极一面而减少消极的一面。

(五)卫生项目管理办公室

在卫生项目的组织结构中,有一个组织内容在卫生项目管理中非常重要,需要单独提出来介绍,这就是项目管理办公室。项目管理办公室(project management office,PMO)简称项目办,它是卫生项目的具体管理者,是为创造和监督整个卫生项目管理系统而建立的组织。

1. 项目办的工作目标　建立健全卫生项目管理体系,对项目实施有效管理,确保项目目标的实现。项目办不能取代高层管理者和项目经理,它与其他职能部门同属一个序列,但其他职能部门属于管理层、执行层,项目办则属于中介层,直接辅助项目经理。

2. 项目办的作用　卫生项目办公室在项目管理过程中处于中心、窗口和枢纽地位。

(1)参谋作用:收集项目决策所需的信息;对呈阅的文件进行调查研究;对会议提出建议和意见。

(2)助手作用:协助项目经理承办好各项事务,例如,做好与各利益相关方的沟通、协调工作,做好各种决策的布置、督促和检查工作。

(3)服务作用:为同一级各职能部门和下级各单位以及卫生项目团队提供项目服务。

(4)信息反馈作用:了解、掌握和报告情况项目情况,负责收集和传递信息,并及时进行信息反馈。

3. 工作原则

(1)迅速。相关工作要做到及时、高效。

笔记

（2）准确。注重工作的准确性，否则很可能会导致项目的工作出现偏差和失误。

（3）保密。由于掌握项目的详细信息，要求项目办必须要把保密作为一项重要的工作原则。

4. 服务对象　项目办的服务对象主要包括项目高层决策者、项目经理、项目团队成员、职能部门的经理、其他利益相关者等。

5. 项目办的运行　项目办设立后，须按照预定的权限和流程运行。

（1）摆正位置：项目办在卫生项目经理和决策层之间，能够站在中立者的角度客观地来审视项目，平衡项目控制和项目支持者角色之间的关系。目的是其存在的目的是预见性地发现项目管理中的问题，而不是对项目人员和项目决策进行控制。

（2）连续稳定：项目办应具有连贯性和稳固性，不能随意更换办公室人员。

（3）重视培训：项目办应为项目管理人员提供系统的教育和培训，以提高他们的卫生项目管理水平。例如：世界银行贷款项目每年都举办各领域多次项目人员培训，结合具体项目要求和出现的新情况进行实时培训，以解决重点问题。

（4）加强沟通：项目办应采用定期的经验交流会、研讨会、问题解决会、实时通信等多种形式来加强卫生项目经理间的沟通，提高卫生项目的管理水平。

第三节　卫生项目团队

一、卫生项目团队的概念和特点

（一）卫生项目团队的概念

卫生项目团队是由一组熟悉卫生工作或与之有关的个体成员为实现一个具体卫生项目的目标而组建的协同工作的队伍。团队不同于群体，不仅仅是一群人的机械组合，更是指一组互相联系的人员团结一致地进行工作，以实现项目目标。卫生项目团队构成要素可概括为"5P"：团队目标（purpose）、团队成员（people）、团队定位（place）、团队权限（power）、团队计划（plan）。卫生项目团队的使命是在项目经理的领导下，为实现项目目标而协调一致地有效地工作。

（二）卫生项目团队的特点

如同卫生项目本身具有的独特性一样，也不存在两个完全相同的卫生项目团队。尽管团队之间存在着差异，但一般都具有一些基本特点。

1. 共同目标　项目团队成员一定是有一个共同的憧憬，目标是共同憧憬在客观环境中的具体化，并随着环境的变化而进行相应的调整。

2. 分工协作　有效的分工与协作是项目团队实现项目目标的基础。有效的协作有赖于明确的分工，没有分工就没有协作；而明确的分工则必须依有效的协作机制为前提，没有协作则团队功能就不可能充分发挥。

3. 高度凝聚力　凝聚力是项目团队成员之间的相互吸引力，其维持着项目团队正常运转，能够使团队成员积极热情地为项目成功付出必要的时间和努力。

4. 相互信任　项目团队成员在感情上相互关心、相互信任和相互依赖，技能上相互弥补，这是项目团队区别于一般群组的重要特征。

5. 有效沟通　团队成员拥有全方位的、各种正式的和非正式的信息沟通渠道，保证沟通的直接和高效。

知识拓展

一个项目投资方的高级顾问来到一个山区农村建筑工地，顾问看到几个人正在干活，就上前问一名工人在干什么，工人回答道："我是在工作挣钱"；他又走到另一名工人面前问了同样的问题，那名工人回答道："你没看见吗？我在砌墙啊。"顾问接着第 3 名工人同样的问题，那名工人满怀激情地回答到，"我在为我们的镇上盖一所新的医院，将来这里的居民看病就不要再跑很远的地方了"。

顾问感慨地说："一个团队中不同的人对同一个问题有不同的看法，只有看到自己所做的事情具有更高意义和价值的人，才会表现出工作的激情"。

（三）卫生项目团队的任务

1. 规划与实施卫生项目方案　面对任务或问题，团队必须制订相应的计划并努力施行。

2. 进行绩效管理　团队必须自身或与其上级主管部门一道来设置工作目标、激励成员工作行为和评估工作绩效。

3. 提高能力　项目团队需要不断培养团队精神、强化团队执行力、改善工作程序、加强各种培训，提升团队工作效率，努力促进自身成熟。

4. 帮助或影响更高层的决策　团队不仅要完成自身分内的工作，而且有义务为更高层的决策提供信息与建议。

在不同的时期和阶段，同一个卫生项目团队会有不同的目标和任务。卫生项目团队正是在不断地完成一项项任务、实现一个个目标的进程中逐渐发展成熟。

二、卫生项目团队的组建

（一）卫生项目团队的组建

卫生项目团队没有固定的模式，应根据项目的不同特点、不同的内外部条件，采用不同的组织形式。组建卫生项目团队应遵循如下原则：第一，有效的管理宽度，即根据不同规模的项目，一个主管能够直接有效地管理下属的人数；第二，权责对等，即权与责大致相当；第三，才位相称，即才智、能力与担任的职务应相适应；第四，单一管理，即团队成员尽可能只接受一个上级的命令和指挥；第五，效果与效率，即"做正确的事"和"正确地做事"。

笔记

（二）卫生项目团队的组成

一个完整卫生项目团队主要包括卫生项目领导（主任或项目经理）、一般团队成员（或协调员）、项目专家等角色。有时，这些角色不一定要由不同的人来承担，可根据实际情况，一个人同时也可以担任多个角色。团队角色往往极具弹性，成员有时轮流担任某个角色，有时会在相互间的配合中难以分清到底是谁担任了某个角色。对于一个高效的卫生项目团队而言，重要的是各个角色必须有人来承担，谁承担了某个角色也很重要，换句话说，应当由积极、合适的人承担合适岗位的工作。

三、卫生项目团队的职责

（一）卫生项目经理的职责

1. 确定卫生并实现项目目标　这是项目经理（或主任）的根本职责，他的一切工作，包括组织团队、制订计划、控制管理、实现有效沟通等都要以此为核心。

2. 组织卫生项目团队　在组织团队时，项目经理首先要选择合理的组织形式和组织结构，然后再根据岗位需要选择所需的团队成员，做到因事、因岗位选择人员。

3. 不断改善团队运行的外部空间　卫生项目经理要根据项目的特殊情况，用各种手段，包括行政的、谈判的方式来解决项目目标、资源、政策以及合同、协议等方面的决策问题。在此过程中，项目经理要协调团队与各利益相关者的关系，营造出一个有利于团队发展和项目运行的空间环境。

4. 获取卫生项目资金　项目资金的及时到位是项目经理的一项主要工作内容，这项工作可以由项目经理直接去做，也可以由团队中的其他成员去完成，但卫生项目经理必须对此负责。

5. 组织并提交卫生项目报告　项目经理需要报告工作意图、制订项目计划、报告项目进展、发现项目进展中遇到的困难和问题、提出改进项目执行的意见和建议。

（二）卫生项目团队成员的职责

1. 帮助团队建立共同目标　每个团队成员都需要对卫生项目团队目标作出贡献，为团队目标的实现尽心尽力，帮助保持并扩大团队共同努力的成果，维护项目团队的团结，保护团队的荣誉。

2. 参与团队的活动　在团队角色认定以后，团队成员要积极参与角色赋予的各项活动；在其职、做其事、尽其责。在团队会议开始前做好准备，准时参加团队会议，并积极参与讨论；针对团队的问题发表自己的观点，提出相应的解决办法；努力促进团队达成共识，接受并支持团队的一致决定。

3. 分工协作　每个团队成员对于团队来说都是重要的，团队成员间既有明确的分工，争取保质、保量、按时完成团队分给自己的任务，同时，要与其他队员密切协作，随时向其他成员提供帮助，必要时愿意做"分外"工作，要将团队的表现和绩效作为最高目标，而不是强调个人英雄主义，以保证团队目标的

笔记

实现。

（三）卫生项目专家的职责

1. 按照项目要求努力解决专业性问题　作为卫生项目某一专题的专家,应就团队在卫生项目工作过程中碰到的有关专业性问题,提出自己的看法与建议,发挥指导作用。

2. 提出风险控制方案　作为卫生项目专家,应当在项目风险出现之前,根据专家敏锐的目光,对可能出现的风险提出预警和控制方案,避免项目危机的发生。

3. 加强与其他类型的专家之间的切磋　当前医疗卫生改革遇到很多不仅限于医学专业领域的问题,需要多方面的专家合作。专家在解决团队碰到的问题时,既要充分运用自己的专业技能,又不能存有专业偏见,一切以提高团队集体绩效和促进团队发展为目标。卫生项目专家既可以是团队的永久成员,也可以是团队临时聘来的专业人员。例如:卫生Ⅳ在实施的不同时期,采购了国内外各领域的技术援助专家,进行项目管理人员培训、参与卫生人力规划、土建、设备招标、项目评估等,发挥了应有的作用。

描述卫生项目团队成员的职位规范十分重要,一般包括如下:岗位名称、所属部门、设置岗位的目的、上级和(或)下级、任职资格(学历、专业知识、工作经验、业务了解范围等)、工作责任范围(计划、组织、协调沟通、领导、控制)及衡量标准、承担的责任、权限(指挥、财务、技术决策、设备物资采购与控制)等。

四、卫生项目团队的发展

布鲁斯·塔克曼的团队发展阶段理论认为,团队发展一般经过 5 个阶段:形成期(forming)、震荡期(storming)、规范期(norming)、执行期(performing)和调整期(adjusting)。卫生项目团队在成长、迎接挑战、处理问题、发现方案等一系列经历过程中,也经历了上述 5 个阶段。

1. 形成期　形成期也称组建期。项目团队的形成阶段是团队的初创和组建阶段。在形成阶段,团队成员从原来不同的组织调集到一起,大家开始相互认识,每个成员都试图了解卫生项目目标和他们在团队中的合适角色。在这个阶段,团队成员收集有关项目的信息,试图弄清项目是干什么的和自己应该做些什么;团队成员谨慎地研究和学习适宜的举止行为。他们从卫生项目经理那里寻找或相互了解,以期找到属于自己的角色。激动、困惑、矜持、观望是团队成立期的主要特点。成立期的主要工作是明确方向、确定职责、制订规范、进行培训。

2. 震荡期　震荡期也称风暴期或磨合期。在这个时期,团队成员对卫生项目目标进一步明确,项目经理也需要进一步明确团队成员所扮演的角色及每个角色的功能、权限和责任。在该阶段团队成员可能还没有了解自己应当做什么,对彼此之间的相互作用可能是漠不关心,或是出现一些无谓的摩擦。团队成员与周围的环境之间也会产生不和谐,主要包括:成员与组织技术系统、组织制度之间不协调,与上级或其他部门发生各种各样的关系时,会产生矛盾和冲突。震

笔记

荡期的主要工作是，认识并处理各种冲突和矛盾，善于做引导工作，准备建立工作规范。

案例 2-2

有一个卫生项目办公室成立不久，两个成员甲和乙在同一个办公室工作，其中甲性格内向，不爱说话，但做事情认真细心；而乙性格外向，比较喜欢说话，但是对项目工作的思考不够深入。一段时间后，项目经理分别询问了两人的感受，乙就表达了对甲的不满，用"惜字如金"来描述甲。

由于项目办公室成员之间在工作上需要经常交流，甲和乙之间经常表现出互相不协调的状况，对工作有一定的影响。

项目经理将涉及他们两人的工作任务进行了具体的划分，同时找两人分别谈话，向他们介绍彼此的性格特点，并利用小聚会的场合，共同学习团队理论，当面提醒他们如何认识项目团队合作重要性。经过一段时间的思考和磨合，甲乙两人之间逐渐适应了对方的性格特点，沟通也变得更加通畅了。

3. 规范期　规范期也称稳定期。经受了震荡阶段的考验，项目团队进入到正常发展阶段。此时，项目团队成员之间、团队成员与项目经理之间的关系已经理顺，团队的矛盾低于震荡阶段。在这一阶段，团队成员已接受并熟悉了工作环境，项目管理的各种规章制度得以改进和规范化，能形成适当的行为规范、和谐的团队价值观，能调动成员的活力与热忱、增强团队的凝聚力。项目经理开始逐步向团队成员授权。团队能否顺利过渡到规范期，以及团队形成的规范是否真正高效有力，将直接影响团队绩效和项目目标的实现。这个时期是团队精神、凝聚力、合作意识形成的关键期，主要工作是尊重、鼓励、授权、激励、规章制度约束等。

4. 执行期　执行期也称辉煌期或成果期。执行期是卫生项目团队发展的第四阶段，经过了团队建立、震荡和规范阶段，团队呈开放、坦诚、及时沟通的状态，团队成员之间能相互信任、相互依赖、进行有效的分工合作，团队成员的状态已达到了最佳水平。这是一个工作效率很高的阶段，每位成员都明确职责，善于迎接各种挑战，整个团队已熟练地掌握了如何处理内部冲突的技巧，并能集中集体的智慧作出决策，解决各种困难和问题。团队成员都以卫生项目的顺利进展和团队所取得成绩为荣，成员们有极强的归属感和集体荣誉感。这个时期应当集中精力关注卫生项目进度、更新方法、推动技术推广和交流，主要工作是对卫生项目下一步的走向或调整提前预估，做好团队成员的思想引导等。

5. 调整期　调整期也称休整期。任何一个项目团队都有自己的生命周期。卫生项目团队的去向有两种可能：一是解散；二是组建新的团队。这个时期的主要工作是卫生项目收尾，提交卫生项目完工报告、规整档案、接受审计、妥善安置人员、处理好资产、办理好交接手续等。

五、卫生项目团队的激励

团队激励是一个诱发团队成员动机和强化干劲的过程，有效的激励对于卫生项目团队十分重要，没有有效的激励，团队就会丧失士气，甚至导致人才流失。激励的关键在于抓住关键点。激励的手段和效果因人而异，在团队的不同阶段，激励效果也不同。

激励可以分为基于结果的激励和基于行为的激励。建立卫生项目有效的激励机制、适时的绩效评价和团队成员的声誉评价，能够改善团队成员在团队中的表现。卫生项目管理者采取的激励措施与团队成员为实现组织目标而付出的努力高度相关，采取激励措施的目的是协调项目管理者与团队成员双目标的不一致性，基于结果的激励和基于行为的激励对团队成员会产生不同的影响。

激励的方法很多，其中包括目标激励、参与激励、竞争激励、物质和精神奖励激励、个人职业发展与成长激励、情感激励等。运用好激励手段来提高项目的执行效果其实是一门艺术，需要项目管理者在具体的卫生项目实践中不断体验和积累经验。

知识链接

烫炉原理：预先警告原理、及时性原理、一致性原理、公正性原理。

原则或纪律就像一个很烫的炉子，放在那里，热气腾腾地警告旁边的人不要碰它，具有警告作用；只要你摸一下它，马上就会被烫着，具有及时性的效果；炉子很烫，今天或明天或其他任何时候摸到都一样会烫到，什么时候触犯原则都会被原则惩罚；不管男女老幼，高矮胖瘦，只要一摸炉子都同样会被烫着，这就是公平原理。

一个团队要有纪律，否则项目会陷入混乱，甚至走向失败。

本 章 小 结

1. 本章介绍了卫生项目组织的基本概念、特性；卫生项目组织结构设计要求、组织结构基本类型并比较它们的优缺点；

2. 特别介绍卫生项目组织结构中的项目管理办公室工作目标、作用和工作原则。

3. 本章后半部分介绍了卫生项目团队的概念、特点、团队目标、任务、组建、激励；卫生项目团队的几个职位职责；项目团队发展时期及其特点。

4. 通过知识拓展和链接扩充了项目组织与项目团队相关内容。

关键术语

利益相关者 stakeholders

项目分解结构 project breakdown structure，PBS

工作分解结构 work breakdown structure，WBS

笔记

组织分解结构 organization breakdown structure，OBS
项目管理办公室 project management office，PMO

项目经理	项目专家
项目团队发展	项目团队激励
项目团队管理	团队目标 team purpose
团队成员 people	团队定位 place
权限 power	计划 plan

思考题

（一）填空题

1. 卫生项目组织结构包括____、____、____、____、____等不同的组织构成部分。

2. 卫生项目办公室主要作用包括____、____、____、____。

3. 项目组织的基本形式包括____、____、____3种类型。

4. 由于项目组织具有临时性的特点，客观上存在着____、____、____和____的生命周期。

5. 项目团队的发展通常经历____、____、____、____、____等5个阶段。

（二）选择题

1. 以下哪个不是卫生项目组织的特性

　　A. 目的性　　　　　　　　　　B. 可变性

　　C. 依存性　　　　　　　　　　D. 持久性

　　E. 复杂性

2. 卫生组织结构设计的原则描述不正确的是

　　A. 以项目经费为依据　　　　　B. 系统化管理

　　C. 管理跨度适当　　　　　　　D. 指挥统一

　　E. 责任与权利对等

3. 相对而言，以下哪种类型组织结构的项目经理的权力最大

　　A. 职能型　　　　　　　　　　B. 弱矩阵型

　　C. 强矩阵型　　　　　　　　　D. 平衡矩阵型

　　E. 项目型

4. 以下哪项不是卫生项目团队特点

　　A. 共同的目标　　　　　　　　B. 分工独立

　　C. 高度凝聚力　　　　　　　　D. 相互信任

　　E. 有效沟通

5. 卫生项目经理职责包括

　　A. 确定卫生项目目标　　　　　B. 组织卫生项目团队

　　C. 控制团队运行的外部环境　　D. 获取卫生项目资金

　　E. 负责组织并提出卫生项目报告

（三）简答题

1. 简要比较职能式、矩阵式、项目式卫生项目组织的结构特点。

笔记

2. 卫生项目组织设计要求需要考虑哪些原则？

3. 卫生项目团队构成要素概括为"5P"分别是代表什么含义？

4. 如何看待项目组织中的非正式组织？

5. 简述卫生项目组织的特性。

（四）问答题

请简要描述卫生项目办公室的运行实践中应注意的问题。

（罗　珏）

笔记

项目理论与卫生项目形成

通过本章的学习,你应该能够:

掌握 卫生项目理论的概念、结构与构建方法;项目逻辑框架的结构、作用机制、特点及设计步骤。

熟悉 健康需求评估方法;项目启动阶段的主要管理工作。

了解 需求评估的种类和健康需求的特点。

某市大桥区原来是一个城乡结合部,大部分年轻人都去新区工作,剩下的老年人居多。由于历史原因,老年人教育水平偏低。改革开放以来,居民的收入提高了,但思想观念仍是经济困难时的观念,将每天大鱼大肉作为生活水平提高的标志;由于食用高脂肪、高盐饮食,脑出血经常发生,给家庭带来了很多痛苦和负担。

大桥区卫生局十分重视脑血管病的防治工作,希望以项目的方式进行干预。小李去年从某公共卫生学院毕业后到大桥区卫生局工作,卫生局领导指派他进行一些调查研究,评估项目干预的可能性。他去了一个以抢救脑出血为特色的医院,该医院还有一块牌子是社区卫生服务中心,医院病房住满了脑出血的病人,医务人员正忙于抢救病人。医院领导很骄傲地告诉他,去年医保只给医院40万的治疗费额度,今年她争取到了300万,住院率达到105%。

小李一边听汇报,一边在想:只治疗不预防,这个问题能解决? 小李想起了在大学入学时蔡红道教授给新生上的第一堂课,"医生是给个体病人看病,而学习预防医学、公共卫生是给人群看病、是给人群开处方"。

可是,如何给人群开出一个有效的处方呢? 小李来到图书馆查阅有关的文献。文献很多,研究质量差异很大,需要批判性地分析。在文献阅读中触及抽样方法、混杂因素的处理、现患率、发病率、相对危险度、绝对危险度等术语,流行病学的三间分布和高危人群,以及分布的决定因子等,有一种久违的感觉。

为了提出一个有效的项目干预方案,小李回到大学找到当年上项目管理的教授。教授说:项目管理其实是一门将所有大学学科知识整合起来解

笔记

决一个健康问题的综合性学科。给病人治病,我们要学习解剖、生理、病理、诊断、药理等知识,同样给人群开处方也需要对人群健康进行诊断,并把项目干预方案的设计建立在科学的项目理论基础之上,这样才有可能实现项目目标。

第一节　卫生项目需求评估

卫生项目的根本目的是解决人群的健康问题,要发起一个卫生项目,首先需要回答一些问题:社区人群或卫生机构中存在哪些需要优先干预的卫生问题?这个卫生问题的属性如何?严重性如何?在多大范围内存在,影响哪些人?当把卫生问题转化为人群或机构的需求时,则要回答:真正存在着需要项目干预的需求吗?不同特征人群或机构的需求有何不同?是如何分布的?需要什么样的干预服务才能满足卫生需求?回答这些问题需要对人群或机构进行需求评估。

卫生项目需求评估的目的是发现主要卫生问题,确定一个卫生问题需要定性和定量两个方面的知识和技能。通过定性研究,可能发现一个重要的卫生问题,通过定量调查,回答这个问题的范围有多大,影响哪些人。要设计一个卫生项目,首先确定在社区人群中或卫生机构中存在的主要问题、问题的严重性、问题的范围,确定需优先解决的问题。对问题确定、需求的定义不仅仅决定了项目的设计,而且决定了项目的效果和可持续性。

以人群健康干预项目为例,随着人口的老年化、危险因素的暴露和生活方式的改变,人群的流行病学模式正在发生巨大的变化,这些变化带来了很多的健康问题和健康需求,也对健康干预项目形成与管理提出新的挑战。

一、需求的定义

原则上说一个人有愿望,而愿望没能被实现,那么他就有需求。因此,人们有各种各样的需求。项目管理者需要了解需求的种类、特点,作为发起卫生项目的基础。

在项目的初始阶段,项目管理的一个重要任务是定义需求。要定义需求,必须回答一个根本性的问题:是谁的需求?这个问题看起来很容易,但却是一个根本性的问题,它将决定项目设计、实施过程中的社区参与,并最终影响项目效果的可持续性(案例3-1)。回答此问题并不容易,它涉及看问题的角度和利益相关者的有效参与。

案例 3-1

公共卫生的基础之一是人群能得到清洁的饮用水。某国际开发机构在 H 省开展了为农户提供清洁水的改水项目。负责该项目的项目官员陈艾维女士,决心要通过改进项目设计,提高项目的效果。

陈艾维查阅了很多文献,其中有文献报道:在农村地区进行改水的同时,再加上对厕所的改造,可对腹泻等肠道疾病的控制起到协同效应,即项目能收到几何效应的结果。陈主任非常兴奋,决定在 H 省的改水项目中再增加一个改造厕所的活动。在项目设计中,一方面改水,同时为农户建造双瓮式厕所。

经过 3 年的努力,项目顺利结束,并完成了项目规定的各项任务,使得目标家庭都用上了清洁的饮用水和安装了双瓮式厕所。评价专家组撰写的完工报告也表明项目取得了成功。

该国际机构有一个制度,即在项目完工后的 1~2 年后,再对已经完工的项目进行评价,即项目的后评价。项目完工 1 年后,改水项目办公室早已解散,因此,该国际机构的后评价人员到现场考察时没有项目管理人员陪同,到了村里却吃惊地发现,大量的双瓮式厕所被废弃不用,农民仍然使用原来苍蝇乱飞的厕所。

为什么放弃清洁厕所而使用不卫生的厕所?后评价人员忽然意识到,项目设计者是用公共卫生的视角来看厕所问题,这只是公共卫生专家眼里的问题,但农户并不认为厕所是一个问题,他们和这种厕所一起生活了很多年,认为这样的厕所很正常,没有改造厕所的需求。

因此,当社区人群没有改变认识,不认为是问题,就没有社区参与,这个项目也就不可能有可持续性。项目立项时发现的健康问题是专家眼中的问题,而不是社区人群眼中的健康问题,犯了一个认识论的错误。

目前,社区参与和参与式社区健康评估,已经形成了另外一个项目管理的流派,它对项目活动的开展,以及项目效果的持续有着深远的影响。

二、需求的种类

KcKillip 将需求定义为一种价值判断,用于确定目标人群所存在的问题。例如,当一个家庭的人均收入低于 500 元时,这个家庭就可以被定义为贫困家庭,需要民政部门的资助。可以简单地将目标人群的某个结果性指标(如出生婴儿体重)或者过程性指标(如医疗服务的可及性)低于价值判断的标准,来确定该人群是否有需求。

马斯洛将人的需求分为 5 个层次,即生理需求、安全需求、社交需求、尊重需求和自我实现的需求。在公共卫生领域,人们一般将需求分为规范性需求、比较性需求、感觉的需求和表达的需求。

1. 规范性需求(normative needs) 所谓规范,是指专业性的标准或专业性的判断。例如:社区卫生站的面积不能低于 $90m^2$,如果低于 $90m^2$,就没有达标,其产生了对房屋面积的需求;再如:人的收缩压高于 140mmHg,或舒张压高于 90mmHg 则为血压不正常;BMI 大于 30 则为肥胖。在社区诊断中,常常利用诊断标准,对社区人群进行诊断,确定目标人群和其健康服务干预的需求。

2. 比较性需求(comparative needs) 比较性需求常常是就某个指标进行纵向或横向比较。例如,针对某社区人群的吸烟比例,可以进行纵向的历史性比较,从而确定有无开展健康项目的需求;也可以与相类似的社区进行比较,分析该指

笔记

标的相对位置，从而确定有无需求。在日常生活中，常常听到对北京和上海两市居民的平均期望寿命进行比较。比较性需求还可以扩展到健康服务的利用，如应住院但没住院的发生率在城市和农村之间的比较，从而提出改进农村合作医疗设计的需求。但也常常见到不恰当的比较，例如，将香港的医生数／千人和大陆医生数／千人进行比较，从而提出大陆需要提高医疗人员配置标准的需求，这样的比较往往割裂了这个指标所依据的具体经济环境、社会制度和政策环境。

3. 感觉的需求（felt needs） 感觉的需求是指目标人群根据个人的经验、知识、价值观等所提出的主观感觉需求。例如，一个没有健康知识的感冒患者，可能会认为其需要住院治疗，而一个有健康知识的患者则只有门诊服务需求，并拒绝使用"两素一汤（抗生素、激素、点滴）"的治疗。

高血压控制项目的一个难点是，目标人群的收缩压已经高达 180mmHg，但却认为没有改进生活方式和服药的必要。感觉的需求和规范需求严重错位，致使社区公共卫生服务不被人群理解和接受。感觉的需求往往不稳定，重复测量的信度低。当人群有较高的感觉需求时，项目的社区参与度会大幅提高，有利于提高项目的可持续性和项目干预对象的满意度。

4. 表达的需求（expressed needs） 表达的需求是指实际已发生的需求。如门诊量、住院量等。感觉的需求往往因经济、地理、时间、交通等因素的约束而未能全部发生，表达的需求则是指其中最后实际发生的需求，它和经济学中的需求（demand）类似。患者和医生对于疾病的诊治知识是不对称的，医生可以诱导患者的医学检查需求、住院需求，从而导致医疗费用虚高。而另一方面，患者有住院的需求，但是由于医院太远，或家庭经济困难而没有将住院需求表达出来。因此，表达的需求和感觉的需求、规范性需求往往出现不一致。将表达的需求和规范性需求结合起来分析，就可以找出服务的可及性和公平性的问题。

三、健康需求的特点

1. 健康需求往往以医学专业标准为基础 例如，是否患高血压病，医学专业标准是收缩压大于 140mmHg，或舒张压大于 90mmHg。此时，患者可能没有病痛的感觉，也没有表达的需求，但是有健康需求。再如：肿瘤筛查时，人群根本没有自觉症状，但某些人可能已经发展到癌前病变，甚至早期癌症，具有显著的健康需求。医学专业标准是依据科学研究的结果制订的。

2. 不同类别的需求之间存在差异 最理想的状况是感觉的需求、表达的需求和规范性需求相一致，这时，人群具有控制疾病的需要，项目的参与率就会大大提高。但是，感觉的需求往往和规范性需求有很大距离，例如在某些人群中，虽然血压高压达到 200mmHg 了，但仍然无所谓，感觉很健康，无需服药。这需要通过健康教育、传媒宣传等去影响感觉的需求。当感觉的需求和规范性需求一致，健康需求得到表达，这时，影响健康需求的主要因素变成了卫生服务的可及性。卫生服务可及性受卫生机构的服务能力与分布、交通条件、医疗保险和家庭经济条件等制约。鉴于这个特点，在需求评估中，应同时对四类需求进行评估。如果感觉的需求和规范需求之间存有很大的差异，卫生项目则难以得到充分理解和支持。

3. 健康需求具有动态性　随着医学科学知识的发展，医学诊断的标准也在修改和完善。同时，卫生服务的需求也随着社会的价值观、经济实力、政府角色的定位的变化而变化。例如，2010 年之前，慢性病的防控并没有纳入政府的预算，慢性病的控制主要是家庭、个人的责任。但是，随着政府功能定位的变化和公共财力的增加，在 2010 年后开始实施社区公共卫生服务规范，并按 25 元 / 人标准拨付社区公共卫生经费。再如乙肝疫苗的接种，在 20 世纪 90 年代接种是需要个人支付费用的，属于感觉的需求和表达的需求；但在国家实施免费接种政策后，这种需求变成了规范性需求。

四、健康需求评估方法

需求评估又称为社区分析或社区诊断，是指确定一个特定人群健康问题的活动，用于指导卫生项目计划。Altschuld（2000）将需求评估定义为决定、分析、确定优先需要满足的需求、设计解决问题的策略的过程。Petersen 则认为需求评估需要回答以下 5 个问题：

（1）谁是最重要的目标人群？

（2）该目标人群的需求是什么？

（3）在目标人群中，哪一个子目标人群的需求最为重要？

（4）这些目标人群分布在什么地方？

（5）目前对这些需求是如何解决的？

健康需求评估可以帮助在一定的人群、社区中识别最重要的健康问题，了解当地的卫生服务能力和社区资源。健康需求评估的方法包括知情人访谈、专题小组访谈及流行病学调查。

（一）知情人访谈

知情人（key informant）是指对社区人群健康情况有相对全面了解的人，如社区领导、卫生人员及社区居民。选择适宜的关键知情人，对于健康需求评估特别重要。适宜的知情人不仅了解社区、熟悉情况，对相关问题有深入的思考，而且能够将自己的感觉、想法、观点、认知充分地表达。通过对不同的关键知情人的访谈，可从多角度来印证信息的一致性，提高访谈质量。例如，通过对某个关键知情人的访谈，得知某地的习俗是围产期内进行访视的社区医生必须和婴儿的生肖相顺，不能相克，而且要在恰当的时辰来访视。据此，在项目设计时需要充分考虑这种文化习俗，提高围产期访视率。向关键知情人收集数据的方式可以是深入交谈、电话访谈，也可采用问卷调查。

（二）专题小组访谈

专题小组访谈（focus group discussion）是一种定性研究方法，通过询问、小组成员互动、相互激励的方式获得其观点、看法、评价。

专题小组由 8~12 人组成，在一名主持人的引导下对某一主题进行深入讨论。焦点小组的目的在于了解和理解人们的想法和原因。成功的关键是参与者对主题进行充分和详尽的讨论。

笔记

专题小组的优点不止是一问一答式的访谈,而是利用小组动力(group dynamics),小组成员之间相互启发、激荡,从而挖掘出深层的观点、认识和看法。相对于专题小组,另外还有一个方法,被称为小组访谈(group interview)。两者的区别是专题小组访谈需要通过访谈对象之间的相互启发、互动、激荡,达到挖掘深层次的观点、看法、感受,收集数据和信息的目的。在实际工作中,要避免形式上是专题小组访谈,但在实施过程中,主持人没能很好地营造氛围,把专题小组访谈变成小组访谈。

(三)流行病学调查

流行病学是公共卫生领域的重要调查研究方法,可以分为描述性流行病学、分析性流行病学和干预性流行病学三类。描述性流行病学可以用于需求评估,回答卫生问题在人群中的流行状况、三间分布及影响分布的因素。

通过发病率、患病率描述健康问题和疾病流行模式,通过健康问题或危险因素的分布,确定具有这些健康问题或暴露于危险因素之下的人群,从而为形成干预策略提供依据。

第二节　项目理论

案例 3-2

某市的社区卫生管理中心在过去的 3 年里开展了多项以控制高血压、糖尿病为目标的健康干预项目,但效果不是很好。中心召开研讨会,希望改进项目,提高项目的干预效果,并把这项任务交给了新来中心工作的硕士研究生小王。

小王把过去的项目计划书拿来仔细阅读,发现项目干预主要是开展一些健康教育、发一些小册子,项目设计的主要依据是 KAP 理论,即:如果对目标人群进行了高血压、糖尿病健康知识的宣传,那么人群对健康的态度就会发生了变化,态度的变化就会改变行为,促使患者按照医嘱改变自己的生活方式,提高对规范服药的依从性。小王想:认识的几个外科大夫甚至是公共卫生学院的老师也抽烟,他们其实都知道抽烟的危害,再对他们进行健康教育还有用吗?

小王仔细阅读了芬兰的 Karelie 项目和 Standford 项目的文献,很受启发,意识到行为的改变并不简单,行为的存在有其生态环境,如果没有将对行为生态环境的干预考虑进去,仅仅针对个体水平的健康教育可能很难取得好的效果。

通过一段时间的学习和研究,小王深刻地理解到项目理论对卫生项目设计的重要性,当一名合格的临床医生,需要掌握疾病的发病机制和治疗的机制,同样,给人群开项目"处方",也需要掌握干预的作用机制。应该把项目的设计建立在经过验证的理论基础上才能提高项目效果。据此,他向中心提出了新的项目设计思路。

在卫生项目管理中,人们往往不重视理论的作用,认为谈理论是学术的事情,其实不然。任何人做事时都在头脑中隐含着行为假设,即因果逻辑假设。例如:考试前一天晚上早一点休息,那么第二天就会精力旺盛,就能发挥得好,就会考出好成绩。这种假设也许正确、也许错误。例如,由于考试前早休息,导致失眠,第二天精力不足,成绩下降。

一、项目理论概述

(一)项目理论的重要性

一个成功的项目依赖于科学的因果逻辑。例如,对结核病病人的有效治疗至少需要以下环节:作出正确的诊断,制订正确的治疗方案,给患者提供相应的药物,病人按医嘱服药。缺少任何一环,结核病人的治疗效果都会受到很大的影响。如果诊断错误,医嘱执行得再好也不可能治好疾病;而有了正确的治疗方案,没有按医嘱实施治疗,也不可能达到治疗效果。

期望通过卫生项目干预导致预期效果的设计,都基于一个有待于证实的假设或猜想,这种假设或猜想在项目设计中非常重要,因为它决定了项目实现目标的可能性,同时也为项目效果评价提供了理论依据。因此,卫生项目需要专业性的设计,以提高实现项目目标的可能性(likelihood of success)。

例如,在一个戒烟的健康教育项目中,项目开展了开发健康教育教材、选择合格的师资、对人群进行健康教育等活动,但在效果评价时却发现干预的效果很差,干预组和对照组抽烟行为的相对危险度没有变化。项目设计所依据的是KAP理论,即:如果人群获得了抽烟有害的知识(knowledge),那么就会改变态度(attitude);如果改变了态度,那么就会改变行为(practice or behavior)。通过项目评价,证明了项目理论是错误的,健康教育没有改变干预人群的吸烟行为。这是因为,行为的发生和存在有其生态环境,如果项目从行为生态学理论角度设计,则会将群组、行为规范(group norm)等设计到干预中,则项目成功的可能性会提高。因此,项目设计的理论假设、项目设计对项目的成功至关重要。

Weiss把项目的失败和成功进行了具体的分析、分类:第一种情况称为项目设计失败(project design failure),即由于项目本身的设计是不合理的或不科学的,因此,无论项目实施得如何,项目也是要失败的;第二种情况是项目实施失败(project implementation failure),即虽然项目设计合理,但在项目实施环节出了问题,最后导致项目失败;第三种情况是项目设计不合理,而且也没有得以实施,项目最终失败是必然的;第四种情况是,项目设计科学、合理,并且得到高质量的实施,只有这种情况项目才能成功。因此,有效的项目设计成为项目成功的一个重要的前提条件,而有效设计的基础就是项目干预的作用机制或原理,国际上普遍称为项目理论(program theory)。

卫生项目是解决主要卫生问题的工具和手段,设计一个有效的项目是具有挑战性的任务。在项目管理中,问题的解决程度常常用项目目标来表示。例如,一个高血压控制项目,所要解决的问题是高血压患者的血压控制率很低,只有30%,因此,提高高血压患者的血压控制率称为项目的目标:将血压控制率从2012年的30%提高到2014年的40%。

由于开展了项目干预,使得血压控制率由干预前的一个水平(Y_0)提高到另一个水平(Y_2);如果没有项目干预,目标人群也会通过电视、报纸、朋友、同事的

笔记

沟通进行自我管理,可能使血压控制率达到某个水平(Y_1)。因此,项目真正的干预效果不是Y_2-Y_0,而是$\Delta Y=Y_2-Y_1$(图3-1),ΔY又称为净效果(net impact)。

项目目标就是使目标人群的血压控制率发生一个变化(ΔY)。在项目设计阶段,项目管理者最重要的工作就是找出一组有效的干预设计,按照这种设计实施项目,以取得项目的真正效果,即血压控制率得以有效的提高。这是一个具有挑战性的工作,因为任何项目设计都是一种猜测(educated guess)、假设(hypothesis)。因此,需要设计出最有可能使得目标变量发生变化的假设。

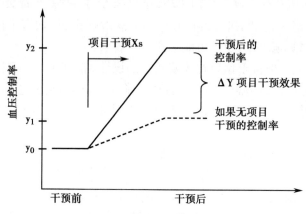

图3-1 项目干预效果示意图

(二)项目理论的种类

项目的成功取决于两个方面:一是合理、科学的设计,又称为有效的项目设计;二是高质量的实施,项目按照设计要求、按质按量地完成各项项目活动,目标人群得到了符合设计要求的干预服务。

Rossi将项目理论分为两类:一是项目效果理论(program impact theory);另一个是项目过程理论(process theory),过程理论又可分为服务的组织生产计划和服务的利用计划(图3-2)。项目效果理论阐明、解释所设计的项目是如何产生、导致其效果的,说明项目干预的产出与项目效果之间的因果关系。如果因果关系很强,那么项目的效果就会明显,反之,如果因果关系很弱,甚至没有因果关系,那么,项目干预的效果就不可能明显。项目效果理论决定了产生效果的可能性。

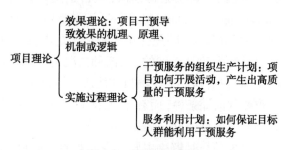

图3-2 项目理论分类

项目过程理论阐明、解释项目活动是如何开展、生产和提供高质量的干预服务,以及目标人群如何利用、得到干预服务的。

(三)项目理论的概念框架

项目效果理论往往是基于循证医学的科学证据。例如,科学研究发现新生儿神经管畸形的决定因子为:孕期前或孕后3个月,叶酸摄入低、孕期暴露有机溶剂或氯气,那么,如果减少这些危险因素的暴露,就可以减少新生儿神经管畸形的发生。

　　怀孕前 3 个月就开始服用叶酸,可以使叶酸维持在一个较高的水平,保证胚胎早期有较好的叶酸营养状态;而怀孕后的前 3 个月属于胎儿神经管形成的敏感期,提高叶酸水平可以预防新生儿神经管畸形。因此,孕前、孕后 3 个月服用叶酸可以降低神经管畸形是基于科学的研究。如果科学研究是错误的,即叶酸的摄入和新生儿神经管畸形之间没有因果关系,无论添加叶酸的营养干预项目实施的如何好,新生儿神经管畸形的发生率也不可能下降。因此,项目效果理论决定了项目的有效性。

　　项目的高质量实施同样重要。按项目设计的要求,叶酸的服用时间是在孕期前 3 个月和怀孕后 3 个月。但在项目实施过程中,由于健康教育或质量管理不到位,很多孕妇没能按时间要求、按计量要求服用,使项目的效果受到影响。

　　因此,项目效果理论保证产生一个合理、科学的项目设计,提高项目成功的可能性;而项目过程理论则保证项目得以高质量开展,保证目标人群得到高质量的干预服务。

　　Rossi 提出了效果理论、干预服务利用计划、干预服务组织生产计划,以及它们之间的相互作用的概念框架。目标人群通过服务的利用和项目的服务产生交互,得到高质量的干预服务,从而产生项目效果(图 3-3)。

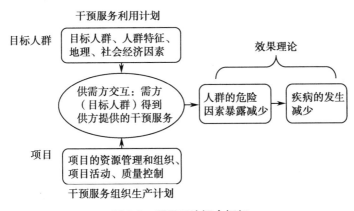

图 3-3　项目理论概念框架

二、项目理论的内容

(一)项目效果理论

　　项目效果理论又称为变化理论(theory of change),即项目是如何导致效果指标变化的。首先,项目的设计要选择、形成正确的项目效果理论。可以简单地把项目的产出看成 Xs,项目的效果是 Y。

$$\Delta Xs \rightarrow \Delta Y$$

　　项目的干预活动所导致的产出 Xs 可以导致 Y 的变化吗?在有效的项目设计中,X 和 Y 是一种因果关系,或 X 是 Y 的决定因子。因此,为了设计一个有效的项目,设计人员需要掌握流行病学知识、统计学知识,以及与项目干预内容相关的专业知识,对发表的文献进行批判性地分析,对随机分组设计的研究文献进行荟萃分析(Meta analysis),对非随机分组的研究则进行系统评价(systematic review),或者将项目的设计建立在已经过验证的理论或循证研究的基础上,提高项目设计的有效性。

项目效果理论可以很简单,也可以很复杂。例如,通过大众传媒开展营养宣传,导致大众的饮食营养知识和认识的提高,最后导致健康的饮食(图3-4)。

再如,一个高血压控制项目的
设计,一方面开展高血压患者管理,
对患者进行个体的随访,提高他们
对医嘱的依从性;同时,建立高血压

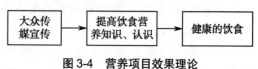

图 3-4 营养项目效果理论

俱乐部,在群体水平上通过人际交流、互动,进一步影响、强化行为,提高患者的依从性,最终提高血压控制率(图3-5)。

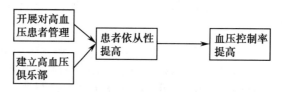

图 3-5 高血压管理项目效果理论

这两个例子所展示的是项目所期望的效果。但是一个项目可能产生多个结果,有的效果是项目所期望的,有的是项目所不期望的,而有的是项目没有预期到的。一个更完善的项目效果理论不仅仅表明项目所期望的效果(intended results),同时也应当阐明项目可能导致的负面结果(unintended results)。例如,某市从2011年初开始实施一项医疗保险改革项目,改变对医院的付费方法,实施总额预算,虽然名称上是总额预算,但实质上是据实报销的总额封顶,按一名住院病人6000元结算,达到总额额度后,医保不再报销。医院首先选择病情轻的病人住院,甚至将急性上呼吸道感染的病人收治入院,推诿重病人。而到了10月份,医保额度用完,不愿收治本市病人,转而收治额度外的外地病人。从市医保的角度看,医保费用通过"总额预算"得到控制了,但却导致了其他的负面效果(图3-6)。

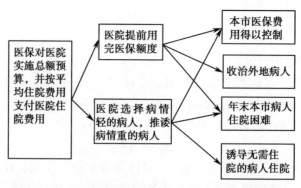

图 3-6 某市总额预算期望的效果和不期望的效果理论

笔记

项目理论可以帮助项目管理人员发现项目的产出和所要实现的目标或效果之间的因果联系强度，而且可以从不同的角度批判性地分析项目可能出现的其他副作用，从而进一步完善项目理论，减少副作用。

（二）干预服务的生产计划

项目生产计划是指项目管理方如何用最有效率的方法组织项目资源，开展项目活动。它包括对项目的资源，即人力、物力、财力等投入进行协调，开展项目活动，为干预的人群提供高质量的干预服务。

在卫生领域，干预服务生产的重要关注点是服务质量。在西方国家，妇女乳腺癌、宫颈癌的筛查被证明是成 - 效比（cost-effective）好的干预项目。近年来我国很多城市也进行了乳腺癌、宫颈癌的筛查，但是筛查的结果并不好，虽然花了大量的人力、物力，但检出率很低。专业技能、工作负荷、激励因素、质量控制等都会影响到筛查的效果。所以，干预服务的要点是服务质量。

案例 3-3

在 20 世纪 90 年代，世界银行贷款卫生 V 项目开展了结核病控制。在该项目中，早期发现具有传染性的结核病人，以及开展标准的 DOTS 治疗，对于项目的成功至关重要。

在当时，上级部门要求乡村医生、结核病防治所的工作人员深入到人群中早查早治，但效果不好。为了督促基层卫生人员查找结核病人，上级机构定期来检查。结果是，上级来检查时，乡村医生就去村里查找，上级人员一走，又回到原样。深入到人群中查找结核病人，是项目期望的活动，但医务人员没有积极性，因为坐堂看病的收入远比人群防治高得多。

该项目进行了一个创造性的设计：如果医务人员发现传染性的肺结核，就可以得到奖金；如果病人被诊断为结核病，就可以得到免费的治疗。由于项目改变了医务人员（供方）和患者（需方）的激励机制，从而使得供方主动找需方，需方主动找供方，大大地提高了干预服务的利用。

（三）干预服务利用计划

干预服务利用计划的重点是如何保证目标人群能得到、利用干预服务。它是从需方的角度来理解目标人群为什么利用服务，以及如何利用干预服务，包括目标人群和干预服务之间的交互作用。干预服务利用计划对于项目的成功至关重要。一些项目设计的服务利用计划常常是守株待兔：设备、人员都配备了，但利用度很低。例如，在某县的艾滋病控制项目中，一项重要项目活动是发现艾滋病病毒感染者，为此，项目设立了免费咨询和检验点（voluntary, counseling and testing, VCT）。该县将 VCT 点设在县疾病控制中心楼内，由于高危人群的隐私难以保证，来咨询检验的人很少，服务的利用度很低。

干预服务的利用计划常常可以用流程图来表示，用以显示目标人群的流动过程、服务过程。服务利用计划应从需方的角度来设计，需要目标人群参与，共同设计一个方便、经济、有效的、可持续的、目标人群易于接受的服务利用计划。

笔记

三、项目效果理论的构建

（一）定义所要解决的卫生问题

通过需求评估，分析项目可能干预的各种卫生问题，在项目各利益相关者的参与下，共同确定优先解决的卫生问题。该问题应是在当前的科学技术水平下可以干预的问题。例如，高血压是一个重要的健康问题，年龄是一个重要的决定因素，但对人口的年龄是无法干预的。对问题的解决，取决于这个问题产生的原因，如果能找到干预该问题的决定因子，就可以通过对决定因子的干预来解决问题。

（二）确定健康问题的决定因子

1. 健康问题及问题因果路径分析　开展健康干预项目的目的是解决健康问题，提高健康水平。但什么是健康问题，看问题的角度不同，得出的结论也不一样。另外，在现实中健康问题很多，而资源是有限的，需要保证有限的资源用到最重要的问题上，提高资源的配置效率。

识别危险因素和作用路径，对于设计健康干预项目极为重要。首先需要定义什么是健康问题。健康问题是指通过健康状况和生活质量的指标对人群的健康进行测量和诊断的结果。健康项目的目的是要对健康问题进行干预，通过干预改进人群健康状况。因此，除了识别出健康问题，还要找出健康问题的危险因素，并最终找到可干预的因素。

和某个具体的健康问题直接有联系的因素被称为危险因素。如：抽烟是肺癌的危险因素，这些危险因素和健康的结局直接密切关联，也称为健康的决定因子。继续寻找问题的根源，可发现直接与决定因子相关联的因素，这种因素被称为直接贡献因素，而进一步寻找，可发现和直接贡献因素相关联的因素，其被称为间接贡献因素。这种对问题及其根源的不断探寻，就可形成一种树状的逻辑关系图（图3-7）。由最左侧的健康问题，寻找到决定因子，再继续到间接贡献因素，直至寻找到在人群和社区可干预的贡献因素。

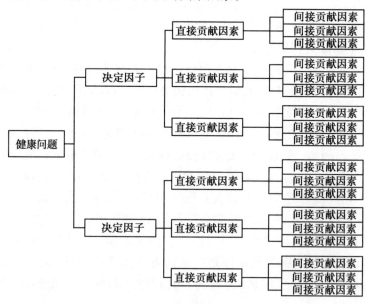

图 3-7　健康问题分析

通过对婴儿死亡率高的问题分析,一步一步地分析原因,便可追溯到社区内可以干预的因素(表 3-1)。决定因素是指通过科学研究建立起来的可信的影响健康问题的因素,决定因素的变化可以导致健康问题的变化。两者之间的因果关系是通过大量的流行病学研究所证明的。例如婴儿死亡率和低体重儿的发生率之间存在密切相关,低体重儿是婴儿死亡率高的主要原因,因此对低体重婴儿的发生率实施干预,可以降低婴儿死亡率。

表3-1 婴儿死亡率的直接贡献因素和间接贡献因素

概念	定义	实例
决定因子	通过科学研究确定的某一因素与健康水平相关。一个健康问题可以有多个决定因子	例如:低体重婴儿是新生儿死亡率的主要决定因子
直接贡献因素	通过科学研究确定的某一因素影响决定因子的水平。一个决定因子可以有多个直接贡献因素	例如:得不到产前服务影响低体重儿的出生率
间接贡献因素	影响直接贡献因子的社区专有的因素。这些间接贡献因子在不同的社区变化很大	例如:交通、产前服务的可及性等,影响产前服务的获得

直接贡献因素也是通过科学研究所证实的,它对决定因素能够产生影响,例如,对低体重婴儿发生的影响因素是有效的产前服务。因此,为了降低低体重儿的发生率,就可以通过提高产前服务的可及性来实现。间接贡献因素是指影响直接贡献因素水平的因素,如交通、户口、居住地频繁的变动都会影响到产前服务的可及性。到了间接贡献因素这一层,则能找出在人群中可以进行干预的行为因素。这样可以把一个健康问题和行为通过因果关系联系起来,可提高项目设计的科学性、合理性。

影响婴儿死亡率的因素还有很多,如急救服务水平等,提高急救服务水平也能起到降低婴儿死亡率的效果。例如,自从把婴儿死亡率纳入地方政府的社会经济发展指标后,各地非常重视控制婴儿死亡率,采取的措施主要是集中分娩、加强 ICU,而不是预防低体重儿的发生率。因此,很多地方项目的干预措施不是改进有效的产前服务质量,而是通过加强急救服务来降低婴儿死亡率,具体体现在低体重儿的发生率没有变化甚至上升,但婴儿死亡率却明显下降。这种项目设计的问题是,抢救的费用非常昂贵,而且低体重儿未来的健康水平、认知、智力都可能成为社会问题。因此,不同的项目设计将会产生不同的近期效果和远期效果。

在人群、社区层面开展健康项目,则主要是针对间接贡献因素。通过上述问题因果路径分析,可以在社区找出可干预的因素,进而形成项目干预策略。因此,因果路径分析框架可作为形成各类卫生项目干预措施的有效分析工具。

2. 文献回顾 如果确定了吸烟为项目所要解决的健康问题,就要了解吸烟行为的形成机制和影响因素。文献分析与回顾是发现卫生问题形成机制与影响因素的重要手段,对各种相关理论的系统分析与评价,有利于形成项目干预的效果理论。例如,不同的理论视角对吸烟行为的解释不同,进而所设计的项目干预效果理论就不一样。

笔记

视角一：由于人们不知道吸烟的危害，因此吸烟。那么项目效果理论则是：如果通过健康教育把吸烟有害的知识传播给目标人群，就会导致目标人群戒烟。

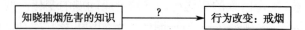

很显然，应用这个项目理论来实现戒烟目标的可能性很小。经验告诉我们，很多的人知道吸烟的危害，但是却依然吸烟。因此，这种项目设计的效果较差。

视角二：任何行为的存在都有它的生态环境。吸烟行为的发生和持续，不仅与个体的健康知识不足有关，更与个体之间的组群价值行为规范（group norm）和同伴压力（peer pressure）有关。基于这种认识，项目的效果理论则为：对个体进行抽烟有害的知识传播，同时改变家庭和工作场所的行为规范。

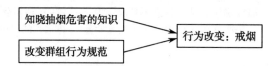

视角三：行为重复发生的原因是反馈强化（reinforce）的结果。因此，在对个体进行健康教育、改变组群行为价值规范的同时，对于继续抽烟者给予负面的强化，对于戒烟的给予正面的强化，以强化、固定来改变的行为。

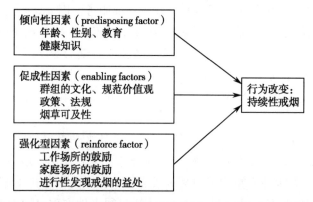

文献资料内容广泛，项目设计人员需掌握流行病学知识，从内部效度和外部效度两个方面批判性地分析研究结果的真实性。

3. 现场定性调查　某些项目在设计时可能找不到有关的文献参考，此时，需要到项目的现场进行定性研究。可以采用观察、深入访谈、关键知情人访谈及专题小组访谈等方法。最为有效的方法是参与式的定性研究，可形成易接受、符合当地文化习俗的干预设计。

第三节　卫生项目逻辑框架

卫生项目多以人群的健康问题为由立项的。如：人群服务可及性差、服务质量低、慢性病控制率低等。但由于受到部门利益的影响，项目设计却往往是从项目实施方的角度来设计和进行资源分配的。有些项目所设计的活动和产出没有关系，或产出和项目目标没有关系，或项目目标和项目建议书所识别的健康问题没有关联。以致项目实施结束后，项目实施方得到收益，而项目的目标人群没有收益，项目对象的状况没有改变，立项时项目建议书所定义的卫生问题没能得到解决或缓解。因此，需要一种工具和手段将项目理论与项目设计结合起来，用于指导项目实践，以保证项目设计的效果。

一、概述

项目逻辑框架（Logical Framework，又称 LogFrame）是把项目效果理论、项目过程理论整合起来，并且把项目的计划、实施、监测与评价整合到一起的项目管理方法。世界银行、亚洲开发银行、联合国发展开发署等国际机构普遍采用逻辑框架来设计、监测和评价项目。由于自始至终坚持因果逻辑，可以大大提高项目设计的有效性。

（一）项目逻辑框架的结构

在项目设计阶段，项目设计者通过制订项目目标、确定项目活动和识别项目的假设条件等建立起项目的逻辑框架（表 3-2）。

1. 项目结果层次　逻辑框架的第一列为项目结果层次（results hierarchy），表现项目在目的、目标、产出、活动层次上的结果。

（1）项目目的：项目目的（goal），也称项目的总目标，是指项目完成后所要达到的长远目标，是本项目和其他项目一起所共同贡献的更高的目标。例如：西北扶贫项目的"降低西北地区农民的贫困程度"、卫生Ⅷ项目的"改善项目县人群的健康状况"等。

确定总目标时应注意：①总目标应符合国家卫生方针政策和工作重点；②与项目发起机构的使命相一致；③能够充分表明项目理由；④能清晰地确定目标人群；⑤总目标的表述是期望结果而不是过程；⑥总目标不是目标的重复。

（2）项目目标：项目目标（objective）是指在项目结束时所取得的项目成果，是本项目的期望效果。其实质是由于本项目产出所导致的受益者的行为、机构/系统的绩效变化。例如：西北扶贫项目的"提高农民的可支配收入"、卫生Ⅷ项目的"提高项目县特困人群对基本卫生服务的可及性"等。

制订项目目标时应注意：①目标对总目标有确切的贡献，同总目标有直接因果关系；②目标的表述为结果而不是过程；③目标描述项目对象行为/绩效变化；④目标是现实可行的。

（3）项目产出：项目产出（output）是指通过执行一系列项目活动产生的特定结果，是项目实施者必须提交的产品或服务等的实际结果。例如，西北扶贫项目的"牧草生产和冬季饲养技术得到改进"、卫生Ⅷ项目的"在项目县建立并运行'贫困人口救助基金'"等。

确定项目产出时应注意：①产出是实现项目目标所必需的；②产出是在现有资源条件下可行的；③各项产出结果共同构成一个整体，并相互促进；④项目产出＋假设，构成实现项目目标的充分条件。

（4）项目活动：项目活动（activity）是指为获得所需要的项目产出而开展的工作。如西北扶贫项目的"引进改良的羊和牛的品种；培训草料生产技术等"、卫生

笔记

Ⅷ项目的"落实资金来源；制订贫困人口求助基金的管理规范；培训管理人员等"。

制订项目活动时应注意：①项目活动确定了行动策略；②项目活动决定项目的资源投入需求；③每项产出以5~10项活动为宜；④活动、产出、目标、目的之间必须有内在逻辑联系并在总体上切实可行。

表3-2 项目逻辑框架

结果层次（目标）	客观和证实指标	监测评价	前提条件
目的： 本项目和其他项目一起所共同贡献的更高的目标	测量总体项目（战略计划）的指标	总体项目（战略计划）的评价系统	（总目标到更高的目标） 实现战略效果的风险
项目目标： 项目所产生的效果 由项目产出及前提条件所导致的项目受益人的行为、状况，或机构、系统绩效所发生的变化	效果： 测量项目投入所产生的效果、回报	进行评价所需的人力、事件、过程及数据来源	（项目目标到总目标） 在项目开发效果层次上的风险
项目产出： 目标人群得到规范的干预服务	测量项目所提供的货物、服务	进行监督所需的人力、事件、过程及数据来源，以证实项目设计	（产出到项目目标） 项目设计有效性的风险
活动： 1. 服务生产的活动 2. 促进服务利用的活动	投入/资源 按活动的预算 资金、实物、人力资源的投入	进行项目实施监督所需的人力、事件、过程及数据来源	（活动到项目产出） 活动实施、活动开展效率的风险

2. 项目客观可证实指标　在逻辑框架的第二列设立了与第一列相对应的客观可证实的指标（objective verifiable indicators，OVI）。不同的机构对OVI的习惯名词不一样，在项目逻辑框架中则称之为绩效指标（performance indicator）。该指标从数量、质量、时间3个方面定义所要实现的目的、目标，以及项目所要提供的产出；在项目活动层次，该列则列出了项目所需要的经费、资源，以及活动开展或完成的里程碑。依据逻辑框架左下角的项目活动，进一步转化成为项目实施的甘特图和计划评审网络图，从而把一个项目想法一步一步落实为具体的实施计划。为了满足测定项目目的、目标、产出、活动的要求，可采用基本指标加数量、加质量、加时间的方法（QQT方法）来量化项目绩效指标（表3-3）。

表3-3 项目绩效指标的量化方法

1. 基本指标
   更多的乡村医生受到更好的培训
2. 加数量（quantity）
   接受培训的乡村医生人数从4000名增加到9600名
3. 加质量（quality）
   西北某地区农村通过乡村医生标准考试人数从4000名增加到9600名
4. 加时间（time）
   到项目的第3年，西北某地区通过乡村医生标准考试的人数从4000名增加到9600名

笔记

3. 监测评价　逻辑框架的第三列为监测评价方法（monitoring & evaluation），该列清楚地列出需要收集的信息来源，包括项目信息的收集方法，谁对此负责以及提供信息的频率等，保证客观真实的数据来源。

4. 前提条件　逻辑框架的第四列为前提条件（assumption and risk），是指实现本级结果所依赖的条件，只有具备了这些条件或因素，才能在完成项目活动（产出、目标）时实现项目产出（目标、目的），即"项目产出＋项目假设＝项目目标"。

（二）逻辑框架的作用机制

在许多现实的卫生项目中，项目设计者往往是以活动为中心（activity-oriented）来制订计划，似乎项目的目的就是开展项目活动。这种项目计划不仅有效性差，而且效率低下。同时项目计划不是在真空中设计的，往往受到各方利益的影响，导致项目活动偏离项目目标。因此，有必要提高项目设计的有效性。

逻辑框架的核心是因果逻辑。逻辑框架的第一列是项目不同层级的结果：项目总目标、项目目标、项目产出、项目活动。由下至上的因果逻辑是：如果开展了项目活动，那么就能获得项目产出；如果得到了项目产出，那么就能实现项目目标。这种因果逻辑关系只是必要的，但不是充分的。例如，如果播种了改良的种子，那么就可以提高粮食产量。播种是必要的，但是重要的前提条件是有适当的雨水、没有虫灾。当把改良的种子播种到地里、同时又有适当的雨水、没有虫灾时，就形成了充分的条件，粮食可以增产。

传统的项目往往只考虑第一列，即便如此，也常常没有按因果关系来设计，而是把没有逻辑关系的活动罗列在一起。例如，在 2000 年，某市为了控制社区卫生中心不合理使用抗生素，对社区医生进行了如何正确使用抗生素的培训，但结果发现，培训几乎没有作用。因为卫生中心将每月卖出去 4000 元的药品，作为员工考核的基本绩效指标。绩效考核机制没有改变，那么项目就不可能实现项目目标。因此，培训加上对个人的绩效激励机制的改革，才能构成实现项目目标的充分条件（图 3-8）。

在传统的项目设计中，往往只考虑到培训，没有把激励机制的改革放入到项目内，因此，项目干预难以实现项目目标。此

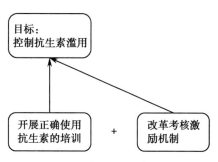

图 3-8　项目产出、前提条件与项目目标的逻辑关系

类项目设计被称为高风险项目，在可行性评估中不应该被通过。因此，在项目的逻辑框架中，除了第一列从上至下存在因果逻辑外，还有水平方向和斜角方向的逻辑关系（图 3-9）。通过阐明 3 个方向的逻辑关系，可以理清项目设计的合理性、科学性，以及项目依据的条件和风险。

（三）项目逻辑框架的特点

项目逻辑框架是一种重要的项目管理方法与工具，它通过使用国际规范的

笔记

标准、方法和术语,为项目各利益相关者提供了一个相互交流与沟通的工具,有利于项目利益各方在识别、评估和选择项目时达成共识或妥协;它将组织的战略规划与具体的项目紧密结合,使项目具有明确的方向,始终与组织的使命、愿景保持一致;它通过建立项目目的、目标、产出、活动及项目前提条件之间的逻辑关系,提高项目设计的系统性与有效性;通过设立项目各层级的绩

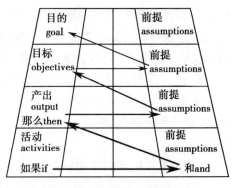

图 3-9 逻辑框架的因果逻辑关系

效指标和评价方法,帮助开展有效的项目监控与绩效评价。

逻辑框架体现出面向项目服务对象、针对客户需求的项目管理理念,它以满足项目干预对象需求为核心,使项目具有更好的针对性;建立项目逻辑框架,需要采用集体参与和以团队为基础的工作方法,充分考虑项目各利益相关者期望和要求,使项目更具有可行性。

二、项目逻辑框架与项目理论

(一)逻辑框架整合了项目效果理论和过程理论

项目产出和产出层次的前提条件与项目目标的关系为项目效果理论。例如,如果对医务人员进行了正确使用抗生素的培训,而且医院改变了绩效考评的方法,那么就能实现合理使用抗生素的目标。

在逻辑框架第一列的最下层,是项目所开展的活动。项目活动可分成两类:一类是通过组织各类资源以提供高质量服务的生产设计;另一类是针对目标人群的服务利用设计。

因此,用逻辑框架可以把效果理论,活动的组织、服务的生产,以及目标人群对服务的利用,统筹安排到逻辑框架中,落实在项目活动中。

(二)逻辑框架是以结果为导向的项目设计

相对于活动为导向的项目设计,逻辑框架则是以结果为导向(results-oriented)的管理理念。它首先确定项目所要解决的问题和所要实现的项目目标。如:高血压控制率从 2010 年的 40% 提高到 2012 年的 60%。逻辑框架把目标人群某个或某几个指标的变化作为结果,因此是以结果为导向。

围绕着这个结果,采用倒退法设计项目,通过因果关系进行逻辑分析,倒退地找出最有可能实现项目目标的产出,然后,为了得到项目产出,再倒退地设计项目活动。应用这种方法,可保证项目活动与项目产出之间密切相关,而产出又与项目目标密切相关。

设立指标是一个创造性的任务。例如,为了让贫困家庭从合作医疗中受益,可以用指标来定义项目的绩效:如年人均收入在 3000 元以下家庭的患者,自付医疗费用从 2008 年的 1000 元下降到 2013 年的 750 元(按实际价格计算)。这样,通过用家庭人均收入定义弱势人群,再从自付费用的数量和时间进一步定义

笔记

项目的绩效。再如:通过就医后拦截调查,患者满意度从 2008 年的 80% 提高到 2009 年的 85%。这样的指标挑战性不大;如果将绩效指标改成:通过随机整群抽样,居民满意度从 2008 年的 50% 提高到 2009 年的 60%,就非常具有挑战性。因为来就医的患者,往往是满意才来,因此,抽样有选择性偏倚;而按照第二种写法,项目需要提高整体居民的满意度,而不只是患者。这样,项目的策略、运作方式都需要改革、调整。

三、逻辑框架设计步骤

设计逻辑框架包括确定项目利益相关者、问题分析与建立问题树、建立目标树、选择项目干预的内容及形成项目逻辑框架等步骤。

(一)确定项目利益相关者

利益相关者可以分为 3 类:①一级利益相关者。指项目受益人、目标人群。项目之所以立项是为了满足目标人群的健康需求,因此是一级或主要利益相关者。主要利益相关者的参与可以提高项目产出的相关性。②二级利益相关者。指与项目实施有关的单位,这涉及项目如何设计、实施,以及实施的积极性。③三级利益相关者。是与项目有利益联系的有关群体或单位和政策制订部门。

在社会发展项目中,一个重要的特点是社区参与,利益相关者的参与保证了社区参与,赢得社区支持,对项目的持续发展具有重要的意义。

(二)确定一个主要的卫生问题

卫生项目一般来源于各类社会组织对存在于卫生领域中问题的认识。各类社会组织因其性质、功能、使命及战略目标不同,对卫生问题的看法也不同。例如,政府卫生行政部门主要关心本区域内居民的健康,以及影响健康的主要因素,主要慢性病对人群危害、卫生服务提供能力不足、卫生体系不健全、突发公共卫生事件的威胁等,可能成为他们需要优先解决的卫生问题;政府社会保障部门主要关心居民的疾病经济风险问题,会将各类医疗保障制度的效率低下、保障水平低等视为主要卫生问题;医疗机构主要关心自身生存与发展,往往将医疗服务效率低下、医疗服务技术落后等作为主要卫生问题。不管这些社会组织对卫生问题看法有何种差异,当他们试图发起一个卫生项目时,一般都需要通过需求调查来发现存在于本领域的各种问题,再通过比较分析和排序,确定主要的卫生问题。例如:在 20 世纪 90 年代初,农村居民健康问题是我国的主要卫生问题。由于经济改革,农村人才流失严重,导致该农村卫生服务质量快速下滑。有学者对我国农村卫生人力的现状进行了研究,发现农村卫生人力不足是全国性的普遍问题,并提出了要培养"留得住"、"养得起"、"用得上"的农村实用型人才。卫生部及世界卫生组织 1989 年在湖南开了一个卫生政策高级研讨会,会上达成共识:农村卫生人力是目前要解决的主要问题,并把这一问题作为卫生部的战略重点。此项共识为"中国农村卫生人力开发项目(卫生Ⅳ项目)"的发起奠定了基础。

笔记

（三）问题分析

问题分析的方法是遵循因果逻辑,针对所确定的卫生问题,向上分析该问题所导致的不良后果;对下分析哪些原因导致了该问题,因此,形成了问题树。如卫生Ⅳ项目的问题树(图3-10)。

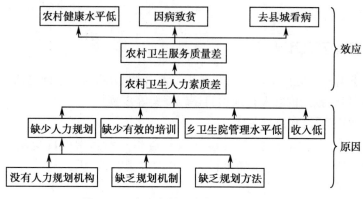

图3-10 中国农村卫生人力的问题分析

（四）将问题树转换成目标树

在问题分析中建立起的问题树,用"缺乏"、"质量低"等负面词语描述存在的问题及问题的根源;接下来用正面词语将问题转换成目标,如:"农村卫生人力素质差"转换成"提高农村卫生人力素质","缺乏人力规划机制"转换成"建立人力规划机制"(图3-11)。

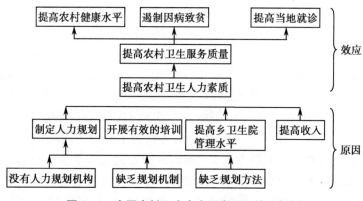

图3-11 中国农村卫生人力开发项目的目标树

（五）选择项目范围

通过问题分析,可发现多种因素对问题产生影响,而每个项目的资源都是有限的,不可能对全部影响因素进行干预,因此,要对目标树的各个分支进行分析和分类,选择在权力、资源限定的条件下可以干预并且具有较强的因果关系的活动纳入卫生项目,以提高项目实施的效果。例如,卫Ⅳ项目由于无法提高乡村医生收入,因此,提高收入不纳入项目活动范围(图3-12)。

62

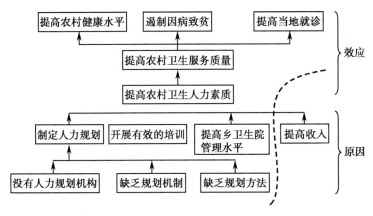

图 3-12 中国农村卫生人力开发项目的范围选择

（六）转换成逻辑框架

将所选择的目标树转换成逻辑框架的第一列，并为项目目的、项目目标、项目产出设定绩效指标，以及数据收集来源或收集方式（表 3-4）。

表3-4 中国农村卫生人力开发项目的逻辑框架

结果层次（目标）	绩效指标	监测评价	前提条件
目的： 提高农村人群的健康水平	1. 孕产妇死亡率 2. 婴儿死亡率	统计报表	
项目目标： 提高项目地区农村卫生人力素质	效果： 1. 系统化、正规化培训率由 1993 年的 15% 提高到 1998 年的 85% 2. 常见病正确诊断率由 1993 年的 30% 提高到 1998 年的 90% 3. 常见病的正确治疗率从 1993 年的 50% 提高到 1998 年的 90%	项目统计信息系统	（项目目标到总目标） 1. 农民参加医疗保险 2. 提供相应的预防保健工作经费
项目产出： 1. 开展了卫生人力规划	于 1994 年各项目省开展各业务处室参与的以需求法的人力规划达 100%	项目统计信息系统	（产出到项目目标） 建立农村筹资和付费机制，提高卫生医疗服务可及性、提高乡村医生的待遇水平
2. 农村卫生人力得到培训	1. 根据人力规划确定年度培训计划 2. 于 1996 年开展以问题为中心的教学比例达到 60% 3. 培训合格率达 85%		
3. 乡卫生院管理水平提高	1. 1996 年乡卫生院管理人员培训率达 85% 2. 于 1996 年新开设的符合治疗标准的诊疗项目提高 40%		

续表

结果层次(目标)	绩效指标	监测评价	前提条件
活动:	投入/资源	项目计划、项目信息和财务系统	(活动到项目产出)
1.1. 成立人力规划小组	国外技术援助:300万		1. 乡村医生能够离开岗位参加培训
1.2. 建立人力规划机制	国内技术援助:100万 培训费: 2000万 设备费: 1500万		
1.3. 培训规划员	房屋土建: 2000万		
1.4. 国外、国内技术援助	合计: 5900万		
1.5. 制订人力规划			2. 卫生学校开展以解决问题为中心的绩效考核方法
2.1. 开展以问题为中心教学改革的技术援助			
2.2. 开展教学改革师资培训			3. 规范乡村医生在职教育考评制度
2.3. 开展教学改革			
2.4. 提高教学硬件办学能力			
2.5. 开展乡村医生培训			
3.1. 培训乡卫生院管理人员			
3.2. 建立农村医生培训补贴机制			

在逻辑框架的活动格内,列出了主要标志性的活动,也即是为了实现项目的产出,对项目活动进行分解,形成项目任务分解结构(work breakdown structure)。在此结构的基础上,再进一步制订甘特图(Gantt chart)或计划评审网络图(program evaluation and review technique),形成一个具体的活动实施方案。因此,项目设计把一个解决问题的想法,一步一步具体化,最终形成了一个可实施的具体项目计划。

第四节 项目概念阶段的管理内容

按照项目的生命周期,卫生项目的第一个阶段是项目概念阶段,该阶段的项目管理内容主要包括项目识别、编制项目建议书、项目可行性研究、项目正式批准立项等过程,此阶段也称为项目启动阶段,其目的是为了获得对项目的授权。项目启动意味着开始定义一个项目的所有参数,以及开始计划针对项目的目标和最终成果的各种管理行为。

一、卫生项目识别

项目识别是发现卫生问题、分析环境条件、提出项目设想和对项目进行初步

笔记

筛选的过程,它是项目启动阶段的第一步,是项目构思的基础。主要回答3个问题,即需要做什么样的项目,能做什么样的项目和想做什么样的项目。

1. 需求调查　在充分收集资料和现状分析的基础上,分析存在于卫生领域的各类问题,包括卫生服务需方、供方及相关方存在的主要问题,明确卫生项目的选择方向。不同卫生项目所进行的需求调查内容也不相同,以人群疾病与健康作为干预对象的人群健康项目,需要分析人群健康的主要威胁;而以提高卫生服务能力的项目,则要了解卫生机构与人员的能力现状,发现影响服务能力的主要因素。

2. 外部环境分析　在需求调查的基础上,对当地政治、经济、文化、社会及技术环境进行分析,发现实施某类卫生项目的机遇和条件。特别是对政策环境的分析和评估,往往起到决定性的作用。

通过以上两个方面的工作,能够了解到什么样的项目是人群所需要的,什么样的项目是与外部环境相适应的。即回答我们需要做什么项目。

3. 内部环境分析　项目发起组织需要对自身的能力,包括人力、物力、财力、信息等资源进行分析,找出与本组织能力相适应的项目,不能超出组织的能力范围。即回答我们能做什么项目。

4. 组织文化与领导层的价值观　无论是项目的发起人还是执行者,都具有其独特的组织文化,组织文化是组织经过长期运行而逐步形成的,它决定了组织成员的行为、态度及价值取向;组织领导层的价值观决定了组织对各类卫生问题优先地位的立场与态度。通过这两个方面的分析,即回答我们想做什么项目。

在这个阶段,项目还只是一个概念,项目发起人只是发现了开展一个项目的需求,并对项目的必要性、可行性、限制条件、实施后的影响、项目的资源需求等作出初步的分析。此阶段的关键在于找到要做的项目,并根据需要做什么、能做什么和想做什么,对项目进行初步筛选。

识别项目来源,提出项目设想的可以是个人、政府、机构或国际组织。例如各类医院、卫生部、人社部、世界银行、环球基金等。由于项目的资源是有限的,在项目的识别阶段就需要多下工夫,积极构思合理可靠的项目,将会给后续的工作带来很大的便利。

二、提出项目建议书

项目构思是指在项目识别后,对拟开展项目的总体轮廓进行初步构思,勾勒出项目方案的大致框架的过程,其书面表达方式为项目建议书。项目建议书是项目的第一份文件,需要向主管部门或机构提交,获得批准后,项目才能正式启动。

卫生项目建议书一般涉及三部分内容:一是项目的必要性,包括需求调查结果与主要卫生问题分析,描述问题的严重性与解决问题的迫切性,以及与主要卫生问题相关的政治、经济、社会、文化、技术等外部环境分析等;二是项目的可行性,包括开展本项目的各种有利条件,项目组织的内部环境分析,包括人力、物力、财力、信息等资源分析,项目成员构成与项目团队组建等;三是项目的基本

笔记

思路,包括项目的目标、项目理论与项目逻辑框架,项目可能产生的经济效益和社会效益。

三、开展项目可行性研究

提交项目建议书后,有关部门可能作出下列决定:①认可项目建议,项目得到授权并开始启动;②项目明显缺乏可行性,直接否决;③项目的某一方面或某几方面分析尚不清楚,需要进一步可行性分析。对不同项目,可行性研究的深度和复杂程度不同。一般包括如下内容:

1. 初步可行性研究 分析项目建议书所提出的项目的必要性、合理性、风险性和可行性,评价项目建议书中所得出的各种结论,从而作出项目是否立项的决策。项目可行性分析一般包括:①技术可行性分析:对于项目所采用的技术手段和项目产出的技术要求等方面的分析与评价。对于公共卫生项目,技术可行性主要表现为项目理论的合理性。②经济可行性分析:即对项目的投入与产出方面的分析和评价。③项目的运营可行性分析:即对项目所需的各种条件和项目产出物投入运营后所需的各种支持条件的分析与评价。对于公共卫生项目,其主要表现为项目成果的可持续性。④项目的综合可行性分析:即将前面3个单项综合在一起进行分析与评价。项目可行性分析的目的:一是确定项目是否可行,得出项目是否立项的结论;二是确定项目的哪个备选方案最好,明确各备选方案的优先序列。

2. 详细可行性研究 在初步可行性研究的基础上,根据项目管理的需要,可进一步详细地研究项目的可行性,它一般要比初步可行性分析复杂。

四、项目审批与项目章程

项目的可行性分析报告必须经过相应的决策机构的审批。审批过程是对项目作出最终决策的过程,不管报告是否通过审批,这一过程的终结才是项目决策阶段的完成。可行性报告一旦获得批准,就意味着项目启动阶段的结束,可以进入项目计划阶段。

项目启动阶段的主要成果是形成项目章程和任命项目经理。

1. 项目章程 项目章程是有关项目的要求和项目实施者的责、权、利的规定,是正式批准项目的文件,它主要包括项目目的及批准项目的原因;项目目标和可测量的指标;项目的总体要求;概括性的项目描述;项目的主要风险;总体里程碑进度计划;总体预算;项目审批要求等。

项目章程在不同的项目中有不同名称,例如,当项目在合同情况下实施时,项目章程往往被所签订的合同所省略;在多数卫生项目中,项目章程往往被项目任务书所取代;一些国际组织支持的卫生项目,项目章程可以是国际组织与政府签署的备忘录,或项目任务大纲(terms of reference, TOR)。

2. 项目经理 应该尽可能在项目的早期指定和委派项目经理,通常应在项目章程中予以确认,在项目设计完成之前就安排妥当。在任命项目经理的同时,要明确项目经理的权、责、利,并建立适当的约束及激励机制。

笔记

本 章 小 结

一个认识误区是认为项目是一个操作性的实践,无需项目理论。其实任何项目都有其项目理论,有对有错,往往隐含在项目管理人员的内心。项目理论的科学性决定了项目成功的可能性,是项目成功的重要条件。

1. 首先要融会贯通、灵活运用所学习的流行病学、统计学、与干预内容相关的学科,以及定性研究方法,构建项目效果理论,把项目效果理论的设计建立在因果逻辑、循证的基础上。利用全面质量管理的思路,设计核心业务流程,提高干预服务的质量;采取参与式方法,形成服务利用计划。从而保证目标人群可得到高质量的干预服务,从而导致项目目标的实现。

2. 逻辑框架可以把效果理论和过程理论整合起来,并开展以结果为导向的项目管理,通过因果逻辑,提高项目设计的有效性,采用绩效指标,保证了结果的具体化,促进项目沟通的有效性和产出、目标的具体化。

关键术语

项目理论 program theory

项目效果理论 program impact theory

服务组织生产计划 service production plan

服务利用计划 service utilization plan

项目目标 project objective

项目产出 project outputs

讨论题

论述项目理论在项目管理中的重要性。

思考题

(一)填空题

1. 同样是感冒患者,某人认为需要住院治疗,另一个认为只需要门诊治疗。这两人对医疗服务需求的差异属于____。

2. 最理想的善是____需求、____的需求和____的需求相一致,这时,项目参与率会大大提高。

3. 一个完善的项目效果理论不仅表明项目____效果,同时也应当阐明项目____结果。

4. 项目逻辑框架是把____、____整合起来,并且把项目的____、____、____与____整合到一起的项目管理方法。

5. 确定项目绩效指标的 QQT 方法是指在基本指标基础上加____、加____、加____。

笔记

（二）选择题

1. 一个人的血压高于 140mmHg 时，应该实施医学干预了。这种对医学干预的需求是

　　A. 规范性需求　　　　　　　B. 比较性需求

　　C. 感觉的需求　　　　　　　D. 表达的需求

2. 项目管理方采用最有效率的方法组织项目资源和开展项目活动是指

　　A. 项目利用计划　　　　　　B. 项目效果理论

　　C. 项目过程理论　　　　　　D. 项目生产计划

3. 逻辑框架的第一列是

　　A. 结果层次　　　　　　　　B. 项目目标

　　C. 前提条件　　　　　　　　D. 绩效指标

4. 逻辑框架第一列的第二行是

　　A. 项目目的　　　　　　　　B. 项目目标

　　C. 项目产出　　　　　　　　D. 项目活动

5. 项目逻辑框架是

　　A. 以活动为导向的项目设计　　B. 以结果为导向的项目设计

　　C. 以产出为导向的项目设计　　D. 以项目理论为导向的项目设计

（三）简答题

1. 简述健康需求的特点。

2. 简述项目理论的分类。

3. 简述项目章程。

4. 简述项目可行性分析的主要内容。

5. 试述卫生项目逻辑框架的设计步骤。

（四）问答题

简述项目理论的概念框架。

（金承刚　王亚东）

笔记

第四章

卫生项目计划

学习目标

通过本章的学习,你应该能够:

掌握　卫生项目计划的概念、原则、作用、分类,制订的步骤与基本方法。

熟悉　卫生项目计划的主要内容及其内涵;制订项目计划的基本方法。

了解　项目逻辑框架在卫生项目计划制订中的作用。

章前案例

中国首个最大的世界银行贷款卫生项目

20世纪80年代末,中国农村的卫生问题日益突出,特别是在经济欠发达的贫困地区,广大农村居民的健康状况令人担忧。而为农村居民提供基本医疗卫生服务的乡村卫生服务机构无力承担解决农民健康问题的责任。乡村卫生服务机构设施落后、条件艰苦,卫生技术人员严重流失、数量不足,仅有的卫生技术人员素质低下,能力较差,医学院校培养的医学生到基层下不去、留不住、用不上、养不起。如何尽快解决这些问题,人们已经把焦点集中在从破解卫生人力难题入手,于是,这一命题立即与世界银行的同道们达成共识,世界银行贷款中国农村卫生人力开发项目(简称卫生Ⅳ项目)立项了。

卫生Ⅳ项目的目标直接指向提升农村卫生人员服务水平,通过改革教学模式,培训乡村二级卫生技术人员,为乡村卫生服务机构输送实用型卫生人才,提高现有卫生技术人员的服务能力;通过开发政策,使经过培训的卫生技术人员能够积极在基层提供良好服务,从而改进乡村卫生服务质量,为农村居民提供更高水平的医疗保健服务,最终实现改善农村居民健康状况的目的。为此,项目将通过开展三方面的工作推动项目目标的实现:一是进行卫生人力规划。在调查研究的基础上,对乡村所需卫生人才进行预测,进而作出科学规划,回答需要多少人、需要什么样的人、哪里需要人、在多长时间内将这些人配置到位等问题。二是开展卫生人力培训。在改革培训模式的同时,按照规划结果,对在职在岗人员进行以胜任工作岗位为目标的培训,为乡村卫生服务机构培养新型卫生人才,回答怎样培训、培训谁、培训多少人、在哪儿培训、培训什么、谁来培训、如何满足培训需求等问题。三是改进卫生服务管理。对经过培训的卫生人才,按照规划将其送上合适的岗位。同时,

笔记

开发一系列有利于稳定农村基层卫生人员下得去、留得住、用得好的政策，通过项目支持，改善乡村卫生服务工作环境和条件，使卫生人员能够积极贡献自己的能力。回答到哪里、做什么、如何做、怎样使他们下得去、留得住、用得上、养得起等问题。

1992 年夏，项目的一切前期准备工作均已完成，项目建议书和可行性研究报告得到中国政府和世界银行的认可，项目谈判完成。项目目标已经明确，项目策略已经确定。时下，摆在项目管理人员面前的一项重要任务就是对近 2 亿美元、涉及 6 个省和中央多个部门未来 6 年项目周期中的总体路线、整体进程、全部资源、所有活动进行顶层设计，为项目实施提供蓝图，这就是本章的内容：卫生项目计划。

第一节 概　　述

一、项目计划的概念

如果一个迫切需要实施的卫生项目被毫不迟疑地确立后，接下来的工作就要为该项目的全面实施提供一份总揽全局的综合性计划，这个计划围绕实现项目目标，阐明在未来项目周期内，共有多少事情要做，并把这些事情进行科学分类，逐步分解，终至一个个具体任务，描述各个任务是什么、做什么、谁来做、在哪做、何时做、怎么做、做到什么标准、需要哪些资源、存在哪些风险。我们把这种根据项目目标规定，对项目实施工作进行的各项活动作出周密的安排称之为项目计划（project plan）。项目计划将围绕项目目标的实现，系统地描述工作任务、安排任务进度、确定完成任务所需要的资源。

二、项目计划的目的

项目计划是指导项目执行的一张蓝图，其主要目的是为项目实施提供基本依据。一个完整的项目计划更便于项目高层管理部门与项目经理、职能部门、项目组成员及项目委托人、承包商之间的交流沟通，项目计划是项目各利益相关者之间相互沟通的有效工具。因此，也可以说，项目计划是为方便项目的协商、交流与控制而设计的，而不仅仅是为参与者提供工作指导。项目计划的具体目的表现在以下 6 个方面：

1. 确定并描述为完成项目目标所需的各项任务 / 活动范围和内涵。
2. 确定每项任务 / 活动的产出指标。
3. 确定负责执行项目各项任务 / 活动的人力资源。
4. 制订各项任务 / 活动的时间进度表。
5. 阐明每项任务 / 活动所必需的人力、物力、财力。
6. 确定每项任务 / 活动的预算。

笔记

三、项目计划的作用

项目计划是为实施项目预先准备的文件。有句古老的项目管理格言是："计划好工作——现在再按计划去做。"言简意赅地指出项目计划的作用。项目计划的作用表现在以下六个方面。

1. 可以确立项目各工作岗位以及项目组各成员的责任范围和地位以及相应的职权，以便使他们在工作中更好地履行职责，按照计划所安排的任务去做。同时，也为对各岗位人员履职的监督、指导提供依据。

2. 可以使每位项目组成员明白自己的工作以及与其他成员的关系，以促进项目组成员与管理部门之间的交流和沟通，使项目各岗位工作协调一致，并在协调关系中了解哪些是关键因素。

3. 可以使项目组成员明确自己的奋斗目标以及实现目标的方法、途径及期限，并确保在计划时间、成本及其他资源花费的最低程度上实现项目目标。

4. 可作为分析、协商及记录项目范围变化的依据，也是约定时间、人员和经费的基础。从而为项目的跟踪控制过程提供一条基线，用于衡量项目进度、计算各种偏差及采取预防偏差和纠正偏差的措施，便于对变化进行管理。

5. 可作为项目过程监督指导的依据，是项目监管人员实施项目管控的参照标准。当项目因时空或某些因素变化时，它成为项目调整的对象。

6. 可以把文字叙述篇幅减少到最低量。由于项目计划主要用图表的方式表达，减少了许多陈述，特别是当项目实施与计划对照时，更直观明确，便于判断。

四、项目计划的原则

制订项目计划，要遵循以下基本原则：

1. 目的性 任何项目都有明确的目标，以反映该项目特定的功能、作用和任务。而项目计划的制订正是围绕实现项目目标而展开的，因此，项目计划就是为实现项目目标而制订的。

2. 系统性 项目计划本身是一个系统，由一系列分目标及实现这些分目标的各个分计划组成，各个分计划不是孤立存在的，彼此之间相对独立，又紧密相关。从而使制订出的项目计划也具有系统的目的性、相关性、层次性、适应性、整体性等特征，使项目计划形成一个有机协调的整体。

3. 动态性 这是由项目的生命周期所决定的。一个项目的生命周期短则数月，长则数年，在此期间，项目环境常处于变化之中，这就有可能使项目的实施会偏离项目基准计划，因此项目计划要随着环境和条件的变化而不断调整和修改，以保证完成项目目标，这就要求项目计划要有动态性，以适应不断变化的环境。

4. 相关性 项目计划是一个系统的整体，构成项目计划的任何分计划的变化都会影响到其他计划的制订和执行，进而最终影响到项目总计划的正常实施。因此，制订项目计划要充分考虑各分计划间的相关性。

5. 职能性 项目计划的制订和实施不是以某个组织或部门内的机构设置为依据，也不是以自身的利益及要求为目的，而是以项目和项目管理的总体要求与

笔记

职能需要为出发点,涉及项目管理的各个部门和机构。因此,项目计划表达了项目本身对各项目参与者的任务要求。

五、项目计划的类型

项目计划可分为以下 2 类:

1. 项目总计划　也称做集成计划或综合计划(project integrated plan),是通过对项目各分项计划结果的整合,形成涵盖项目全部内容的总体计划。项目总计划是项目范围计划、时间计划、质量计划、资源计划、沟通计划、风险计划、人力资源计划、采购计划的综合,是指导项目实施的总蓝图。

2. 项目分计划　按用途可分为项目管理计划和项目实施计划;按形式和内容可分为项目范围计划、项目时间计划、项目质量计划、项目资源计划、项目人力资源计划、项目沟通计划、项目风险控制计划、项目采购计划等 8 类分计划,也有人将项目分计划分为 10 类,即项目工作计划、人员组织计划、设备采购供应计划、资源供应计划、变量控制计划、绩效报告计划、财务计划、文件控制计划、应急计划、支持计划。较大的卫生项目还有子项目(分项目)计划和(或)分领域计划。项目分计划是项目各领域、各职能部门或者各功能岗位根据需要制订的用于指导项目工作的具体计划。

第二节　项目目标分解与逻辑框架运用

一、通过分解项目目标确定项目计划内容

项目目标分解是指将项目目标依次逐级向下分解,形成项目目标体系的过程。项目总目标是由一系列具体目标支撑的,对于较大的项目,高层目标经过多次分解才可以达到更具体的程度。当项目目标被分解至最底层的时候,便具有可测量、可实现、可操作的特征。每一个终极项目目标下,是一个个达成该目标实现的若干任务(图 4-1)。

项目目标分解对制订项目计划有两方面意义:一是形成项目目标体系。用物理分解的方法,将项目目标逐级分解乃至最终形成项目的具体任务,从而产生出项目体系;二是有助于确定项目范围。凡是被分解出的属于目标下的任务和活动,都与项目具有关联性,就应该划定在项目范围之内。

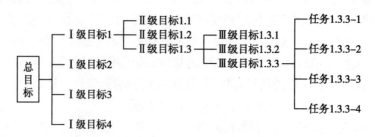

图 4-1　项目目标体系模型

案例 4-1

提升乡卫生院服务能力项目的目标体系(图4-2)

总目标：通过实施项目，进一步完善乡卫生院基础设施建设，促进乡卫生院组织文化发展，提升乡卫生院卫生技术人员服务技能，最终整体提高乡卫生院服务能力，使当地农民享受到更高水平的医疗卫生服务。

分目标一：完成乡卫生院工作用房建设和大修，达到国家规定的标准化水平。

分目标二：完成乡卫生院基本设备的采购供应，达到乡卫生院设备配置标准。

分目标三：培育乡卫生院更具活力的组织文化，达到与新服务需求相适应的水平。

分目标四：培训乡卫生院卫生技术人员，使之能够良好胜任工作岗位。

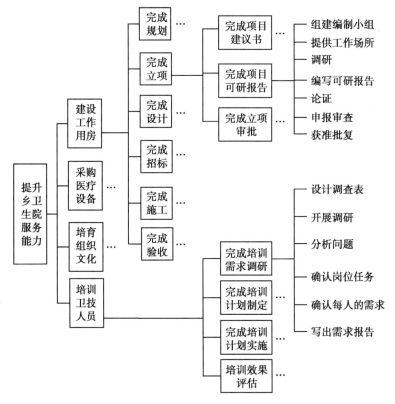

图4-2　提升乡卫生院服务能力项目目标分解

二、运用逻辑框架指导项目计划制订

(一)逻辑框架在项目计划中的作用

用逻辑框架表达项目计划可以更清楚地反映出项目各要素之间的关系。逻辑框架一方面反映项目总目标必须通过开展哪些活动、产出什么样的结果才可实现；另一方面反映出各项活动和任务的内涵、范围、产出结果和测定这些产出结果的证据以及实施这项活动所需要的资源，包括人、财、物、政策、环境等。通常，在制订项目计划中，编制逻辑框架的作用包括：①可以作为制订项目计划的理论基础和思维模式；②可以成为建立项目计划体系的基本依据；③可以成为

笔记

项目目标—项目计划—项目实施—项目评价的连接工具；④可以为项目计划的各项任务、活动提出主要假设、投入和产出指标，成为构建项目计划的基础。

（二）逻辑框架在项目计划中的运用

运用逻辑框架设计项目计划方案，应把握好以下环节：

1. 在项目形成阶段，项目计划制订人员要参与项目逻辑框架的设计和构建，从而明确项目目标的准确含义和项目构成要素及其关系。

2. 计划制订小组要对项目前期已经完成的项目逻辑框架进行再复习和再研究，重点明确制订项目计划所需要的元素。

3. 根据项目结构、范围和复杂程度，建立项目体系，可以将整个项目划分为若干领域或者部分（包括分项目）。

4. 分别编写和细化每个领域或者每个部分（包括分项目）的逻辑框架内容。

5. 描述各个领域或者部分（包括分项目）之间的关系。

6. 解释和论证各项任务、活动的主要假设、前提条件、投入和产出指标。

7. 形成一份完善的、以项目计划体系为基础的、能够满足制订项目计划要求的项目逻辑框架。

以下是中国农村改水与环境卫生项目在制订项目总体计划之前所编制的逻辑框架（表4-1）。

表4-1　中国农村改水与环境卫生项目逻辑框架（部分）

	内容描述	实证指标	指标来源	前提条件
项目总目标	通过实施项目，提高居民健康教育普及率，改善居民不良卫生习惯，提供安全饮用水，有效降低与水有关的肠道传染病，提高居民健康水平		1. 从相关统计资料和报表及记录资料中获取 2. 流行病学调查	
项目分目标	1. 健康教育知晓率达到90%以上 2. 改变不良卫生习惯率达到80%以上 3. 使100%居民使用安全卫生水		1. 按比例随机调查 2. 访问相关人员 3. 入户观察	
项目结果	1. ____人口接受健康教育 2. 厨房卫生达标____家农户 3. 建水厂____座，打井____眼 4. 自来水入户____户		1. 随机抽样调查 2. 入户观察和访问 3. 现场检查、查阅资料	
项目活动与投入	1. 入户调查居民卫生习惯	项目区域内所有家庭成员特别是具有家庭支配能力的人	随机抽取5%的家庭进行核实	
	2. 设计制作健康教育材料	制作宣传单、宣传画、折页、标语、短片	查验已做好的健康教育材料	

续表

内容描述	实证指标	指标来源	前提条件
3. 多种途径传播健康教育信息	平面媒体、立体媒体	查验媒体记录和播放影像	
4. 举办各种健康教育活动	广播、电视、讲座、文艺节目、墙体标语、现场演示	1. 查验各种记录和存档资料 2. 访问居民及相关人员的观看感受	
5. 水厂、水井勘探选址	符合规定		
6. 水厂、水井设计	设计书、图纸	查验各种批文、查验图纸	
7. 选择供水方式	召开村民会议讨论决定	1. 查验相关记录 2. 访问村民及相关人员	
8. 采购物品	按清单和招标要求采购	1. 查阅招标文件 2. 审查采购程序 3. 抽查货物	
9. 工程招标	按规定程序确定中标商	1. 查验招标过程记录 2. 现场观察	
10. 施工	按设计和计划时间施工	1. 查验工程监理记录 2. 现场检查 3. 访问相关人员	
11. 安装入户自来水设施	为每户居民安装自来水设备	1. 按比例入户检查 2. 查阅有关记录	
12. 工程验收	专门验收小组对全部工程验收,写出验收报告	1. 现场审查 2. 查阅验收报告	
13. 入户指导	为每户介绍自来水使用方法,厨房、厕所达标处理方法,个人卫生行为	1. 入户调查 2. 访问相关人员	
14. 项目评估		查阅评估报告	

注:"前提条件"一栏未列

完成了项目目标分解,也就划定了项目范围,明确了项目内容;运用项目逻辑框架,也就为具体制订项目计划提供了基本思想和方法的基础。下一步就可以制订项目总体计划

笔记

第三节 项目计划的内容

项目计划是对整个项目的具体安排,涉及项目的范围、时间、成本、质量、风险、沟通、采购、人力资源等多个方面。为了更加有效地制订项目计划,一般需要在项目逻辑框架指导下,分别制订项目范围计划、时间计划、质量计划、费用计划、采购计划、风险管理计划、沟通计划及人力资源计划等分项计划,再通过系统集成,平衡各分项计划间的冲突,形成项目总体计划。总体计划涵盖项目的所有领域和方面,是指导项目实施的基本依据;项目各分项计划本身并不具备独立的应用价值,它们是为总体计划制订服务的。

一、项目总体计划

项目总计划是项目计划制订的最终表达形式,它将项目的各个领域、各个类别、各个部分的计划内容按照逻辑关系和实施顺序统筹综合起来,形成包括项目目标、项目任务、项目活动、所需时间、执行地点、实施者、参与者、产出结果、评价指标、所需资源和费用、采购清单、风险应对等要素在内的项目一揽子安排。这个计划是未来项目人员开展工作的基本依据。如果项目执行环节或者条件发生变化,或者项目当初的假设不复存在,项目计划调整也要在此基础上改变。

项目总体计划包括项目任务清单和项目活动说明。

项目活动计划是与项目目标、领域和任务相关联的活动列表。通常,卫生项目活动计划应包括以下9个基本要素:

1. **任务序列** 用数字标出的任务执行顺序,如1,2,3……n。

2. **任务名称** 用行为动词引起的短句陈述。如"举办一期流行病学技术骨干研讨班","组织一次基本体检设备招标","调查正在进行治疗的高血压病人","请3名国外专家技术援助","检查县医院病房楼建设进度","组织卫生局长出国考察"等。

3. **任务说明** 对任务所含内容和操作程序的具体说明。如"举办一期培训班"的说明至少包括:对培训需求进行调查,明确存在的问题,提出培训目标,制订培训计划,制作培训材料,选拔培训教师,确立培训场所,组织培训资源,通知培训对象,实施培训,培训效果评价。

4. **任务执行者** 具体实施活动、执行任务的人员,可以是一个人,也可以是一组人或一个团队。

5. **实施时间** 从开始到完成任务所需的时间。根据任务的复杂程度而定,可能是一天,也可能是几天,甚至数周、数年或更长时间。

6. **实施地点** 执行任务的场所。如理论培训可以在学校教室,临床培训可以在医院科室,家访可以到居民家中,预防接种可以在学校,安装设备可以在实验室等。

7. **完成任务的指标** 用于证明该项任务完成的事实依据。如任务"调查正在进行治疗的高血压病人"，完成任务的指标有：①调查区域内高血压病人名单和正在进行治疗的高血压病人名单；②收回的有效高血压病人正在治疗情况调查表的份数；③调查分析报告。

8. 完成任务所需资源　某项任务执行完毕，达到预期指标所需的人力、物品和资金以及政策等。人力常用人·天、人·周、人·月来表示，如 6 人天指 6 个人工作 1 天，或 1 个人工作 6 天，或 2 个人工作 3 天等。物品如听诊器、手术包、注射器、打印机、交通工具等。

9. 可能风险　指该任务不能完成的可能情况。如停电导致疫苗无法储存而被迫使预防接种不能如期进行；艾滋病感染者因惧怕歧视逃避而使随访数量不能按计划完成；县医院新建地址勘察发现地下有需保护的文物而不得不延长工期等。

在具体制订项目总计划时，任务与活动是在项目范围计划的基础上确定的，任务完成时间是在时间计划基础上确定的，完成指标是在质量计划基础上确定的，所需资源和资金是在项目资源计划和资金计划基础上确定的，沟通计划、风险计划将按项目活动情况而定。最终的项目总计划是以各分项计划为基础，并对其进行综合平衡后产生的，内容包括项目领域与任务总体计划表（表 4-2、表 4-3）和项目活动总体计划表（表 4-4、表 4-5）。

表 4-2　项目任务计划模型

项目名称 _____

总序列	项目领域或类别	项目分目标	任务编号	项目任务	起止时间	达到指标	所需成本	费用
1								
2								
3								

表 4-3　农村卫生人力开发项目按领域和任务计划（结构）

领域	序列	任务	起止时间	达到指标	所需成本	风险预测
1. 卫生人力规划	1.1	基线调查				
	1.2	建立数据库				
	1.3	确定预测模型				
	1.4	分析预测结果				
	1.5	确立需求量				
	1.6	确定供给方案				
	1.7	落实规划				

续表

领域	序列	任务	起止时间	达到指标	所需成本	风险预测
2. 卫生人力培训	2.1	培训机构调查				
	2.2	按需求规划培训				
	2.3	培训问题分析				
	2.4	教改方案设计				
	2.5	培训教师				
	2.6	教改试点				
	2.7	按计划开展培训				
	2.8	岗前培训				
	2.9	在岗培训				
	2.10	培训效果评价				
3. 卫生人力使用与管理	3.1	乡村服务能力调查				
	3.2	服务问题分析				
	3.3	开发稳定人员政策				
	3.4	建设标准化乡村卫生服务机构				
	3.5	服务效果评价				

表4-4 项目活动计划模型

Ⅰ级目标				Ⅱ级目标				任务名称：		任务编号：	
活动序号	活动名称	活动内容	实施者	活动时间	活动地点	完成指标	人力资源	物资	资金	前提条件	风险控制
1.											
2.											
3.											
4.											
5.											

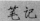
笔记

表4-5 社区卫生服务中心能力提高项目活动计划(节选)

Ⅰ级目标 <u>提高社区卫生服务中心健康教育人员业务能力</u>
Ⅱ级目标 <u>提高社区卫生服务中心健康教育人员多媒体制作能力</u>
任务名称:<u>多媒体制作培训</u>

序号	活动名称	活动内容	实施者	活动地点	活动时间	完成指标	人力资源	物资	资金(元)
1.	确定培训对象	明确本次培训的范围、多少个中心的健康教育者	行政管理负责人		1天	列出名单	1人·天	社区中心人员名单	20
2.	调查培训对象使用计算机及制作PPT能力	对培训对象进行书面调查和操作测试,了解其对制作PPT的不同水平	相关专家、培训管理人员		3天	收回调查表、统计分析(30人)	6人·天	计算机及软件调查表50份	300
3.	编写培训大纲	列出制作一个较好的PPT需要哪些知识和技能	相关专家、培训管理人员		3天	打印材料	6人·天	计算机、打印机、纸	300
4.	编写培训材料	按照培训大纲选择编写教材	相关专家		5天	书面材料或电子版教材	10人·天	计算机、打印机、纸	6000
5.	设计培训计划	根据培训目标列出一个包括课程、时间、地点、方法等的执行计划	相关专家、培训管理人员		5天	打印材料	5人·天	计算机、打印机、纸	1000
6.	确定培训教师	明确能够完成该培训任务的教师能力并选拔教师	相关专家、卫生行政人员		2天	教师名单	1人·天	备选教师名单	30
7.	确定培训地点	根据培训要求明确培训计划在何处实施	卫生行政人员		2天	地点状况描述	0.5人·天	车辆、计算机	200

续表

序号	活动名称	活动内容	实施者	活动地点	活动时间	完成指标	人力资源	物资	资金（元）
8.	实施培训	实施培训计划	教师、教学管理人员		1周	完成培训计划	21人·天	教室、计算机等	35 000
9.	培训效果考评	评价培训目标的实现程度	相关专家、社区中心代表		1天	写出评估报告	3人·天	考评试题案例、计算机	5000

资金合计 47 850 元

二、项目分项计划

（一）项目管理计划与项目实施计划

1. 项目管理计划　项目管理计划（project management plan）是为执行项目合同,实现项目目标的总谋划,主要供项目管理人员使用。其内容包括:项目概述、项目拟解决的问题及项目目标、项目绩效指标,项目资金预算与分配、项目执行时间与质量要求、项目实施部门与组织结构,与项目生效有关的协议、纪要、备忘录等文件,项目合同或者协议规定的权利和义务,执行项目合同所必要的条件等。

（1）项目管理计划在技术方面的内容。主要是说明项目技术路线的先进性和可靠性。包括工作流程、拟解决的问题、项目理论、项目完成指标、项目协作和关联部门、项目投资和产出、项目进程和评估等。

（2）项目管理计划在商务方面的内容。主要要说明项目采购方面的安排,如有关商务合同、购买清单、采购方式、采购经费、采购要求及与采购有关的潜在风险等,采购内容既包括商品采购,也包括服务采购。

（3）项目管理计划在管理方面的内容。主要是提出管理项目最好方式的建议,说明拟建立的项目团队和项目管理组织结构,说明目前和今后重要的项目管理活动。

（4）项目管理计划在时间进度方面的内容。主要是对项目进度进行分析,包括关键控制点,特别是采购和施工进度。

（5）项目管理计划在资金方面的内容。主要是对项目筹资计划进行安排。卫生项目是以公共财政预算为主要筹资渠道的项目,常常需要各级政府按比例配套,提前安排好配套资金,对保证项目将来按计划执行非常重要,因此,在项目管理计划中要进行特别描述。

（6）项目管理计划在风险管理方面的内容。主要是提出项目实施可能的风险,并提出减少风险的建议和措施。

2. 项目实施计划　项目实施计划是当项目管理计划获批准后,在项目主管人员的领导下组织编制的,是项目初始阶段的重要工作内容。在着手编制项目实施计划之前,项目计划制订负责人应组织项目团队的主要成员研究合同及有关文件,熟悉其内容、范围和要求。项目实施计划应贯彻经过批准的项目协议条款和项目建议书、项目可行性研究报告中的各项原则和要点,并且要经过主管部门、相关部门、项目单位及重要利益相关者审查认可。项目实施计划是所有参加该项目工作人员的工作大纲。项目实施计划的主要内容包括:项目概述,简要介绍项目及项目的范围、项目类型,需要特别说明的责任和义务等。要阐述项目实施的基本原则、项目的组织形式、联络和协调程序、子项目或者分项目及工作分解结构、所需设备条件、对实施项目的要求等。明确项目实施要点、施工工作要点、预算和费用控制要点、质量控制要点、进度安排要点等。用项目进度表列出项目实施的主要工作内容和步骤,注明工作的起止日期和负责人。

(二)项目分类计划

1. 项目范围计划　制订项目范围计划的目的是明确项目内容,界定哪些任务和活动与完成项目目标关系密切,对于实现项目目标有不可替代的作用,必须划定在项目范围之内。说明这些任务和活动之间的依赖关系、开展顺序。确定项目范围计划的基础是项目目标的明确表达,项目目标经过逐步分解以后,形成项目目标树,列出实现该目标必须完成的任务。项目范围计划的表达形式如项目范围说明书、项目工作分解结构图、项目任务序列清单及说明等。

2. 项目时间计划　制订项目时间计划的目的是安排所有项目任务和活动的完成时间预设在项目要求时间之内。特别要控制关键路线上活动的累计总体时间与项目周期一致。项目时间包括项目周期、项目中期,项目过程节点、项目里程碑、项目阶段、分(子)项目时间。项目时间计划的表达形式如甘特图、项目关键路线、计划网络评审图、项目阶段计划表、项目分领域分类别计划表、项目资金筹措和到位时间表等。

3. 项目质量计划　制订项目质量计划的目的是对项目的产出结果进行标准化规定,包括过程质量和成果质量。当项目的每项任务完成以后,产出是什么,要对产出质量进行定量和定性描述,如标准化村卫生室建设项目硬件建设领域中土建任务的质量标准描述为:每个标准化村卫生室建设完成以后,要在每个应该设置村卫生室的村有一所面积最低在 $60m^2$ 以上(根据服务人口确定)、功能 4 室(6 室)分开、通过竣工验收的村卫生室。在社区卫生服务人员手足口病培训项目中,对质量标准描述为:1 个月内培训全市 380 名社区卫生服务中心卫生技术人员、合格率 96% 以上(按照培训大纲评价)。项目质量计划的表达形式如项目任务产出标准描述、项目产出汇总表、项目活动产出指标等。

4. 项目人力资源计划　制订项目人力资源计划的目的是为项目管理和实施提供一份详细的人员需求、供给与安排、使用方案。项目管理人员计划要说明项目管理各层所需要的人员数量、专业结构、年龄结构、职务职称结构、工作背景和经验、特殊能力以及在各个部门和岗位的分布。特别要提出项目经理的选拔和任命、责任及权限。要对各个项目管理岗位人员投入项目工作的时间进行说明。项目执行人员计划要说明项目执行团队的构成数量,专业结构、年龄结构、

笔记

职务职称结构、工作背景和经验、特殊能力以及在各个岗位和技术环节的分布，特别要提出每个工作岗位的工作任务和范围，与其他人员和岗位的关系，指出岗位人员对谁负责。对于特殊技术岗位的人员，要进行特别说明。如果涉及报酬和相关待遇，也要列入计划之中。绩效考核和激励措施也是项目人力资源计划中不可缺少的内容。项目人力资源计划表达的形式如组织结构矩阵图、岗位工作任务描述报告、人力资源与岗位图、管理职责与任务分解图、项目人员基本信息表、绩效考核评价指标体系等。

5. 项目资金计划 制订项目资金计划的目的是为未来实施项目提供经费保障。项目资金计划包括项目成本计划、项目分阶段资金需求计划、项目经费筹措计划、项目配套资金计划。根据卫生项目需求，还要确定项目采购资金计划、项目土建资金计划、服务采购资金计划、技术援助资金计划、人员培训资金计划等。计划的内容包括支付科目和数量、支付的时间，各个项目阶段和领域需要支付的资金，资金来源和筹措的说明，如果是贷款项目资金计划要与贷款协定或者其他法律文件承诺的一致；如果是财政支持经费的项目，要分别列出各级配套资金的到位计划。有的项目需要有前期准备资金计划和不可预见资金计划。项目资金计划的表达形式有项目成本表、项目资金构成总表、项目领域资金计划表、项目类别资金计划表、项目资金分配表、项目配套资金筹措计划、项目资金管理与使用说明、项目财务手册等。

6. 项目风险控制计划 制订项目风险控制计划的目的是为保障项目最大限度地按照项目计划顺利实施，及早发现、识别和判断潜在风险，及其可能发生的领域、类别、任务、活动、环节，估计风险可能会对项目进展造成的影响、损坏以及影响因素、损坏程度；从而为控制风险提出有效、周全的方案、措施。项目风险控制计划要基本明确在什么时间、什么地点、什么环节、什么任务上有可能发生什么样的风险，风险造成的损失可能是什么，制订什么样的预案可能防止或者降低风险发生概率。项目风险控制计划的表达形式有项目风险定义与说明书、项目风险识别与判断标准、项目逻辑框架、项目风险及其影响因素一览表、项目风险应急预案、项目风险控制方案、项目风险干预图等。

7. 项目沟通计划 制订项目沟通计划的目的是保证信息能够以合理的方式及时的产生、搜集、处理、存储和得到有效正确的交流，使项目管理人员、实施人员、利益相关人员以及社会达成共识，从而给项目增添正能量并且不折不扣地按照项目要求为项目工作、服务和支持。项目沟通包括人际沟通和组织沟通。在项目的各个主要环节要说明应该与谁进行沟通，沟通的目的是什么，沟通哪些内容、在什么时间沟通，用什么方式沟通。可能的难点和分歧会是什么，有哪些预先设计好的解决方法。项目沟通计划的表达形式如项目重要事件及沟通内容与方式说明、项目重要节点需要沟通的信息与渠道列表、项目可能出现分歧的环节需要沟通的对象和方式说明、项目定期沟通计划、项目进展报告时间表、项目个别沟通方案和规则等。

8. 项目采购计划 制订项目采购计划的目的是为项目实施提供必需的物资和服务保障，这些经过严格按照程序规定采购的资源应该是最及时、最好质量、较低成本的。采购计划要根据项目实施的需要,首先列出一份采购清单,初步提出清单中物品的规格、数量、性能指标、估计价格,按照优先顺序打包。要明确采购方式如国内竞争性招标采购、国外竞争性招标采购、询价采购、单一来源采购等。如果采购的是服务和技术,也要按照需求列出采购清单,提出咨询服务任务大纲、服务产出指标和要求,按照咨询服务采购方式编制采购计划。在工作实践中,采购计划的实施经常是很难确定的,尤其在供货时间和资金使用方面,有时受到许多因素的制约。项目采购计划的表达方式如采购产品(货物或者服务)清单、采购方案、采购时间表、采购费用表、货物采购计划、咨询服务采购计划等。

第四节 制订项目计划的方法与步骤

一、项目总体计划制订的步骤

实际工作中,项目总体计划与项目分计划很难切割开来做,在许多环节上是互相穿插、互相依赖的。通常,在制订项目总计划时,先要建立项目逻辑框架,之后,初步拟定项目内容计划大纲,用于制订各个分类计划,最后,集成和综合项目各个分类计划成为项目总计划。项目总计划的表达形式有项目任务清单、项目一揽子活动表、项目计划网络图、项目关键路线等。一般卫生项目总计划可以通过 7 个步骤完成(图 4-3)。

(一)项目计划的准备

在制订项目计划之前,要进行充分准备,需要搜集与项目有关的信息资料,需要摸清现状和项目背景,需要预测和评估项目未来的状况等。不同的项目目的和内容,需要做的前期准备工作也不一样。总之,制订项目计划之前,有关项目所需要的物资、技术、政策、条件、人员培训等方面的信息,应满足制订项目计划的要求。

(二)将项目目标逐级分解至任务

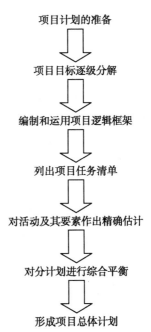

图 4-3 项目总计划制订流程图

以项目总目标为依据,参照项目的复杂程度和范围、内容,按照项目领域、项目类别或项目区域,将项目总目标分解成若干次级目标,之后,可再次分解,形成目标群,直至最低一级目标。这级目标应该达到可测量、具体化的程度。围绕实现最低一级目标,会产生一组任务。这组任务的完成就意味着它所属的那个目标的实现。进行目标分解的目的是为确定项目任务奠定基础。通常进行项目目标分解需要一个有经验的专家组完成。如果项目范围较大、内容较多,可按照领域或类别,由若干个专家小组来分别完成。项目目标分解可采用问题树、目标树法、工作分解结构等方法。

（三）编制和运用项目逻辑框架

按照项目逻辑框架结构，创建项目逻辑体系，对项目总目标、各级分目标、项目结果、项目任务和活动进行描述，确定产出指标，明确前提条件（也称假设）。一旦项目的逻辑框架形成，就构建起该项目完善的思想体系，为确定项目范围和项目内容提供指导。实际上，逻辑框架是项目的理论建构，也是项目的系统思考，逻辑框架是制订项目计划的理论体系和关键路线的基础。通过编制逻辑框架，把那些与实现项目目标没有关联的任务排除在项目范围以外。逻辑框架中的产出结果和产出指标为项目任务和活动结果标记出明确的标准。从而使项目结构更严密、更合理、更系统。

（四）列出项目任务清单

将经过分解的最低一级项目目标作为确定任务的基础，围绕实现该目标决定必须开展哪些活动、完成哪些任务。从"提升乡卫生院服务能力项目"中（图4-2）可以看出，项目总目标经过3级分解后，分别列出每个3级目标下必须完成的任务。如在"完成培训需求调研"这一目标下，计划内容包括设计调查表、开展培训需求调查、分析调查结果、描述岗位任务、审查各个岗位工作中的问题、列出个人培训需求清单、写出需求调查报告6项主要任务，它们共同支撑着这一目标的实现。一个大型项目下，可能会有很多分目标，每个分目标下又须有若干任务支持，于是就会形成一个庞大的任务群。当所有目标下的任务均确定以后，就可以按类别、按领域、按时间、按流程、按序列、按地点、按执行人、按资源等，从诸多方面组合任务清单，供进一步完成项目分项计划使用。

（五）对每项任务下的活动及其要素作出精确估计

各项任务的良好完成，首先要将其各个必需要素确定下来。这些要素包括活动名称、活动序列、做什么（活动内容）、谁来做（实施者）、在哪做（活动地点）、何时做（活动时间）、做到什么标准（产出指标）、需要什么资源（即人、财、物）。一项任务应该由哪些活动组成，而且这些活动是必需的，哪个活动先做，哪个活动后做，活动间的逻辑关系；活动的内涵和流程是什么，谁或者哪些人是最合适完成该任务的人；这项任务客观上需要多长时间完成，在什么时期完成为宜；这些活动选择在什么环境下的地方和场所开展是最适宜的、最低成本的；这些活动做到什么程度就达到预期了（评价活动完成的指标值）；良好地完成这项活动，必须有哪些资源（包括人力资源、物质资源和资金）。此外，还需提出完成每项任务、开展每项活动的假设（前提条件），可能风险（哪些因素有可能影响该任务/活动不能圆满完成或达不到预期结果）。对以上各要素的确定，都是在事件没有发生前的预测和估计，是对未来所作的安排。因此，作出这些估计和判断的人，应该是在这方面比较有经验的人。经验越丰富、思路越明确、理解越透彻、洞察形势的能力越强，对这些事件的预判和估计就越准确，计划也就越容易实施，任务也将越容易完成。完成这一步骤可利用一些现代管理技术和方法，如工作分解结构、活动排序、网络图、关键路径等方法，大型项目可采用项目软件辅助完成。

（六）从不同角度对项目计划进行综合平衡

将初步完成的各个项目分类计划按照项目产出、项目限定时间、项目拟定资金的要求进行平衡。进一步明确界定项目边界，把与实现本项目关系不密切或者贡献不大的任务从项目任务列表中移除，把影响项目目标实现更主要的任务纳入进来；把所有项目活动开展和任务完成的时间叠加起来，形成项目关键路线，看其是否超越了项目预定时间，如果计划时间超出预定时间，要重新测算，紧缩一些预留空间比较大的活动，或者将逻辑关系不很密切的活动和任务从关键路线排列在关键路线以外，以保证执行项目时间与预定时间的一致；资金是制约项目计划十分重要的要素，资金不足，再好的项目计划也难以落实，再好的蓝图也难以实现。所以，项目计划在很大程度上是优先制订资金计划，如果计划的资金超出可以筹集到的资金，项目必然要在某一个节点停滞不前。可以说，项目计划主要是服从资金筹集计划，项目平衡一定要首先做好资金平衡。有许多项目因为不愿意放弃理想的设计而无果而终，或者绩效大打折扣，得不偿失。卫生项目是公益性突出的项目，项目在基于人口、区域的分布特点都很明显，投资者或者政府往往对于项目资金分配有严格要求，因此，做好多方面的平衡对于形成项目总计划具有非常重要的作用。项目平衡常用使用项目管理三角、分步集成等方法。

（七）形成项目总体计划

这是制订项目计划的最终结果。较大项目的项目总计划有可能是一册厚厚的书，它是统领整个项目的依据，是项目执行的蓝图。任何一项必要的任务和活动及其可遵循的规定和标准，均可在这里找到。它也是测算和控制项目总投入、总费用的依据。项目的任何管理人员和实施者都可以从它里面找到属于自己的任务和权限。

二、项目分计划的制订

项目总计划与项目分计划之间存在错综复杂的关系，有的分项目计划要在制订项目总计划之前初步完成，如项目范围计划，项目质量计划；有了项目范围、内容和质量指标，才可以具体确定每一项任务合理的时间、地点、资源、费用、风险，作为制订项目总计划的前提和基础。反过来，当各个分计划完成以后，才能进一步集成和综合，经过平衡成为项目总计划。两者往往交替出现。项目分计划的表达形式有各种图表，如项目时间表、项目进程表、项目质量控制表、项目费用表、项目筹资计划表、项目资源清单、项目采购清单、项目逻辑框架图、项目目标任务分解图、项目实施流程图、项目计划网络评审图、项目分析点和风险控制图等。

案例 4-2

河北省结核病控制项目总计划的出炉及启示

流行病学资料证明，河北省在 2000 年的肺结核患病率仍处在 328/10 万的高位，并呈现不断增长的趋势。为了有效控制这一严重危害农村地区人民健康的

笔记

传染性疾病，河北省在世界银行支持中国的第 10 个卫生项目中获得资助。为了准确评估实现"有效控制传染性肺结核病"的项目目标所需要的资金，项目组开展了以下工作：

1. 在全省范围内选拔有结核病防治经验的专业人员与项目管理人员一道组成专家组，这 5 名专家成员中，1 名来自结核病专科医院，是资深肺科临床专家，2 名来自省结核病防治机构，均是有经验的公共卫生专家，1 名来自项目管理部门，是执行过多个大型卫生项目的管理人员，另 1 名来自大学，是社会学评估方面的专家，还有 1 名是有多年项目财务管理经验的资深会计师。

2. 按照项目目标和项目策略，专家组将项目分解为 6 个方面的内容，一是构建全省结核病防治网络，明确职责，提出建设结核病防治体系和有效转诊的流程，编写项目工作手册；二是提出结核病防治机构的建设方案，包括提升专业人员业务能力的培训需求；三是制订发现肺结核的方案，包括提高公众对该病的认知，鼓励疑似病人就诊、防治机构检测确诊；四是规定转诊制度，包括对肺结核病人发现后的处理流程；五是制订治疗方案，包括确定定点医院、提出治疗原则、规范化治疗说明；六是将每一部分工作再逐级分解，直至产生任务和活动。

3. 根据对所有任务和活动的综合结果，进一步修改和优化方案，提出了该项目的总计划，从中也计算出每项活动所需资金，每个任务所需资金，每一部分目标所需资金，最终获得实施该项目需要的总资金数。

这个总计划获得国家有关部门的同意，并与世界银行签订了项目协议。该项目经过 5 年实施后，圆满完成项目目标而关闭。

从该案例中揭示出制订项目总计划的 5 个要点：一是制订项目计划要以项目理论为依据和指导，以逻辑框架为基本工具；二是项目计划源自项目目标，是围绕实现项目目标而采取的一切必要行动；三是制订项目计划要按严密的项目逻辑体系进行，即根据项目目标的逐级分解，直到最终的任务和活动，因此，所有任务和活动的完成，就推动了项目目标的实现；四是每个任务和活动都是对未来的预设，所以制订项目总计划的人员应当是各相关方面有一定经验的专家，这样根据以往的经验充分估计到可能遇到的问题，才可能获得一份接近未来实际的计划；五是再根据这个项目总计划分别制订各个领域、各区域的分计划。

三、编制项目计划的基本方法

1. **调查研究** 由于项目计划是对未来工作所作的安排，因此，项目计划的可行性主要取决于对未来许多因素的预判和估计。如果作出对某件事情该不该做、需要多长时间、谁来做合适、需要多少资金等的判断，除了听取有经验专家的意见外，调查是获得信息的重要手段，可通过问卷调查、召开研讨会、举行座谈会等形式，对想要了解的问题进行搜集、整合，从而，获得更为实际的结果。

2. **协调平衡** 较大的项目是由一群项目计划经过综合协调和总体平衡后才

笔记

形成项目总计划。各类项目计划或各领域项目计划由于不可能是一两个人制订的，而是由不同组群的人员制订的，当将各类计划汇总时，就会发现它们之间差别可能很大，为了保持项目计划的一致性，就必须对项目的各分计划进行平衡和结合，使之能够融合成一个有机的总体计划。

3. 广泛参与　最终的项目计划可能是由个别核心人物完成的，但是制订各类别、各领域分计划时，应该吸收更多利益相关人员参与，充分听取他们的意见，这样，不仅可集思广益，使计划更周全完善，还可以增加计划的被认可程度。为项目计划作过贡献的人，在领会项目精神和认同项目计划时会更加坚定信念。

4. 多次论证　项目计划制订过程中，需要多次进行论证。项目论证包括对分类计划和对总计划的论证。参加人员既包括相关领域专家，也包括利益相关人员和项目参与人员。通过论证提出问题、回答质询、讨论建议，从而使项目计划更完善和周密。

5. 行政审批　项目计划付诸实施前的最后一个环节是行政审批。卫生项目通常都由政府主导，并且承担政策支持和配套责任。有的项目还需政府与投资方签署具有法律效力的项目协议。因此，政府参与的项目，就需通过各个环节的行政审批。有的项目需发展改革部门审批，有的项目需要财政部门审批，卫生项目还需经卫生行政管理部门审批。每个项目根据项目来源和项目实施范围，项目管理级别的不同，需要通过不同途径的程序审批。经过各种审批通过的项目计划，就成为最终发布实施的项目计划。

本 章 小 结

1. 通过介绍项目计划的概念、项目计划的目的、项目计划的作用、项目计划的原则等基本内容，为制订项目计划提供必要的理论基础。

2. 通过介绍项目目标分解和运用逻辑框架，为制订项目计划提供思维模式和基本路线。

3. 通过列举实际工作案例，明确从项目目标到项目内容的基本概念和涵义。

4. 阐释了完成一份项目总计划的方法步骤。项目总计划是项目实施的蓝图和项目后续管理的依据。

关键术语

项目计划 project plan

项目计划制订 project planning

项目活动 project activity

项目集成 project integration

项目产出 project output

卫生项目计划 health project plan

项目任务 project task

项目要素 project element

项目资源 project resource

指标 indicator

笔记

讨论题

1. 为什么要制订项目总计划？
2. 为什么制订项目计划需要有经验的人？
3. 项目计划可以变动吗？

思考题

（一）填空题

1. 项目计划是指导____的蓝图，其主要目的是为____提供基本依据。
2. 项目分解对制订项目计划有两方面的意义：一是____；二是____。
3. 项目分类计划主要包括项目____、____、____、____、____、____、____、____。
4. 在制订项目总计划时，先要____，之后，____，最后，____。
5. 在进行项目目标分解时，应将目标逐级分解至____、____的程度。

（二）选择题

1. 制订项目计划应遵循的原则不包括

    A. 目的性   B. 系统性

    C. 特异性   D. 动态性

2. 项目目标分解的最常用方法是

    A. WBS   B. PERT

    C. CPM   D. GATT

3. 项目总体计划的内容包括

    A. 项目任务清单和项目活动说明

    B. 项目时间计划与质量计划

    C. 项目管理计划与项目实施计划

    D. 项目各项分类计划

4. 任务说明是指

    A. 对任务内容和操作程序的说明

    B. 对任务目的和目标的说明

    C. 对任务量和持续时间的说明

    D. 对任务资源与成本的说明

5. 项目分项计划包括项目管理计划和项目实施计划

    A. 先制订项目管理

    B. 先制订项目实施计划

    C. 两者可同时制订

    D. 两者没有先后关系

（三）简答题

1. 简述项目计划的具体目的。
2. 简述项目计划的作用。
3. 简述逻辑框架在制订项目计划中的作用。

笔记

4. 简述编制项目计划需做好基础工作。

5. 简述制订项目总体计划的步骤。

（四）问答题

试述项目管理计划与项目实施计划的区别与联系。

（席　彪）

第五章

卫生项目的实施与控制

学习目标

通过本章的学习,你应该能够:

掌握 卫生项目计划实施的定义和内容;卫生项目控制的概念、主体和过程;卫生项目督导的概念、方式和类型;卫生项目变更的定义。

熟悉 卫生项目监测的概念与主要内容;卫生项目督导的步骤;卫生项目变更的控制系统。

了解 卫生项目监测的信息系统、信息管理、信息收集方法和报告;卫生项目的退出机制。

章前案例

在某市的城乡结合区,随着多个居民小区的建设完成,入住人口越来越多,老年居民反映附近没有医院,就医较困难,距离最近的社区卫生服务中心至少还有30分钟的车程,该区的卫生局经过研讨,准备在小区附近建设社区卫生服务站。很快,卫生局设立项目管理小组专门负责社区卫生服务站建设项目。经过起草、讨论、修订、论证、再讨论、再论证,社区卫生服务站建设计划终于形成,并得到了上级部门的批准。按照项目计划,项目小组进行了分工,社区站建设工作全面开展:首先进行的是社区居民卫生服务需求调查,在此基础上,项目管理小组的小马开始起草人员招聘计划,提出人员招聘标准和程序;小张根据各项活动的开展向有关单位拨付资金;小王开始与开发商讨论房屋租赁事宜,并着手制定装修计划和确定装修公司;项目按计划逐步推进。每周五项目组例行开会通报各项工作进展情况。项目开始的第3周,负责制定规章制度的小许汇报说:由于工作原因,原定于周一外出考察的人员还没有出发。老马指出:如果不能按计划完成考察,就会使定于第4周召开的专家论证会推迟,进而在第5周难以完成规章制度的制定,而第5周招聘的人员已经到位,培训工作就受到影响,项目预定的3个完成的目标就会受到影响。因此,考察组必须尽快出发,被影响的工作必须加班加点赶回来。

笔记

90

第一节　卫生项目的实施

一、卫生项目计划实施的定义

卫生项目的实施（health project executing）实际上是对已制订计划的实施，因此卫生项目计划的实施就是将卫生项目计划转变成行动，以已经制订的计划为基础，所进行的一系列活动或努力的过程。作为项目管理应用领域的一个关键环节，项目实施最终将产生项目产品，但卫生项目实施的最终产品是多方面的，可以是一些客观存在的建设项目的落成，也可以是居民某项健康指标的改变，如控制某慢性病管理率的上升。

二、卫生项目计划实施的内容

卫生项目计划实施的内容主要有：执行项目计划，按照已有项目计划开展各项工作，并根据项目实施中发生的实际情况，进一步明确项目计划所规定的任务和范围；采取各种质量保证和监控措施，确保卫生项目能够符合预定的质量标准；提高卫生项目团队的工作效率和对项目进行高效管理的综合能力；以及采购与招标、合同管理等。所有影响项目进展的活动和因素都属于项目实施，主要包括以下内容：

1. 卫生项目的启动　按照相关法律、法规的规定，经过必要的程序，卫生项目获得相关部门的批准，项目的管理者就着手实施项目计划。卫生项目管理者将组织正式的项目启动会，宣传、说服和动员各级各类卫生机构开展工作；开展相关的培训，协调项目实施单位在人员、财务、相关业务方面的合作与交流；规范项目章程；任命项目负责人和团队；签署各方项目委托书等。例如，在世界银行贷款／英国赠款中国农村卫生发展项目中，各项目省需根据规定编写符合要求的省级项目建议书，建议书起草需 1 个月左右，期间需要一定时间召开咨询会、现场考察、调研等；省级建议书在征得省级领导小组认可后，报送卫生部国外贷款办，由贷款办组织中央专家审核，而后报送资助单位审批；审批同意后，可启动该省项目，并开始实施省级第一年度活动。各项目县也要按程序经省级领导小组批准项目建议书后开始项目活动。

2. 卫生项目的监测　项目一旦进入实施阶段，管理人员需要利用信息系统对项目的实施情况进行跟踪与报告，这就是项目监测。其一方面是对项目计划的执行情况进行监督，包括时间、质量、资金等方面；另一个方面是对影响项目目标实现的内、外部因素的变化情况和发展趋势进行分析和预测。

3. 卫生项目的控制　卫生项目的实施范围涉及项目的所有工作，贯穿项目全过程。在项目实施过程中，会有很多不可预测的情况发生，从而导致项目范围蔓延或萎缩、时间延后、质量降低、费用超支或使用不足等情况，为了在项目重要环节点进行监督管理，需要利用各种方法发现存在的问题或苗头，加强项目管

笔记

控,使项目严格按照预定的计划执行。

4. 卫生项目的督导　由于卫生项目具有边界模糊、受外部环境因素影响大等特点,在实施过程中,项目执行者往往难以把握,特别是一些全国性或区域性大型公共卫生项目,由于各项目地区实施项目的条件和环境差异较大,当地政府及卫生组织对项目的理解和支持程度也不完全相同,需要项目的高层管理者对项目的实施情况进行监督和指导,以保证整个项目按计划执行。例如,由中央政府和世界银行的世行贷款卫生项目,均建立了项目监督指导机制,卫生部、世界银行及省级卫生项目管理机构,均定期派出相关专家组织项目督导组,赴项目地区进行监督指导,他们对比项目计划与实施执行情况,针对实施过程中发现问题,或协调相关部门,或督促项目进程,或调整项目计划,或开展技术指导,及时帮助纠正项目实施过程中出现的偏差,以保证项目目标的实现。项目督导已经成为卫生项目管理的一条重要经验。

5. 卫生项目的变更　卫生项目的实施是具有长期性和持续性的过程,特别是目前我国正值卫生事业改革的关键期,外环境变化大,项目在实施过程中不可避免地面临国家卫生政策、制度和机制的变化。卫生项目需要适应这种变化,需符合国家的卫生政策及其趋势变化,根据情况作出适当调整,但对项目计划的调整不是随意调整的,需要遵循一定的规则和程序。例如,世行贷款卫生项目均在项目中期有一个阶段性的项目评价,可根据评价结果对项目进行调整,调整的时机和程序均在项目立项时已经确定。

第二节　卫生项目的监测

一、卫生项目监测的概念与主要内容

(一)卫生项目监测的概念

由于卫生项目的独特性和不可预测性,在卫生项目实施过程中,不可避免地出现各种变化。因此卫生项目的管理者需要对卫生项目的整个过程有整体把握,进行连续性监测。

卫生项目监测(health project monitoring)是指卫生项目各级管理人员根据项目的计划和目标等,在卫生项目实施的整个过程中对项目状态以及影响项目进展的内外部因素进行及时、连续、系统的记录和报告的一系列活动过程。

(二)卫生项目监测的内容

卫生项目跟踪与报告的工作内容主要有3个方面:

1. 对项目计划的执行情况进行监督,包括时间、质量、资金等方面。

2. 对影响项目目标实现的内、外部因素的变化情况和发展趋势进行分析和预测。如对项目地区卫生事业发展的相关信息的收集,包括项目地区社会经济发展、卫生事业发展、医疗机构运营等。通过对内外环境的信息收集来确定信息需求、完善信息管理制度。

3. 对卫生项目的信息数据进行实时的统计分析,并进行信息发布与交流,

笔记

包括收集整理报告信息、分析数据、核查数据质量、信息发布与交流等。通过上述信息的收集，了解各项目活动开展的相关信息：项目活动内容、项目管理情况、项目财务情况、项目开展的创新探索等；项目产出方面的信息：项目结果监测评价指标相关的信息等。例如，在世界银行贷款／英国赠款中国农村卫生发展项目中，中央项目组确定了 22 个结果监测评价指标，主要信息内容包括：农村居民的经济及卫生支出状况、农村居民医疗卫生服务利用及满意度、公共卫生系统及服务开展情况、新型农村合作医疗覆盖、受益及资金使用状况、政府卫生投入状况、卫生机构服务提供情况、项目改革与创新内容等，以此对项目县项目活动进展及项目管理进行监控。

二、卫生项目监测的信息系统

（一）目前国家的卫生信息系统

近年来，国家逐步加大对卫生信息化的建设，很多省份和地区均在数字化城市的基础上建立数字卫生系统，大大促进了卫生数据的监测和收集。"十二五"期间，卫生部的信息化建设将要围绕"35212"展开，即："3"级卫生信息平台，建立国家、省、区域（地方或县级）三级平台；"5"项业务应用，开展公共卫生、医疗服务、医疗保障、药品监管和综合管理五项业务；"2"个基础数据库，建立居民电子健康档案和电子病历；"1"个业务网络和"2"个体系，建立数据标准体系和网络安全体系。国家卫生卫生系统的建立，为卫生项目的监测提供了有力的技术和制度保障。

（二）卫生项目监测信息系统的建立

卫生项目中的一些全国性项目，属于国家重点关注的"5"项业务应用，即在公共卫生、医疗服务、医疗保障、药品监管和综合管理五项业务之中，可以在卫生部的信息平台上展开监测，或者在卫生信息系统的基础上搭建相关卫生项目平台。当然，由于卫生项目具有明确的目标性和时限性，涉及人群和单位有所不同，也可以单独搭建平台进行项目的信息收集。项目建立用于监测的信息系统时，不但要包括有关卫生项目实施和产出的信息，还要包括项目在执行中有关资金、人员的使用和变动情况，主要有以下几个方面：

1. 卫生项目监测的对象　主要包括任务范围、变更、资源供给、关键假设、进度、项目团队工作时间及任务完成情况等。

2. 收集信息的范围　卫生项目跟踪与报告所要收集的信息主要包括投入活动的信息、采购活动的信息、实施活动的信息和项目产出信息等。

3. 卫生项目监测的过程　卫生项目跟踪与报告包括观察、测量、分析和报告 4 个基本过程。

三、卫生项目信息管理

（一）卫生项目工作的组织及职责

依据卫生项目的规模和范围，各级卫生组织在卫生项目信息系统中承担的职责也各不相同，应定位明确。

笔记

案例 5-1

在世界银行贷款／英国赠款中国农村卫生发展项目中对各级项目组织的职责进行了明确的规定：

（1）中央级：中央级负责监测评价系统的运行和维护，对项目地区进行督导、技术援助等。其主要工作内容包括：监测评价系统的总体设计，计算机软件编制与提供，系统维护，人员培训，质量监督，全部项目县的数据汇总、分析、反馈及传播等。

（2）省级：项目省根据项目监测评价系统的要求和本省工作的需要配备适当的专业人员从事监测评价系统的日常工作。参与监测评价系统的总体设计和其他相关工作，对本省项目县（市、区）进行技术支持和督导。

（3）县级：项目县负责本县监测评价信息的收集、汇总、报送、分析、反馈、储存，在项目执行期间接受有关的培训，并负责培训乡、村两级卫生人员，对乡村两级工作进行监督和指导。如在世界银行贷款／英国赠款中国农村卫生发展项目中，县级项目管理机构负责收集全县人口、社会、经济发展情况，项目活动开展情况，项目财务情况，触发器监测指标，并负责审核、汇总全县各级医疗卫生机构及新型农村合作医疗管理机构所收集的信息；县级医疗机构负责县医院卫生统计年报表；县级疾病预防控制机构负责登记本机构的人力和收支情况，并汇总全县计划免疫情况、公共卫生服务开展情况等信息；县妇幼保健机构负责妇幼保健年报；县新型农村合作医疗管理机构负责合作医疗管理年报表。

（4）乡镇级和村级：如果卫生项目是有关农村卫生的项目，将涉及乡镇和村级卫生机构。乡镇卫生院负责登记并报送本机构的人力、服务量、收支情况以及公共卫生服务情况等信息；接受上级培训和督导，并负责村级人员的培训和指导村级信息的收集。乡镇卫生院由负责卫生统计年报的工作人员对监测评价系统信息进行收集、登记、审核及报送。村卫生室负责村级信息的收集与上报，接受上级的培训和督导。

（二）建立管理制度

卫生项目信息的收集、分析和应用需要制度的保障。在项目实施的准备阶段，需要建立起各项规章制度，以保证项目信息收集与报告渠道的畅通。

1. 制度建立　建立健全各级信息收集报告和反馈制度、信息资料的管理制度、信息管理人员培训制度以及信息管理的监督指导制度。保证各级项目机构有专人负责信息管理与协调工作，明确各级信息管理人员的任务、职责与工作内容，保证年度信息管理、技术指导、监督评价与反馈活动的顺利开展；建立项目信息与日常卫生工作、政府决策或部门管理有效结合的工作机制，提高信息使用效率。

2. 制度执行　结合卫生项目的实际情况，对项目信息收集与报告人员进行培训，提高信息人员素质；根据项目目标和监测评价指标及项目活动开展数据分析，将分析结果进行及时的上报和反馈；应用信息技术对项目管理过程中发生的

笔记

信息进行采集、存储、处理、提取、传输、汇总加工，为项目工作提供全面的、实时的、交互式的管理信息系统。

四、卫生项目信息收集方法

（一）常规统计

按照项目管理的要求建立常规登记报告制度，对项目管理的相关信息、项目监测评价指标的信息、触发条件（triggers）相关信息等进行登记，并按要求及信息需求进行整理、分析和报告。报告频率可分为实时监控或定期报告。一般来说，项目监督评价指标的数据收集由开展活动的相关部门负责，数据整理、分析和报告由项目管理机构负责。

（二）项目基线、中期、终末调查

为便于评价公共卫生项目的效果评价，项目一般会设计对干预对象的基线调查、中期调查和终末调查，这是项目信息收集的重要方式，项目计划应对调查的时间、方法、内容等进行相关规定。在实际执行中，还要制订详细的调查方案。

从定义上来看，监测主要包括项目信息的测量，但卫生项目的信息监测往往与项目评价结合在一起。项目活动进行中的评价与项目开展前的评估是不一样的。前者是在经济社会发展政策、战略、规划和项目确定之前，根据国家法律以及项目的规模、位置和内容等，所开展的环境影响评估（environmental impact assessment，EIA）、健康影响评估（health impact assessment，HIA）和社会影响评估（social impact assessment，SIA），这些评估是在项目立项前进行的预测性、综合性评估，是根据现有数据对环境、健康和社会的积极和消极影响的研究；后者是在项目执行过程中的不同时间节点上，对项目执行情况进行的测量。两者的共同点是为后续决策和工作提供依据，均是循证决策的基础。

（三）专题调查

要想全面了解项目的执行情况，全部依靠项目监测往往是不够的，为弥补监测信息的不足，在项目实施过程中，需要按照项目要求，在适当的时间进行适当规模的专题调查，以期获得更加全面和丰富的项目信息。问卷调查、专题小组访谈、个人深入访谈和实地观察等，是常用的专题调查方法。

五、信息报告

信息报告的形式主要有2种：

（一）实时报告

实时报告是卫生项目管理者获取项目信息的主要方式。一般大型公共卫生项目会建立起规范的项目信息报告体系，项目执行机构可将项目财务、采购、计划执行情况等管理信息，按照规定的程度及时报送各级项目管理机构；中小型项目也可通过既定的报告方式，及时报告项目进展的各种信息，使项目管理者能够随时了解项目的执行情况。

笔记

（二）定期报告

定期报告是各类大中型卫生项目普遍采用的信息报告方式,依据项目的执行期限确定报告的频次,周期较长的大型一般规定半年报和年报。定期报告是项目监控的重要手段,一般须按照预定的过程监控指标评价指标来收集和报告相关信息。例如,世行贷款卫Ⅷ项目中,各项目省、县定期报告的内容包括:①各项目省、县在这一阶段内的项目进展情况(活动进展、财务进展等方面)的总结;②项目实施过程中所遇到的问题、所取得的成效、成果以及经验等;③对目前进展情况以及所取得成果的深层次分析;如有可能最好有一些关于项目活动的典型案例介绍。

六、卫生项目监测信息的质量控制

项目信息的准确性是有效利用项目信息的基础。卫生项目的监测信息主要由项目执行者收集和上报的,从信息的获取到上报,一般需要经过多个环节,受到各项目组织内外各种因素的影响,必须建立和实施规范的项目信息监测质量控制制度,才能保证信息的统一、完整和准确。例如,在卫Ⅷ项目中,中央项目管理机构对项目信息管理提出了明确的要求:各项目省、县项目办负责收集和管理本省、县的项目信息;有专人负责项目信息管理系统的日常维护、信息整理与报送,并负责对收集信息的质量进行核查;掌握报表内容及各项指标的定义、要求和单位;对有疑问或不合理的数据应进行核查或更正;检查指标间逻辑关系等。

七、数据分析、信息交流与发布

卫生项目管理者应该充分利用所收集到的信息,及时进行分析,通过分析总结项目开展的经验、发现项目实施中的问题,及时调整项目活动,以确保项目目标的实现。应该根据不同利益相关者的需求撰写项目实施进展报告,并以适宜的形式开展项目信息的沟通。对于一些公众关心的公共卫生项目,还应适时地通过各种大众媒介向公众公布项目情况。

对项目所进行的探索以及取得的经验,应及时向非项目地区传播和推广,为相关卫生政策的制订提供依据。

第三节　卫生项目的控制

一、卫生项目控制的概念

所谓卫生项目控制(health project controlling),就是对卫生项目进展进行监视和测量,若发现实际情况偏离了基准,就要找出原因并判别偏离基准是否会最终影响项目计划的实现,如果是,则应采取行动,使过程回到计划轨道或更有利的轨道上去;反之,则不必过多干预。

笔记

项目控制是项目管理人员的主要职能。例如,项目管理者通过项目监测发现某项目活动的结束时间有拖延,他就可能需要调整人员的安排计划,或者要求现有人员加班;一旦加班,就可能增加其他资源,就必须在预算和进度之间进行权衡。由此来看,各级项目经理是进行日常项目控制的主体。在许多大型卫生项目中,往往设置项目办公室,项目控制就成为项目办公室的主要职责;一些小型项目没有设立项目办公室,项目控制职能一般由项目负责人或其委托的项目管理人员负责。目前,在一些政府发起的卫生项目中,还规定由项目监理公司作为第三方参与项目的质量控制。随着项目管理制度的不断完善,公共卫生项目的质量控制逐步由项目组织的内部控制,转变为内部控制与外部控制相结合的方式,以提高项目执行质量。

二、卫生项目控制过程

项目控制过程一般包括制订项目监督目标、建立项目绩效考核标准、衡量项目实际工作状况、获取偏差信息、分析偏差产生的原因和趋势、采取适当的纠偏行动等步骤。

(一)制订项目控制目标,建立项目绩效考核标准

项目控制目标包括项目的总体目标和阶段性目标。总体目标通常就是项目的合同目标;阶段性目标可以是项目的里程碑事件要达到的目标,可以由项目总体目标分解来确定。绩效标准通常根据项目的技术规范和说明书、预算费用计划、资源需求计划、进度计划等来制订。

(二)衡量项目实际工作状况,获取偏差信息

通过将监测所获得的信息,以及各种项目执行过程的绩效报告、统计数据等文件,与项目合同、计划、技术规范等文件对比,及时发现项目执行结果和预期结果的差异,以获取项目偏差信息。

(三)分析偏差产生原因和趋势,采取适当的纠偏行动

项目进展中产生的偏差就是实际进展与计划的差值,一般会有正向偏差和负向偏差两种。正向偏差不一定是好事,负向偏差也不一定是坏事,关键是看正、负向偏差产生的原因。

1. 造成项目偏差的责任方通常有卫生管理机构、项目执行机构、项目相关部门和机构及不可抗力等。

2. 造成项目偏差的根源有项目目标的原因、项目理论与项目假设的原因、项目计划的原因、项目实施过程的原因等。

3. 偏差趋势分析主要是分析偏差会随着项目的进展增加还是缩小,是偶然发生的还是必然会发生,以及对项目后续工作的影响程度等。

4. 偏差分析的目的就是为了确定纠偏措施,明确纠偏责任。只有掌握了项目偏差信息,了解了项目偏差的根源,才可以有针对性地采取适当的纠偏措施。而只有明确了造成偏差的责任方和根源才能分清应由谁来承担纠正偏差的责任和损失,以及如何纠正造成偏差的行为。

笔记

三、卫生项目控制方法

（一）项目管理三角形

所谓项目管理三角形,是指项目管理中范围、时间、成本 3 个因素之间的互相影响的关系。一般认为,为了缩短项目时间,就需要增加项目成本(资源)或减少项目范围;为了节约项目成本(资源),可以减少项目范围或延长项目时间;如果需求变化导致增加项目范围,就需要增加项目成本(资源)或延长项目时间。因此,项目计划的制订过程是一个多次反复的过程,根据各方面的不同要求,不断调整计划来协调它们之间的关系。

（二）挣值分析

挣值分析(earned value analysis,EV)是项目成本控制中经常采用的一种技术性分析方法。它主要衡量目标实施与目标期望之间的差异,又叫成本偏差分析法。这种方法通过测量和计算已完成工作预算成本、已完成工作实际成本以及计划工作的预算成本,从而得到相关计划实施的进度和成本偏差,以此达到判读项目预算和进度执行情况的目的。详细内容可以参看"卫生项目的成本管理"一章。

（三）项目控制要素的权衡分析

项目控制的目的是为了确保项目实施能满足项目的目标要求。对于项目可交付成果的目标描述一般都包括交付期、成本和质量这 3 项指标,因此项目控制的基本内容可以从进度控制、费用控制和质量控制这 3 项基本内容出发展开分析。在项目控制过程中,进度、费用和质量这 3 项控制指标通常是相互矛盾和冲突的。如加快进度往往会导致成本上升和质量下降;降低成本可能会影响进度和质量;同样,过于强调质量也会影响工期和成本。因此,在项目的进度、成本和质量的控制过程中,要进行权衡分析。

1. 权衡分析的步骤 首先,理解和认识项目中存在的冲突,寻找和分析引起冲突的原因。冲突原因有可能来自人的差错、不准确的预算、关键信息有误等;或者来自不确定问题或未想到的问题,例如,政策的变化、资源分配的变化、就医方式变化等。其次,展望项目的各个方面、各个层次的目标,分析项目的环境和形势,然后确定多个替代方案,分析和优选最佳方案。最后,审批及修改项目计划。当然,更新计划形成后要按照变更的程序提出申请,经项目上级管理方批准后才能实施。

2. 权衡分析的方法 权衡分析法常用图形分析的方法,权衡质量、进度和成本 3 个要素,以获得最优的控制方案。当这 3 个要素中有一个固定不变时,那么另两个要素可建立相互间二维函数关系。

（1）质量不变前提下的权衡。图 5-1 给出了当质量保持不变时,成本与进度的函数曲线。点 CT 代表目标成本和进度。如果要加快进度,完成任务将大大增加成本到 N 点;如要减少成本的增加,可以延长任务完成时间,这就是对成本和时间的权衡。M 点为增加成本的最低点。

当质量标准不变时,可以从以下方面着手建立进度 / 成本曲线:①从资金入手，获得额外资源，追加项目预算，以解决成本突破预算的问题；②从工作入手，重新定义项目工作范围，删减一部分工作量；③从分配入手，改变资源分配，支持正在跟踪的关键线路活动；④从流程入手，改变活动流程，这很可能导致对资源的重新计划和分配。

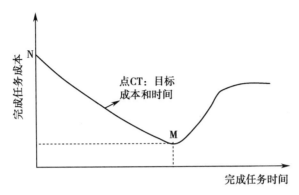

图 5-1　质量不变下的成本 - 时间权衡

（2）成本不变情况下的权衡。图 5-2 给出的是当成本不变时，质量对进度的函数关系曲线。图中 A、B、C 3 条曲线代表 3 种不同的技术路线。

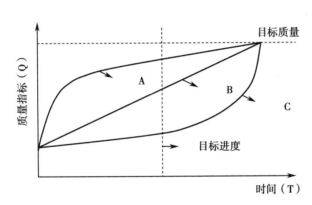

图 5-2　成本不变下的质量 - 时间权衡

3 条曲线的斜率发展情况不一样。其中，曲线 A 开始时斜率大，$\triangle Q/\triangle T$ 最大，随着时间 T 的增大 $\triangle Q/\triangle T$ 逐渐减少，因此在开始时增加时间可获得较大的项目质量提高。而随着时间的增加，斜率变小，质量提高的程度越来越弱。是否坚持已制订的目标进度，取决于质量的达到水平。如曲线 A，在目标进度点时质量水平已达到 90% 左右，可以坚持目标进度而牺牲 10% 的质量要求。对于路径 C，质量随时间增加而增加的趋势变化正好相反，必须延长时间。因为受益人不可能接受不到原质量要求 50% 的项目产出。对路径 B，则取决于受益人能接受的最低质量的多少。

（3）时间固定时的权衡。图 5-3 是指时间固定时，成本对质量的变化，同样

笔记

给出 A、B、C 3 种情况。图 5-3 和图 5-2 很相似，权衡方法也基本相同。

当同时考虑进度、质量、成本 3 个要素时，需要用三维图解分析法。这也是一种常见的情况。由于在三维立体空间坐标上建立曲线复杂而又难以表示清楚，需在今后使用时不断探索相关技术。

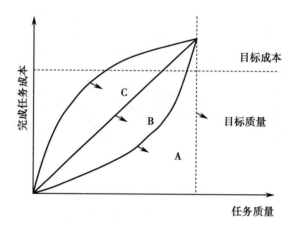

图 5-3　时间不变下的成本 - 质量权衡

（四）鱼骨图法

鱼骨图（fishbone diagram）又称为因果分析图（cause & effect diagram），在进行偏差原因分析时可以使用。如图 5-4 所示，把各个方面的问题罗列出来后，图形看上去有些像鱼骨，问题或缺陷（即后果）标在"鱼头"外。利用鱼骨图进行原因分析的具体步骤是：首先按照头脑风暴法列出卫生项目中出现问题的主要方面（鱼大骨）。注意标注时按照时间顺序。如图 5-4 所示，某项重大缺陷的出现可能是由于时间、设备、方法、材料等方面的问题。接着，在鱼骨上长出鱼刺（鱼中骨），在鱼刺上面按出现机会多寡列出产生问题的可能原因。如果想继续深入挖掘原因可以继续生出鱼刺（鱼小骨）。鱼骨图有助于说明各个原因之间如何相互影响，而且也能表现出各个可能的原因是如何随时间而依次出现的，这种方法有助于着手解决问题。对偏差原因的分析，还应包括各种原因对偏差的影响程度，对影响程度大的原因要重点防范。利用项目偏差的因果分析图，找出全部偏差原因之后，可通过专家评分法给出各种原因对偏差影响程度的权重。

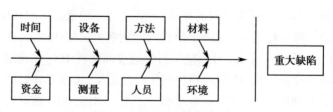

图 5-4　项目偏差因果分析图

第四节 卫生项目的督导

一、卫生项目督导概述

项目督导是大型卫生项目采用的一种特殊的质量控制方式,适用于执行单位众多且分散的大型公共卫生项目。当卫生项目在不同民族、不同文化的地区实施时,往往具有一定的探索性,而且由于涉及居民健康利益,备受关注。为了能够督促卫生项目按照计划实施,解决在实际实施中的问题与障碍,项目管理部门组织相关领域专家进行项目业务指导、财务和进度等的监督。由此来看,卫生项目的督导(health project supervisor)就是指由卫生项目的发起者或出资者组织进行的,在卫生项目进行过程中,针对卫生项目的质量、进度、资金等方面,开展阶段性的监督和指导。卫生项目督导往往是由卫生行政单位的相关部门组织进行,如国家级的或者省(市)级的项目办公室组织进行。从整个项目执行过程来看,它属于内部控制;而对于一个具体项目执行单位来看,它又属于来自外部的监督。

卫生项目督导的内容非常广泛,既有对项目按计划执行的监督,也有对项目实施的指导,包括两方面的内容:

(一)对卫生项目活动的指导

卫生项目涉及医疗卫生领域广泛,有区域或全国性的公共卫生项目,如重大疾病预防与疾病控制项目、改水改厕项目、饮用水加氟项目等;也有专门针对基层的卫生保健项目,如基本公共卫生服务项目、初级卫生保健项目及基层卫生服务能力建设项目。这些项目分布广泛,主要由基层卫生机构执行,而基层机构对项目的认识与理解存在一定偏差,需要相关专家的指导和帮助来统一认识。

(二)对卫生项目执行的监督

督导人员通过对比项目计划与实施情况,及时发现和纠正偏差,使项目按照预定计划执行。卫生项目督导更关注于项目开展活动的阶段性标准、财务管理、采购管理、数据监测等方面的内容,并通过与相关部门的沟通,促进各类问题的及时解决。

二、卫生项目督导的方式和类型

卫生项目的督导可以采取多种形式,可根据项目的特点选择不同的督导方式。

(一)内部督导和外部督导

内部督导是指项目管理组织对项目实施情况的监督指导。主要由项目管理者组织,如卫生行政部门、卫生行政部门委托的机构等;也可由项目的出资方组织,如世界卫生组织、世界银行等。外部督导主要指项目管理者把监督评价的任务委托给第三方进行。较为常见的是委托给卫生领域的研究所、科研院校等相关专家或团队进行,外部督导常常以立项课题的形式进行,这种方式有利于发挥相关领域专家的作用,具有一定的客观性和科学性。

笔记

（二）正规督导和非正规督导

正规督导和非正规督导也可以被称为定期督导和不定期督导。正规督导就是按照既定的督导计划定期召开进程情况汇报会，阅读项目实施情况报告等。正规督导要利用项目实施组织或项目领导层建立起来的管理系统进行监督，如项目管理信息系统、变更制度、项目实施组织财务系统、工作核准系统等。非正规督导主要包括项目的领导层频繁地到项目管理现场，同项目管理人员交流，了解情况，及时解决问题。这又被称为"走动管理"。

非正规督导有若干好处：了解的情况多而及时；人们在现场要比在办公室里坦率、诚恳；项目管理人员在工作岗位上要比不在时更愿意向他人介绍自己的工作和成就，项目领导若在这时候表示赞许，则能激发他们的干劲和创造精神；如果项目要出问题，则容易在其酝酿阶段发现；在现场，容易缩小项目督导人员和实施项目成员之间的距离，使讨论问题的气氛更融洽，更容易找出解决问题的办法。

正规和非正规两种督导的步骤相同，非正规督导要比正规督导频繁。正规督导每次花费的时间一般比非正规督导长，但总的时间上非正规督导并不比正规督导少，有时反而更多。正规和非正规两种督导过程都必不可少。

（三）预防性督导和更正性督导

预防性督导就是在深刻理解项目各项活动，预见可能发生的问题基础上，制订出相应的措施，防止不利事件的发生。制订规章制度、工作程序、进行人员培训等都属于预防性督导。

更正性督导是由于未能或者根本无法预见项目会发生什么问题，只能在问题出现后采取行动，纠正偏差。更正性督导要比预防性督导用得更多些。利用反映过去情况的信息指导现在和将来的工作，即为信息反馈督导。更正性督导往往借助信息反馈来实现，其关键是信息要准确、及时、完整地送达项目领导或其他决策者手中。

（四）预先督导、过程督导和事后督导

预先督导是在项目活动开始时进行，可以防止使用不合要求的资源，保证项目的投入满足规定的要求。如项目活动团队或培训采用的教材的一些检查。

过程督导是对进行过程中的项目活动进行检查和指导。过程督导一般在现场进行。过程督导一定要注意项目活动和督导对象的特点。很多项目活动是分散在不同的空间和时间中进行的。如何进行过程督导，需要项目领导动些脑筋。

事后督导在项目活动或阶段结束或临近结束时进行。事后督导可以与过程督导结合进行，不宜单独采取事后监督，因为不利的偏差已经造成损害，再也无法弥补了。

三、卫生项目督导的步骤

（一）制订项目各阶段完成标准

每个项目均有各个阶段完成的目标，或标志性成果，对项目的监督主要是与

已有的标准进行对比,衡量一下是否已经按计划完成工作任务。卫生项目也不例外,如不同阶段的指标可以是改水改厕的数量、普及率等。但卫生项目的不同之处是:有一些标志性成果很难在短时间内显现出来,如社区居民就近就医的发生率,居民就医的满意率等。每个卫生项目活动的开展,需要社区居民有一段时间的认识过程,才可能显示出与项目开展之前的区别。所以制订的标准要考虑可衡量性,要客观指标与主观指标相结合形成完成标准。当然,制订每个阶段的完成目标或标准时,还要考虑项目本身的指标,如资金使用率。

（二）制订督导计划

制订督导计划是为了让项目执行单位可以有计划的准备相关材料,以备接受检查。一个正规的督导应该具有督导计划。在制订督导计划时最重要的就是时间计划,一般来说,可以一年一次,但对于不同级别可以频率不同。如卫生部的项目办或专家组可以每年对省(市)级单位督导一次,而省(市)级项目办或专家组可以每年对县级项目组督导两次,每半年一次。

（三）组织和实施督导

在较大的卫生项目中,国家一级和省(市)一级的项目负责部门主要以组织专家组的形式开展督导,及时提供项目管理、技术等全面的帮助、指导和建议。专家组主要来自相关领域的专家,是由非项目单位的第三方人员组成。采取的形式可以是现场督导,也可以不进入现场,听取项目领导汇报,进行会议评价的形式。专家组进行督导时往往与项目过程中的评价、项目进展监测结合在一起,根据信息系统监测结果和专题评价结果综合考察项目进展。

（四）督导结果的分析

各级项目管理部门与专家组进行充分的调查走访以后,收集定性和定量资料,进行统计分析。

（五）制订解决对策

在调研结果总结完成后,督导组的专家还要根据目前项目的进展情况,分析项目进行中的主要问题,查找问题发生的原因,针对原因制订相应对策。这些对策是及时和实用的,以促进项目按照预计目标发展。必要的话,还可以对执行情况较好的省(市)、县进行奖励,制订激励机制。根据激励机制,如果项目县实施的活动质量高、绩效佳,此类项目县可在其预算范围外,获得更多的项目经费用于扩展项目试点内容或开展项目建议书中未包括的创新活动。

（六）督导结果的反馈

督导完成以后,最重要的是要向项目单位进行督导结果的反馈,包括重要调查依据。督导的目标是促进项目活动按时按质开展,因此,为了今后项目开展活动更加贴近目标标准,督导组必须公布督导结果,提供建设性意见,促进项目的最终完成。

由于卫生项目往往涉及教育、医疗等民生问题,涉及公众的利益,所以,项目必须向公众负责,有一些监督评价的结果要向公众报告。具体到一般卫生项目或者卫生改革项目来说,由政府相关部门向社区居民负责和报告。

笔记

第五节 卫生项目的变更管理

一、卫生项目变更的原因

卫生项目的实施是按照项目计划进行的,任何偏离卫生计划的项目活动,都可以认为是项目项执行过程中存在的问题,但在项目的实际执行过程中,这种完全按项目计划执行的情况是很少见的,多数卫生项目的实施,或多或少都会与项目计划存在一定的差距。尤其是项目总是处在一个变化的环境中,许多项目是独一无二的活动,事前的计划编制并没有一个合理的标准,项目发生变更就是不可避免的。在项目实施中发生的较大的变化就需要按照程序进行变更,发生变更的主要原因包括以下几个方面:

1. 项目计划只是对项目全过程各个方面的一种设想、预测、谋划和主观安排 项目计划的安排只是尽量地符合实际,但卫生项目的实际进程在制订计划时是不可能都预料到的。

2. 在制订计划时,一些卫生项目目标并不是十分清晰 由于卫生项目的独特性,不但项目决策层不可能预料到将来的所有情况,就连项目干预对象和其他利益相关者,如患者、社区居民、项目委托人等,对于项目的真正期望和要求也常常是不清楚的。

3. 项目的内部环境和外部环境总是变化的 在项目实施过程中,项目组织、项目经理、项目团队可能会出现非预期的变动;国家卫生方针政策可能出现调整;项目的一些利益相关者的立场、态度可能出现改变等,这些变化均可能影响到项目计划的执行。

4. 利益相关者需求的变化 项目各利益相关对项目的期望和要求是不断变化的,随着项目的开展,项目各利益相关者对项目的要求和期望会越来越具体。他们的要求甚至会使项目计划发生颠覆性的变化,这是项目决策者难以预测的,在制订各方面计划时难免有疏漏。也就是说,项目计划的主观性很强,实际情况难免出人意料。

总之,项目计划在执行过程中,一定会有种种原因使项目不能按照原先计划的轨道进行,从而出现偏差。当然,项目不按照原计划进行,往往是新的轨道比原来的轨道更好。正因为如此,项目管理者就需要对项目各过程进行控制和变更管理,以期适宜环境的变化,更好地满足项目各利益相关者的期望和要求。概括起来,卫生项目变更管理的目的一般包括七个方面:发现问题、纠正偏差,总结教训、改善服务,调整计划、优化资源,传播经验、推进工作,持续改进、实现目标。

二、卫生项目变更管理概述

不管项目运行准备阶段的工作如何细致、全面,在项目实施过程中仍然会遇到各种预料之外的事情。项目中出现的所有这些变化都可能会影响项目寿命周

笔记

期中的任何一个方面,并导致项目管理活动发生变更。因而,在项目执行过程中,要保持预测能力,防患于未然;要具有快速反应能力,以应付各种突然的变化。该阶段是工作量最大的阶段,只有加强管理、随时进行变更处理,才能在不突破预算的情况下,达到既定的项目目标。

(一)卫生项目变更管理的涵义

卫生项目变更管理(health project change management)是指卫生项目组织为适应项目运行过程中与项目相关的各种因素的变化,保证项目目标的实现而对项目计划进行相应的部分变更或全部变更,并按变更后的要求组织项目实施的过程。项目变更管理的目的是以一种对于项目影响最小的方式改变现状。它包括以下主要内容:

1. 了解变化　在项目实施过程中,项目组织要经常关注与项目相关的主客观因素,及时发现和把握变化,认真分析变化的性质,确定变化的影响,适时进行变化描述。如在一些农村卫生室的建设过程中,由于农村人口流动到城镇,自然村落逐渐萎缩,人口数量下降,按照固定的标准建设卫生室不但花费高,而且明显供过于求,因此还需在实际实施中估计卫生室筹建的规模。

2. 进行变更处理　当变化了的各种因素影响到了项目的顺利实施时,项目组织必须及时进行计划变更,以确保项目目标的实现。项目计划的变更应征得项目主体的同意,项目组织还应及时向其反馈变更及变更执行情况。

3. 监控变更合理性　变更处理总是根据项目实施的客观需要进行的,但并不是每次变更都是合理的。或许现在的变更处理并不经济,还有更好的变更办法,或许我们的变更还有违背客观规律的情况,变更计划根本就行不通。

(二)项目变更管理的种类

变更因多种变化而存在,其形式也多种多样,但主要的有以下几种:项目范围变更、项目进度变更、费用预算变更、项目合同变更、项目人力资源的变更。

三、卫生项目变更的影响

项目的环境是变化的,项目也是变化的。如果项目领导有效地监督项目变化,那么项目最终就能在变化的环境中成功地实现。如果想有效地监督项目的变化,使其始终朝正确的方向发展,那么项目计划是监督变化的基线;如果想成功地实现项目的目标,面对变化的环境,则适当地调整计划是成功的关键。通过比较调整的计划和原定的计划,可以很快地估计出项目变化对项目预算、进度以及资源的影响和冲击。项目的变更给项目带来的影响和冲击主要涉及以下几个方面:①项目的目标;②项目团队的成员;③项目的成本预算;④完成项目的时间;⑤完成项目所需的原材料、设备、工具。这5个方面,既是项目变化的主要影响因素,也是制订项目计划必须首先考虑的因素。有些变化可能会影响其中的几个因素,有些变化则可能会同时冲击这5个因素。面对影响和冲击,有时管理者必须对项目重新进行规划、论证和实施。环境的变化会引起项目变化,项目变化则要求项目变更,这种变更可以发生在项目实施过程中的任一阶段。我们知道项目资源的投入随着时间的推进有一个规律性的变化过程。

笔记

项目变更是正常的,不可避免的。在项目的实施过程中,变更越早,损失越小;变更越迟,难度越大,损失也越大。项目在失控状态下,任何微小变化的积累,最终都会对项目的质量,成本和进度产生较大的影响,这是一个从量变到质变的过程。

四、卫生项目变更的控制

为了作出合理、正确的项目变更,一个更好的方法就是同项目团队交流、协商。当项目发生变化时,同团队成员交流,向他们询问变更的方案,能避免决策时的盲目性;同时,团队成员是项目计划的执行者,合理的项目变更应以其可行性为基础,这样才能避免团队成员的反感情绪。例如,患者需求的变化对项目的完成时间提出了更高要求,如果项目负责人贸然作出把既定完成时间提前、要求团队队员周日加班夜晚加班的决定时,团队成员显然会提出反对意见。

(一)卫生项目变更控制程序

1. 明确界定项目变更的目标　变更的真实目的是为了解决问题,更好地满足居民的要求。如果变更后项目的目标模糊不清,那么团队成员在实施中就难以确定努力的方向,即使项目团队完成了项目,也难以确定实现了的目标是否真的满足了客户的要求。

2. 把项目变化融入项目计划中　把项目变化融入项目计划中是一个新的项目规划过程,只不过这一规划过程中以原来的项目计划为框架,在考察项目变化的基础上完成的。通过新旧计划的对比,项目管理者可以清楚地看到项目变化对项目预算进度、资源配置的影响和冲击,把握项目变化的影响和冲击是相当重要的,否则就难以作出正确的决策和合理的项目变更。

3. 选择冲击最小的方案　项目的目标、预算、团队队员以及项目的进度是决定项目计划的主要因素,作出项目变更时,力争在尽可能小的变动幅度内对这些主要因素进行微调。如果它们发生较大的变动,就意味着项目计划的彻底变更,这会使目前的工作陷入瘫痪状态。项目影响说明文件由项目负责人提供,用于描述各种可行性方案以及每种方案的利弊,或许还包括最佳方案的推荐。

4. 项目变更的审批　谁应该来批准变更?一条非常有用的指导原则是:变更,只应由那些受到变更影响的利益相关者来批准。遵循这条原则,你可以避免因需要过多签字而延缓批准的过程。

5. 做好详尽的项目变更记录　项目变更的监控是一个动态的过程,在这一过程中,拥有充分的信息、掌握第一手的资料是做好合理变更的前提条件,而记录这一变化过程,本身就是监控的主要内容。

6. 及时发布变更信息　只有项目领导层和部分项目关键人员才清楚地控制着项目变更过程的始终,而其他更多的团队成员并未获得项目变更的完全信息,因此,当项目领导层作出变更决策时,应及时将变更信息和方案公布于众。

对于大型项目,应当有正式的变更控制系统管理变更请求的评估与实施。一般的变更要经过图5-5所示的步骤。

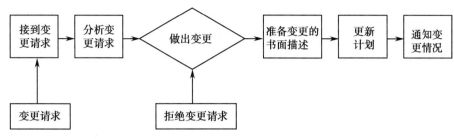

图5-5　项目变更控制系统

(二)卫生项目变更的监控程序

在项目变更过程中,必须建立用于协调和综合项目变更的正规监控程序,用于对变更要求进行审查、明确任务间的冲突、估计变更方案的得与失、接受或否定变更要求、与所有相关团体就变更进行交流,最终确保变更合理实施。

在建立正规项目变更控制系统的过程中,需要遵照一些基本的工作方针。主要方针具体如下:

1. 所有项目合同都应包括有关计划、预算和交付物的变更要求的描述。

2. 提出变更必须递交项目变更申请。项目领导要重视项目的每项变更,项目执行单位的每次变更申请都必须记录存档。项目团队必须提供标准的变更申请表(表5-1)。只有当项目团队清晰地理解了变更申请,项目团从才能进一步评估变更的影响(在评估过程中项目团队要考虑客户的满意程度),并最终决定是否接受变更申请。

表5-1　变更申请表

项目名称:
项目领导(委员会):
变更申请者:
变更申请日期:
变更描述:
变更理由:
批准者:　　　　　　　　　　　　　　日期:

3. 变更要经上级部门批准,在变更申请上签名。

4. 所有的变更在准备变更申请和评估之前,需与项目领导商讨。

5. 在变更申请完成并得到批准之后,必须对项目总计划进行修改,以反映出项目的变更,这样,项目变更申请就成了项目总计划的一部分。

(三)卫生项目变更控制的结果

对于一个变更的申请,由于卫生项目主要由不同的卫生行政部门负责,因此卫生项目受不同级别的纵向管理,即国家级、省(市)级和县级。不同级别负责不同程度的变更管理权限,只有重大的变更才由国家一级的部门进行审批。一般来说,接受申请的上一级部门一般有6种可能的结果:

1. 在现有的资源和时间范围允许的情况下采纳　这是项目领导遇到的最简单的情况。在考虑了变更对于进度的影响之后,项目领导决定,可以采纳变更申请,而且变更也不会影响到项目的进度和资源。

2. 可以采纳,但需要延长交付进度　变更的唯一影响是延长交付进度,而不需要额外的资源来满足变更申请。

3. 在现有的可交付进度内可以采纳,但需要额外的资源　采纳这种变更申请,项目领导需要获得额外的资源,但项目能按照现有的进度和变更后进度交付。

4. 可以采纳,但需要额外的资源和延长交付进度　这种变更申请将需要额外的资源和延长交付进度。

5. 可以采纳,但需要采取多次发布策略,并排定不同发布时期交付成果的优先次序　这种情况发生的频率会超出项目领导的想象。为了采纳变更申请,项目计划将不得不进行重大修改,但有其他的解决方案。例如:最初的要求包含10个特征,从而形成现有的计划。变更申请要求增加2个特征,这时项目领导就会请利益相关人员重新排定这12个特征的优先级。他会使前8个特征早于原先计划的交付时期完成,而后4个特征晚于原计划的日期完成。换句话说,就是项目领导将有些重要的工作提前完成,而有些不重要的工作延迟完成。很多情况下,这种权衡是行之有效的。

6. 不能采纳,将严重影响项目的进程　这种变更申请非常重要,甚至会导致彻底放弃现有的项目计划。这里有两种解决方案:一种是拒绝变更申请,项目照常进行,并且把申请看做另一个项目;另一种是停止现有的项目,根据申请重新计划,启动一个全新的项目。

总之,变更是无法避免的。有些变更具有积极意义,而有些却没有。项目领导必须懂得如何引入这些变量,以确保与享受卫生服务的居民、高级管理层和项目组之间的关系,保证按时、按预算、高质量地完成项目。

五、退出机制

基于卫生项目的探索性,督导组专家要对项目的具体实施开展不间断的督导工作,如果项目执行单位的实施被评定为不可接受,则采取退出机制要求其退出项目。在项目的委托书里应该对项目的退出标准、依据和程序进行详细规定。如果项目县的实施被评定为不符合项目要求,则依照退出机制要求其退出项目。

案例 5-2

在世界银行贷款/英国赠款中国农村卫生发展项目中,要求项目县退出项目的标准以及作出退出决定的程序如下:

1. 如果项目县连续两次没有实现规定的过程进展指标要求,则需要项目省帮助制定一个补救行动计划，包括问题分析、要采取的措施（包括获得额外的技术援助支持）、预期结果。补救行动计划应当立即实施。

2．在实施补救行动计划的 9 个月内，国家项目专家组要对其进行评价，评价结果将供独立评审小组审核。

3．结合对第 2 年里程碑指标的评价结果，独立评审小组向联合督导团提出是否要求该项目县退出项目的建议。

4．作出退出项目的决定后，退出的项目县需要将未开展项目活动的经费退还省财政厅指定账户，并办理其他必要的退出手续。

5．联合督导团将设立第四年的里程碑指标，以便在项目实施两年之后采用相同程序决定退出项目。

本章小结

1．卫生项目的实施就是在已制订的项目计划基础上，按质按量地开展一系列活动，督促项目按期顺利完成。

2．卫生项目实施的内容主要包括卫生项目的启动、监测、控制、督导和项目的变更五项内容。

3．由于卫生项目评价指标具有一定的不可预测性，因此对于卫生项目的过程监测与监督就显得格外重要。

4．在卫生项目实施的整个过程中对项目状态以及影响项目进展的内外部因素进行及时、连续、系统的记录和报告，就是卫生项目的监测。

5．对卫生项目的监督主要是采用内部的控制和专家团的督导，内部的项目控制主要由项目经理来完成。卫生项目的督导是卫生领域进行项目指导和监督的一种特殊形式，主要由政府或项目的委托方组织该卫生领域的专家组成督导团开展工作。

6．在卫生项目的整个实施过程中，不可避免地会出现与项目计划不一致的安排与活动，需由项目经理提出项目变更申请，并进行备案，经审批后才能按照新的项目计划实施项目。

关键术语

卫生项目的实施 health project executing

卫生项目监测 health project monitoring

卫生项目控制 health project controlling

卫生项目的督导 health project supervisor

卫生项目变更管理 health project change management

讨论题

某县卫生局科教科王科长作为负责人参加了省农村卫生项目，这个农村卫

笔记

生项目的主要目的是建立村一级的社区卫生服务站,并通过项目建立村服务站与镇卫生院的沟通与联系,特别是在人员、药物、业务等方面的互帮互学。在2012年初,项目计划制订完成并已经批复,准备实施。但是,在项目执行过程中,他发现在每一个村庄均建立一所社区站花费较大,而且有的村人口较少,低于400户,且很多青壮年在外打工,社区站的服务人口较少。于是,他提出:是不是需要进一步确定建立社区站的范围。请问:

1. 在项目实施过程中,王科长应该注意哪些方面的内容?

2. 项目实施过程中出现项目计划改变,应该遵循怎样的程序与方法?

思考题

(一)填空题

1. 项目建立用于监测的信息系统时,不但要包括有关____和____的信息,还要包括____、____和____ 3 个方面。

2. 项目控制过程一般包括____、____、____、____、____、____等步骤。

3. 卫生项目信息收集方法有____、____、____。

4. 卫生项目变更管理是指卫生项目组织为适应项目运行过程中与项目相关的各种因素的变化,保证____而对____进行相应的部分变更____或____,并按变更后的要求组织项目实施的过程。

5. 在建立正规项目变更控制系统的过程中,需要遵照的 2 个基本工作方针是:____和____。

(二)选择题

1. 下面关于卫生项目实施的叙述,不正确的是

　　A. 卫生项目的实施就是针对卫生项目计划的实施

　　B. 卫生项目的实施过程也可以包含项目控制过程

　　C. 卫生项目的督导是卫生领域项目管理的一种特殊形式

　　D. 卫生项目的变更不属于卫生项目实施中的环节

2. 卫生项目督导的内容不包括

　　A. 卫生项目的业务指导　　　　B. 卫生项目资金的使用进度

　　C. 卫生项目变更的批准　　　　D. 卫生项目组间的协调

3. 下面哪一种方法为项目实施控制中的偏差原因分析

　　A. 鱼骨图法　　　　　　　　　B. 挣值分析法

　　C. 项目管理三角　　　　　　　D. 项目控制要素的权衡分析

4. 所有经批准的变更都应反映在什么计划当中

　　A. 质量保证计划　　　　　　　B. 变更管理计划

　　C. 项目计划　　　　　　　　　D. 风险应对计划

5. 以下哪一项不属于卫生项目督导的方式和类型

　　A. 内部督导和外部督导　　　　B. 定期督导和不定期督导

　　C. 预防性督导和指导性督导　　D. 预先督导、过程督导和事后督导

笔记

（三）简答题

1. 卫生项目计划实施的主要内容包含哪几方面？

2. 卫生项目控制要素的权衡分析主要是指对哪些因素的分析？步骤是什么？

3. 卫生项目督导的方式和类型有哪些？

（四）问答题

卫生项目变更控制程序包括哪些主要步骤？

（关丽征）

笔记

第六章

卫生项目结果评价

学习目标

通过本章的学习,你应该能够:

掌握　卫生项目评价概念、目的和类型。

熟悉　卫生项目评价的步骤和方法。

了解　卫生项目评价设计类型和适应条件。

章前案例

　　西北地区某贫困县在世界银行贷款支持下开展了县级公立医院临床诊治技术优化和补偿机制改革试点项目。其目标是通过实施优化的临床路径和以临床路径为基础的单病种定额支付方式,辅以电子化临床路径监管手段、定期价格调整机制以及超支自负、结余归己的激励模式,充分调动医务人员积极性,规范医疗行为,改进医疗质量,控制医疗费用的不合理增长。

　　应项目资助方要求,该项目开展了实施效果评价。项目采用了准实验评价中干预前后平行对照设计,以验证试点工作所取得的净效果。通过选取试点区域内经济、文化、人文、医院规模和能力、信息化建设程度相似的另一个非世界银行项目支持县作为该项目评价的对照县,分别收集干预县和对照县的10个试点病种在项目启动和结束时病人住院费用、药品费用、自付费用等信息,以及试点病种住院患者入院和出院时的生活质量信息(EQ-5D量表),应用倍差法对项目实施效果进行评价。

第一节　概　　述

　　每个卫生项目都会有相应的时间进度和进展阶段,如项目启动前、实施初、实施中、结束时、结束后。项目评价人员可能在上述任一时间段被加入到项目中开展评价工作,根据项目利益相关者对项目的信息需求,评价可以是判断项目可行性、形成项目理论、改进项目理论、监测项目进展、总结项目结果、跟踪项目后期效果等。不同的信息需求将导致不同的评价设计。本章将重点探讨项目结束时所开展的项目评价。

一、卫生项目评价

卫生项目评价,简而言之是对项目理论的检验,具体而言是指系统地收集可靠、有效的项目信息,通过分析比较,全面了解项目的因果关系和作用机制,对项目的价值进行科学全面地判断。

1. 评价需要对卫生项目的价值进行判断 由于卫生项目在性质和复杂程度上各有不同,有些项目的价值容易判断,有的则较难识别。因此,在对卫生项目的价值进行判断时,需要考虑到项目的类型及评价结果的"使用者"。卫生项目评价结果的使用者可以是政策制订者、卫生管理者,也可以是研究者、健康促进者或居民等。需要注意的是,项目评价人员不应对项目作出任何决定,而是严格按照项目评价方案收集、分析和报告使用者认为能够判断项目价值的重要信息,为决策提供参考依据。

2. 评价需要系统地收集卫生项目可靠和有效的信息 首先,信息的收集是基于严格的评价设计,而不是简单地随机捕捉信息。其次,评价不仅收集卫生项目实施的信息、项目自身特点和作用机制信息,而且还收集项目在不同环境下的实施效果等信息。

3. 评价的基本方法是比较 在帮助使用者判断项目价值时,比较是评价中最为主要的方法。不同的评价有不同的比较方法。最为常见的比较方法就是两组比较,即比较干预组(实施卫生项目的组)与对照组(没有实施卫生项目的组)特定结果间的差异。

4. 科学全面地确定一个卫生项目 项目评价的目的是为是否及如何建立相似项目,或是否放弃、扩大或修改当前政策等决策提供参考信息,以帮助决策者和使用者对该卫生项目价值进行合理判断,从而科学全面地确定一个卫生项目。

评价的目的是判断项目成果转化为日常工作的依据。通过对项目干预效果的综合判断,可为项目成果是否能够在更大的范围推广应用,或是否放弃、扩大或修改项目干预措施或卫生政策等提供参考依据。例如在章前案例中,通过项目评价可判断临床路径的效果,提出"临床路径"在县级公立医院推广应用,或修改、放弃的建议,作为相关卫生政策制订的依据。

5. 评价需要对项目干预机制进行系统总结 在项目评价过程中,评价人员需要对项目干预及干预效果之间的因果关系进行解释和预测,对干预的作用机制进行系统性总结,不仅关注干预因素与干预对象的因果关系,同时关注项目干预所需要的环境和背景,以便在更大的范围内推广项目成果。

二、卫生项目评价内涵

卫生项目评价主要是评价项目干预活动与项目目标的关系、项目计划完成情况、项目目标的实现程度(效果)及影响、效率等。

对改变和规范人们行为的项目,评价时需要注意区分项目干预措施是以维护人群健康为目标的健康政策,还是以改变机构运行和效率为目的的组织机构政策,两者在项目目标实现的时间上会有所不同。例如,组织机构政策的目标可以在较短时间内实现,如缩短平均住院床日和降低药占比,而健康政策目标的实现则往往需要较长的时间,如控烟或高血压控制等。另外,评价组织机构政策时还需要识别该政策的实施范围,即该政策是区域性的、国家范围的,还是针对某一个或多个卫生机构的。

卫生改革是针对大规模人群或全人群的卫生项目,涉及卫生服务体系的筹资、运行、组织和管理等多个领域,如支付方式、公立医院服务体系、药物提供体系等方面的改革。鉴于卫生改革的复杂性和多部门的参与,往往会发生非预期的结果,改革的效果在短时间内也未必十分明显。因此,当评价一个卫生改革项目时,应厘清其变革理论,根据变革理论的成熟程度选择适宜的项目评价方法。对变革理论比较成熟的改革项目,可以采用过程评价、结果评价或总结性评价等方法,以检验项目的实施和效果;对变革理论有待发展的改革项目(如改革中的创新项目或试点项目),则应采用形成性评价或发展性评价,以及时调整和完善变革理论,甚至对变革理论进行重新设计。

第二节 项目评价的目的和类型

在项目结束时开展的评价应满足利益相关者对项目结果或效果的信息需求,对项目是否实现预期目标及程度给予回答。然而,由于不同利益相关者的需求不同,项目评价会有不同的目的,需要不同的评价类型和方法。

一、卫生项目结果评价的目的

卫生项目结果评价目的主要是作出与项目相关的决定,以便更好地应用项目。

1. 扩大项目 因扩大项目的需要而进行的结果评价,其前提是项目的理论相对成熟,已完成了项目试点。该评价提供的信息主要包括:项目是否实现既定目标,在多大程度上实现了既定目标,在什么环境下实现的这些既定目标。项目评价的结果,是确定项目能否继续开展或扩大的决策基础。虽然评价结果并不是决策者确定卫生项目是否启动、扩展或继续的唯一依据,但其对合理地配置公共资源、改进项目设计、提高决策质量等均具有重要价值。

2. 选择最适宜的项目 有时几个项目同时运行,而没有一个项目能够在该类项目中取得独占地位。此时,开展项目评价的目的是为了澄清每个备选项目的优劣,为决策者提供参考依据。比如,在支付方式改革项目中,没有任何一种支付方式能够完全有效地控制医疗费用不合理增长,每种支付方式都有其优缺点。在几种支付方式改革项目同时运行的情况下,评价的目的是发现每种支付方式改革在哪种情况下能最大限度发挥其优势,避免其劣势,从而有效地发挥其控制医疗费用不合理增长的作用。

3. 决定继续支持项目 多数卫生项目是由政府资助的,而政府每年的财政收入相对于人们对卫生服务的需求是有限的,因此,政府必须根据当年财政能力对卫生项目进行选择。这样,政府在决定是否要继续支持某一卫生项目时,必须了解备选项目的费用和效果,而这些信息正是来源于对卫生项目的评价。

4. 更好地应用项目　不同的利益相关者对评价结果会有不同的期待。如果评价人员不了解项目潜在使用者对项目信息的需求,就会影响项目的推广和应用。因此,在评价时要明确谁是项目的主要利益相关者和潜在使用者,了解他们对项目的信息需求,以便更好地应用项目评价结果,使项目得到及时的传播推广。

二、项目结果评价常用类型

1. 形成性评价　形成性评价(formative evaluation)的目的是为项目决策者提供信息,以帮助他们对项目进行完善。其特点是项目评价人员与项目管理人员一起工作,帮助他们厘清项目目标,定期向他们提供有关项目运行、进展和阶段性结果信息,便于他们对项目进行调试,促使项目进一步完善。这种调试不是对项目的整体设计和结构进行大的修整,而是对项目的内容进行微调。犹如厨师依据菜谱根据顾客口味对每一道菜进行味道调整,而不是对菜谱进行结构修改。

2. 过程评价　过程评价(process evaluation)关注项目实施过程、运行环境和项目的作用机制,为项目的推广提供依据。过程评价通常采用案例研究和描述性分析,采用访谈、文献分析及项目理论分析方法来收集项目实施的过程信息。

3. 总结性评价　总结性评价(summative evaluation)是通过提供关于项目的功效和效果的信息,用于帮助决策者判断是否支持或扩大该项目,是对项目的"总结"。总结性评价是对项目结果和价值进行判断,它关注项目的产出、结果和资源的使用,属于外部评价,犹如厨师根据顾客要求做好一道菜后让顾客品尝口味,顾客对这道菜进行判断。

4. 结果评价或影响评价　结果或影响评价(outcome or impact evaluation)是总结性评价的组成部分,重点关注项目的结果或产生的影响。

在卫生项目评价中存在两套评价体系,即过程－结果评价体系和形成－总结性评价体系。前者与项目评价人员动机和角度无关,仅涉及项目的进展;而后者则涉及项目评价者的意图和动机,帮助完善项目理论和对项目价值进行判断。过程评价主要监测项目进展,重点关注项目对象是如何参与的、活动是否按计划执行以及项目对象的依从性如何;结果评价主要关注实施项目干预以后,项目对象发生了哪些变化,出现哪些预期结果和非预期结果。形成性评价与过程评价均发生在项目的早期阶段,但形成性评价不仅关注过程信息,同时还收集阶段性产出和(或)结果信息用于改进项目;而总结性评价与结果评价是在项目结束阶段开展的,主要关注项目对象发生了哪些变化,总结性评价的重点是判断项目是否达到预期目标或目标的实现程度。

第三节　卫生项目评价步骤和方法

一个完整的卫生项目评价应遵循以下评价步骤,即全面收集项目信息,分析项目作用机制,判断项目价值,报告和传播评价结果,使评价具有系统性、逻辑性、全面性。

一、识别评价结果的使用者，了解项目信息需求

（一）卫生项目评价结果使用者的类别

卫生项目评价结果的使用者一般可分为5类：

1. 卫生政策制订者　如卫生部、卫生局、社保局、发改委等相关负责人。

2. 项目资助者　为项目提供经费资助的政府部门、卫生机构、基金会或国际组织等相关机构或个人。

3. 项目管理者　负责具体项目管理的项目经理及项目团队。

4. 项目受益者　项目干预的对象，如病人或社区居民。

5. 项目潜在使用者　能将本项目引入本辖区或机构的决策者。

（二）各类使用者对项目信息的需求

项目评价结果的使用者不同，对项目信息的需求也各有不同，为此，项目评价的第一步就应确定评价结果的潜在使用者，以及他们对项目信息的需求。

1. 政策决策者和项目资助者　这两类使用者趋向于得到能够帮助他们解决更广泛卫生问题的项目信息。比如，他们想知道项目是否应该继续或终止、是否能够推广、项目策略是否需要调整、是否需要增加投入等。因此，他们更关注项目的整体效果，希望评价信息能够丰富他们对项目的思考，使他们对项目作出整体性和综合性的判断。

2. 项目管理者　项目管理者一般对项目的总体效果缺乏兴趣，也不关心项目是否应推广、终止或增加投入。他们的主要任务是按照项目设计方案严格执行，因此，他们更关心如何使项目实施得更好，与类似项目相比时会有更好的效果。项目团队最关心的是每天的工作和技术，关心与项目实施相关的细节。例如，康复医疗服务体系建设项目中的工作人员，经常会提出是否应该增加培训时间、增加康复设备、改善康复医疗用房、招募更多的康复治疗师等问题。

3. 项目受益者　项目受益者对项目的效果会更感兴趣，比如项目产生的肿瘤治疗方案、康复服务项目等，这些产出可增加他们对卫生服务的选择。同时，他们更希望知道这些治疗方案和服务项目的效果和费用及哪些是具有成本效果的信息。

（三）识别项目评价结果使用者的意义

在项目评价中，正确识别项目评价结果的使用者，明确他们希望从项目中获得的信息，对于项目评价具有重要意义。首先，及时地将评价结果报告给使用者，可使其掌握项目进展情况，以便加强对项目的控制，及时纠偏；其次，项目评价结果可帮助决策者对是否继续支持项目作出客观判断；最后，项目评价结果可为扩大项目范围、推广项目经验等提供科学依据。

二、了解与描述项目

对于项目评价人员，卫生项目评价不仅需要回答"项目是否有效果"，而且还要回答"哪些干预使项目有效"、"为什么项目成功或失败"、"怎么做才能使项目的效果更好"等问题。要回答这类问题，项目评价人员必须了解和掌握项目理

笔记

论。Rein(1981)写道"项目是一个理论,评价是对它的检验"。对项目理论的了解是项目评价的基础与核心,项目理论成熟程度直接关系到项目的组织与实施顺利程度、项目目标实现程度、项目评价方法的选择。因此在开展项目评价前,评价人员必须对项目理论有充分的了解,在此基础上对项目理论进行描述。项目理论的描述可采用模型方法使项目的干预措施得到最简单化的描述,也使项目评价工作得到一份清晰路途。这些模型用简要的流程图方法能够清晰地描述项目实施的前提条件、外部环境、干预措施与预期结果之间的重要关系,同时通过模型能识别出评价应当测量的变量。通常,构建描述模型的过程能够完善对项目理论的思考,发现关键性问题。描述模型能为参与项目干预和评价人员构建一个沟通和理解的平台,同时也作为与其他项目利益相关者沟通的有效工具。

除了要了解项目的过程和影响理论外,还应了解项目所处地理环境和社会经济文化环境,如富裕社区、西部地区、山区、实施机构的情况等,以便把握项目的"生存环境"及项目在这个背景下的地位和重要性。这样有利于评价结果的传播,有助于判断项目推广应用的前提条件和背景。

项目的描述一般用概念模型和逻辑模型,两种模型有所不同并相互补充。

1. 概念模型 概念模型更加综合地包括了那些影响干预效果的因素,一般用箭头和框图呈现重要概念间的因果关系,框图表示干预措施和干预结果及影响,而箭头反映因果关系。以章前案例的项目概念模型为例(图6-1)。

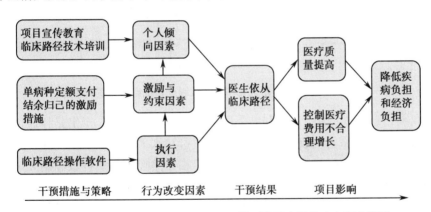

图6-1 基于PRECEDE-PROCEED模型的医疗行为改变概念模型

章前案例项目的概念模型是源于 Green 和 Kreuter 等人开发的被广泛应用于行为改变领域的 PRECEDE-PROCEED 模型。确切地讲它不是理论,而是一种计划概念,它没有解释和预测危险因素与结果间关系,但它为解决危险因素的干预策略提供框架。图6-1底部横线部分展示了干预措施和策略、改变行为的因素、干预结果和项目影响等逻辑过程。模型主体部分展示的是相关因素的作用机制,其中个人倾向因素(predisposing factor)包括对临床路径管理的知识、技能、态度、信念、主观标准的影响等因素;激励与约束因素(reinforcing factor)包括奖励或惩罚因素,社会支持和表扬等因素;可执行因素(enabling factor)包括可利用的资源、设备和操作技能等因素。依据这些影响行为改变因素设计本项研究相应的干预策略,以确保医生依从临床路径,提供经济有效的医疗服务。

2. 逻辑模型　与概念模型相比,项目逻辑模型包括更多更具体的项目信息,通常被评价人员作为评价计划工具。项目逻辑模型包括项目资源(或投入)、活动、产出、结果、影响五个要素。下面以章前案例的项目为例,其逻辑模型如图 6-2 所示。

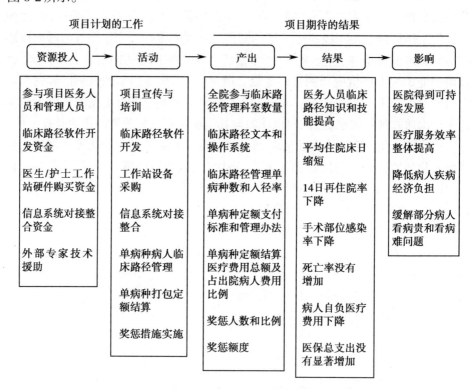

图 6-2　临床诊治技术优化和补偿机制改革试点项目逻辑模型

在项目逻辑模型中,产出和结果的描述比较容易混淆。产出是指通过实施项目所产出的产品。一般以产品的数量、质量和水平来反映产出。如章前案例中项目的产出为临床路径文本和操作系统、临床路径管理病种数和病人进入临床路径管理率等。而结果是指这些产品被干预对象应用后所带来的改变,其重点是在干预前后的变化。结果可分为短期、中期和长期结果,长期结果也被叫做影响,即项目干预实施对机构、社区和体系层面所带来的更大范围的变化。另外,项目的非预期结果也是不可忽视的。非预期结果不是项目理论所设计的甚至是没有预料到的,但在项目实施中出现的结果。不必惊慌非预期结果的出现,它一方面反映了项目理论的不完善之处;同时也反映了项目实施环境的不稳定,要更加关注出现的非预期结果,探明原因和产生机制,这对项目评价非常重要。因此在描述项目时,不能忽略对项目前提假设的描述,这对分析项目非预期结果和项目预期结果非常关键,甚至在判断项目实施结果时起到决定性作用。

项目逻辑模型可以帮助项目评价人员计划项目的评价,同时为项目评价、设计和实施人员提供一个探讨和寻求共识的平台,也是为项目管理和评价人员提供一份清晰的项目路径图,使评价人员与实施人员在共识框架下谈论项目,有利于评价人员确定项目过程评价和结果评价的指标和时间点。

三、确定项目评价问题

项目评价的实质是回答项目评价问题。好的评价问题必须能够说明项目的性质和绩效,满足项目利益相关者信息需求,评价人员应用现有的技术能够获得答案,并且能够清楚地判断项目绩效。评价问题是项目评价的核心,好的评价问题能够辅助项目设计和评价结果应用。要想设计出好的评价问题,评价人员必须了解项目利益相关者和政策制订者对哪些问题感兴趣,将评价问题集中在利益相关者所关注的问题和信息需求上,根据现有评价技术、数据可得性、评价可操作性和社会伦理标准,通过与利益相关者共同协商确定。常用的评价问题包括:

1. 项目有效吗?回答项目是在理想状况下有效,即功效(efficacy),还是在通常环境下有效,即效果(effectiveness)。

2. 为什么有效,怎么有效的?解释项目的有效性和项目有效性的形成机制。

3. 全部效果是什么?回答全部的项目效果,包括非预期的和长期效果。

4. 项目效果能持续多久?回答项目效果的持续性。

5. 项目费用是多少?回答项目已经使用的资源量。

6. 项目具有成本效果吗?与其他项目进行成本效果比较,或进行自身的投入产出比较。

7. 项目对象和项目人员怎么看待这个项目?判断项目的可接受性和满意度。

8. 项目对其他部分人群也同样受益吗?判断项目的公平性。

9. 我们应怎样改进项目?确保实现项目目标。

10. 项目是否达到预定的目标和要求?终止项目还是继续进行?

11. 怎么促进项目结果推广应用?

项目利益相关者可能会提出更多的评价问题,但项目评价资源有限,不可能回答所有问题。因此,评价人员应事先确定优先要回答的问题。这是一项具有挑战性的工作,取决于项目评价目的和评价结果的预期使用,应仅仅围绕项目利益相关者最为关切的问题,确保评价的结果能够被他们所应用,促进项目概念和理论的进一步完善。

四、项目评价设计

(一)项目评价设计的分类

卫生项目评价设计可分为实验性、准实验性和观察性评价设计三类。这种分类取决于项目评价人员是否参与项目设计,如果参与项目设计,能够控制干预对象和干预措施,那么项目评价可采用实验性、准实验性评价;如果评价者没有参加项目设计,项目评价是独立进行的,在这种情况下,只能采用观察性评价。

1. 实验性评价设计 实验性评价设计(experimental evaluation design)是将人群随机分为干预组和对照组,比较两组间干预措施结果的评价设计。干预组是实施项目干预措施的组,而对照组是指不实施项目干预措施的组。该评价设计特点之一是随机化分组,以使干预组和对照组的非干预因素基本均衡,保证统计结论的正确性。卫生项目的实验性评价设计主要应用于社区干预项目评价。如评价以改变人群的生活行为和饮食习惯、加强锻炼为目的的一级预防措施的效果。

2. 准实验性评价设计　准实验性评价设计（quasi-experimental evaluation design）是干预对象没有进行或不能进行随机化分组，但干预因素的给予是评价者确定的，对干预组与对照组干预效果进行比较的评价方法。如在一个学校实施教育干预研究，研究者没有随机选取干预对象（班级）和随机将干预对象分入干预组和对照组，而是根据学校的实际情况和可操作性，选择一个班级为干预组，选择另一个条件可比的班级为对照组，比较两组的教育干预效果。常用的准实验性研究设计有干预前后自身比较设计（pre and post evaluation design）、中断时间序列设计（interrupted time series design）等。

3. 观察性评价设计　观察性评价设计（observational evaluation design）是指干预对象和措施在实施评价时已经存在，评价对象不可能进行随机化分组，只能通过案例和合理设置对照组方法比较和分析干预措施效果的评价设计。常用的观察性评价设计方法有案例分析、设立对照组的评价。

（二）项目评价具体方法

1. 实验性评价

（1）实验性评价概述：实验是在控制一定条件下进行的系统过程，其目的是检验一个评价问题或假说，或验证一个理论。为控制和减少实验误差和偏倚，实验设计必须遵循和贯彻三个原则：即对照原则、随机化原则和重复原则，以保证实验组（干预组）和对照组均衡可比、实验结果准确有效。

（2）实验性评价基本内容：实验性评价设计是探明干预效果最客观的一种评价设计。由于该设计要求随机选取和分配评价对象，使评价对象在干预组和对照组间达到均衡，但这种随机化设计要求为评价的实施和操作带来一定难度，特别是对卫生政策的评价，很难在现实中将人群随机分配到政策实施组和非政策实施组，即使实现了随机化分组，也很难以控制非政策实施组被政策所影响（即"污染"），导致非政策实施组结果会发生相应改变。很难以反映出干预的真实效果，因此该设计在卫生项目评价中应用较少。这里仅简单介绍该设计基本内容：

1）建立评价主题。明确要评价的是什么项目，解决什么样的预防、治疗和康复及管理中的问题。

2）明确干预对象的范围。通过建立纳入标准和排除标准，规定适宜进入实验的所有对象。

3）明确干预对象的数量。估计样本含量，即评价需要多少评价对象，才能有足够的把握度，检出原本有差异的结果。

4）确立干预措施。卫生项目干预措施是指那些施与干预对象的特定措施，如某种手术程序，某种管理措施或政策等。同时要认识到那些对干预结果产生影响的非干预因素即混杂因素。如评价县级医院临床路径实施对医务人员服务行为的影响，可能的混杂因素有同期推进的支付方式改革、医疗机构等级、规模和业务能力等。这些混杂因素在评价设计时要准确识别出，并在设计和统计分析阶段进行控制，以提高评价的准确性。

5）明确测量干预效果指标。测量干预效果指标的选择很重要，指标要具有特异性、可测性、归因性、可行性和时间性。

（3）实验性评价常用的方法。随机对照设计（randomized control trial，RCT）是实验性评价中最常用的方法，它是遵照纳入标准和排除标准将选取的评价对象随机分配到干预组或对照组的一种设计类型（图6-3）。

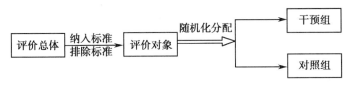

图6-3　随机对照设计方案示意图

2. 准实验性评价　准实验性评价（quasi-experimental evaluation）是卫生项目评价中重要的一类方法，其主要特点是评价对象不必随机化分组，当卫生项目评价遇到社会伦理和实际操作挑战时，准实验评价显得适用和可靠，从而得以广泛应用。本节我们介绍两个主要的准实验性评价方法：自身前后比较设计和中断时间序列设计。

（1）自身前后比较设计：自身前后比较设计是评价干预对象在干预实施前和后结果的改变，包括单组自身前后比较和带有对照组的自身前后比较设计。

单组自身前后比较设计原理如下：

　　　　　干预前　　　　　×　　　　●干预后

按一定的纳入标准非随机选取干预对象，在干预前测量基线指标，之后施与干预措施，经过一段时间后测量干预结果，这就是单组自身前后比较设计。有时，为了控制混杂因素的干扰，可再选择一组条件可比的对照组，即为带有对照组的自身前后比较设计，其原理如下：

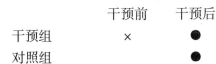

干预组和对照组要尽量均衡可比，即某些人口特征指标或某些混杂因素两组要一致；如不一致，可采用倾向得分匹配方法（propensity score matching，PSM）进行统计处理。PSM已经被广泛应用于非随机对照试验中，以降低由于混杂因素导致的选择性偏倚，从而保证组间基线数据的均衡可比。

当对干预前后带有对照组的数据进行统计分析时，可应用倍差法（difference in difference，DID）分析。倍差法分析是准试验评价中广为应用的一种分析方法，用于分析一项干预措施作用于干预对象时带来的净影响。其基本思路是在非随机分配的两个调查样本，一组是干预组，一组是对照组，计算干预组在干预措施实施前后某个指标的变化量，以及对照组在这个干预时间点前后同一指标变化量，上述两个变化量的差值即反映了该干预措施对干预组的净影响。如果只考虑干预组在干预前后效果变化（第一个差值，表6-1和图6-4），这个干预效果是不真实的，因为没有考虑时间变化因素如物价、其他社会变革事件对结果指标的影响；如果能够测量在同一环境下非干预对象即对照组干预时间点前后效果变化

（第二个差值，表 6-1 和图 6-4），就能够捕捉到时间变化因素对效果指标的影响；再将第一个差值减去第二差值，得到新的差值即为 DiD 值（表 6-1），即消除了时间变化因素对效果的混杂影响，这个干预效果的估计（DiD 值）就更接近真实。

表6-1 倍差法

干预	后	前	差值
干预组	B	A	B-A
对照组	D	C	D-C
差值	B-D	A-C	DiD=(B-A)-(D-C)

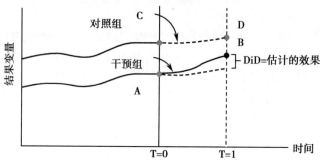

来源：Paul J Gerlter《impact evaluation in practice》

图6-4 倍差法分析图

（2）中断时间序列设计：反映某事件的指标（率或数）随时间的变化有一定的趋势或规律。中断时间序列设计是在间隔相等的时间点上（如天、月、年等）测量某项指标（如脑卒中死亡数、交通事故数等），用于评价干预措施的效果（图6-5）。

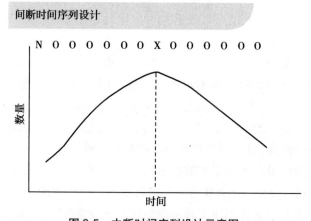

图6-5 中断时间序列设计示意图

在统计分析时，应用中断时间序列可分析干预因素作用的水平改变和斜率改变（图6-6）；此分析可检验干预前后的水平下降或升高的幅度是否有统计学意义，以及在项目或干预实施后，某事件率或数随时间下降或上升的斜率是否与干预前不同。其主要优势是控制了干预前某事件率或数已随时间下降或上升的趋势对研究预期结果的影响。

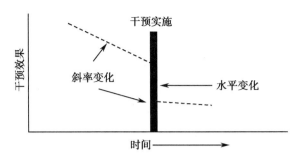

图 6-6 干预因素作用的水平改变和斜率改变

此外,还可在单组(试验组)中断时间序列设计的基础上,再增加一个平行对照组,干预组在干预前后比较的同时,还可与对照组比较,以控制同期非干预因素的干扰,得到干预因素与结果联系的可靠结论(图 6-7)。

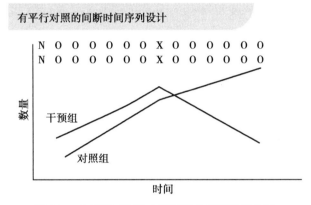

图 6-7 有平行对照的中断时间序列设计示意图

3. 观察性评价设计　观察性评价是指干预措施在评价时已存在,评价人员客观地观察和收集干预对象的现状及其相关指标变化信息的一种评价方法。观察性评价主要特点是评价人员作为独立评估者,不参与项目设计,不对干预因素和非干预因素进行改变,也不对干预对象随机化分组,仅仅是观察、访谈、问卷调查及数据提取等方式了解、收集干预措施、实施环境、实施过程和结果信息。卫生项目中观察性评价应用的实例很多,如评价人员被邀请开展对公立医院改革的评价、公共卫生均等化项目的评价、社区高血压防治项目评价等。常用的观察性评价主要有案例分享和设立对照评价。

(1)案例分析:案例分析是将一些特殊例子的数据组织在一起,以便深入分析和比较,发现干预因素与结果间关系的评价方法。案例分析对案例的大小或复杂程度没有限制,可以是个体、小组、邻里、项目、机构、社区的案例,也可以是区域或是国家案例。选择什么样的案例通常是由案例评价设计来确定,而且是定性调查中目的抽样的基础。定性分析中的案例评价有其特殊的数据收集、组织和分析方式,展示分析过程,目的就是收集综合的、系统的和深层次的案例信息,探究干预措施在某环境下实施的效果及成因,从而验证项目理论,这样的分析过程就是案例评价。案例评价可分为单案例分析和多案例分析(图 6-8)。

无论哪种案例分析都包含两个部分：个案及其所处的情景条件（context）。

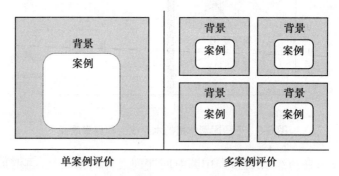

图6-8　案例评价设计基本类型

单案例评价设计可以对某极端案例或具有代表性案例进行分析，目的是了解分析某一案例出现的环境和条件，及发现干预因素和非干预因素与案例结果出现的关系。当案例分析包括多个案例时就是多案例分析。多案例分析推导出的结论比单案例分析的结论更具有说服力。在案例分析中需要注意以下几个问题：

1）案例选择和样本量：在多案例分析中案例选择和数量取决于项目利益相关者的信息需求和评价目的。可选择能产生相同结果的2~3个案例，或选择可预知的产生不同结果的6~10个案例。每个案例都是独立的分析对象，在开展案例评价前，必须对案例本身有清晰界定。如卫生支付方式改革的案例分析，案例选取是以一个县作为一个案例，还是以一个医疗机构作为案例，案例的界定必须充分听取项目利益相关者的建议，以确保选择的案例与评价问题具有关联性。

2）案例分析的信息收集：信息收集可以包括访谈数据、观察数据、文件（项目记录或文件，报纸剪报）、其他人对案例的反映、实物证据及案例背景环境信息。

（2）设立对照组的评价设计：设立对照组的比较分析有两种类型：一是自身对照设计，即比较一组干预对象在干预实施前和后的结果；二是同期对照设计，即比较干预组和对照组某些特定结果指标。前一种设计因没有控制干预措施以外变量对干预结果的影响，因此这样的结果测量不能准确估计干预措施所带来的真实结果；第二种同期对照组的设计，考虑了与干预措施并行的其他外部因素，从而比较好地控制了外部因素对干预结果的影响，对干预结果进行比较准确地估计。这种评价设计思路与前述的准实验评价设计非常相似，唯一的区别在于评价者没有参与项目设计，不能够控制干预对象和干预措施，只好采取观察性的方法进行评价。

设立对照的评价设计从数据收集时间上可以分为前瞻或回顾性设计。这种设计的选择取决于卫生项目评价进入时间。如果开展评价时，卫生项目已经实施并接近尾声，这时可采用回顾性对照评价设计。即收集评价伊始的干预结果信息，并收集干预实施前某一时间点如一年前或更长时间基线信息，比较这两个时间点结果指标变化。无论是自身对照还是同期对照都需要测量干预前基线信息，以控制基线水平对干预结果的影响。这种回顾性评价设计的优势在于评价时间短，费用相对低，可在较短时间内完成评价工作，是目前大多数卫生项目评价常用的设计方法，缺点是依赖于已有的记录，一些个体信息可能会丢失或不存在，收集的信息不能始终如一，也会产生回顾性偏倚，并且干预结果不能标准化。如果卫生项目启动初期，就开始了评价工作，这时可以采用前瞻性评价设计。即项目启动时收集基线信息，跟踪项目，收集阶段性干预结果信息，并对基线和结果信息进行比较分析。这种评价设计优势在于可以同时评价多个效果，干预和效果的时间顺序能够更清楚建立；缺点是评价时间长，跟踪费用高。

另外，卫生经济学评价也是卫生项目评价的重要内容，根据干预措施特性和应用结果指标特征，可以采用最小成本分析、成本效果分析、成本效益分析和成本效用分析。

五、收集、分析和解释证据

（一）数据收集

评价中的数据收集有定性资料和定量数据收集方法。定性资料的收集主要是采用访谈和文件法；定量资料收集主要通过观察、问卷、测量和数据库方式。

1. 观察法　观察法是用来收集项目干预对象、提供服务或实施政策者的行为信息的方法。比较常用的观察方法有跟踪观察，即观察员跟踪评价对象，如病人从住院到出院或出院后，记录期间病人发生的行为或活动；另一方法就是参与式观察，即观察员参与观察对象的日常活动，边观察边记录，甚至有时不让被观察人知道观察员的作用。参与式观察的观察员必须参与项目活动足够长的时间，才能获得项目组人员的接受和信任，才能了解到项目的因果关系。参与式观察法能够增加信息的有效性但依旧会带来偏倚，一旦观察对象意识到被观察了，会在观察员面前和背后表现出不同的行为。

2. 访谈法　访谈法是指为深入了解项目参与者对项目的观点、想法及感觉，以帮助评价人员和利益相关者了解掌握项目动态发展过程、项目历史及项目对背景的敏感度、项目发生变化原因和非预期事件背后的深层次问题所采取的"对话"方式。通过对"为什么"、"如何"等问题的探讨，解释在定量评价中所发现的数量上的差别。访谈法可分为关键知情人访谈和小组访谈方法，所收集的数据主要用于定性评价。定性评价主要是在项目"过程"阶段，这样的设计在于帮助理解项目如何发生变化和分析这个变化。定性评价的抽样方法包括机会抽样、方便抽样和滚雪球抽样等。

3. 问卷法　问卷法是指通过调查问卷方式收集项目参与者对某一主题的想法。它可以通过大规模人群的问卷调查，了解项目参与者对干预措施的期望和经验。这种方法可以让被调查对象有时间去思考和匿名回答，但明显的缺点是选择性应答率。

4. 测量　测量通常是指在治疗和服务项目评价中用到的测量人们生理功能（如血压、温度血糖等）、物理功能（如日常生活活动，走路能力、运动范围）、心理功能（如反应率、认知能力、抑郁、焦虑）和生活功能（如社交技巧、参与就业能力、社区参与）的方法。

5. 数据库　数据库是指使用政府统计数据、病案记录、会议纪要、文件和其

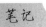
笔记

他研究报告数据。这种方法首先要发现数据源，之后要评价数据源，即评价数据的有效性和可信程度，然后再决定提取和使用。

（二）分析和解释证据

1. 定量数据统计分析　项目评价中最为常用的两个统计量为统计显著性和可信区间。这两个统计量能够帮助评价人员和使用者对干预因素与结果之间的因果关系进行推断。在定量评价中，通常需要用到两套数据，即干预前和干预后数据，实验组和对照组结果数据，统计显著性检验帮助展示来自样本的两套数据呈现的差别是否由抽样误差引起的。

对项目评价数据进行统计分析包括 4 个基本步骤：首先是应用统计图表及平均数、标准差等来描述数据；其次是确定数据外推性，即阐明将来自样本中的发现外推到一般人群中的可信性，需要计算可信区间；第三，进行假设检验，应用数据统计分析的结果，作出接受或拒绝这个检验假设的判断；第四，通过使用卡方检验、T-检验、相关或回归分析等方法，计算变量间关联强度。

2. 定性数据分析和解释　定性数据的分析，特别是对观察法和访谈法收集的数据进行分析是相当困难和耗时的，但也是具有创造性的工作。一般常用的定性分析步骤如下：

（1）访谈和观察。

（2）记录访谈内容，整理现场笔记或将录音内容转成文字。

（3）对上述资料进行编码或分类，可以根据数据反映的主题或主题形式进行分类。

（4）对资料进一步分析，可以重新编码或假设检验，有时需要回到原文或其他文字资料，比较观点或发现相似或不同点。

（5）作出结论：对研究主题的经验或感觉进行分类，联系有意义的主题和事件，解释理论和概念或外推。

定性分析主要是应用归纳法，在数据或主题间互动，构建和检验概念；定性分析是重复进行的，分析人员对数据进行分析分类并返回数据检验这些分析结果的外推性。

完成定性和定量数据分析后，评价人员必须根据评价要求对评价结果进行具体解释，说明每个结果的含义。评价结果的解释必须具有现实意义，并使利益相关者积极参与评价结果的转化，通过与确定的项目标准进行比较，判断项目价值和意义，作出评价结论。

六、报告和传播项目评价结果

当评价问题提出，数据收集、分析和解释完成后，接下来的任务就是撰写评价报告和传播评价结果。评价报告应该是什么样的？这个问题的回答取决于这个评价报告的读者是谁，不同的读者对项目会有不同期待，因此评价报告内容将依读者不同有所侧重。为满足资助者和项目管理需求，一份综合性评价报告必须呈现。在此基础上，根据评价结果和发现，形成针对不同读者的评价分报告或摘要。如项目进展情况报告、项目结果或影响摘要、项目的公平性报告、政策建

笔记

议摘要、项目经济学评价报告等。

综合性项目评价报告的格式

1. 评价结果摘要

A. 解决的问题

B. 项目简要描述

C. 主要发现(简明结果摘要,含义,建议)

2. 项目解决的问题

A. 问题大小、范围、严重程度、时间变化趋势

B. 先前的做法

3. 项目特征

A. 总目标和具体目标

B. 活动(原有活动计划,实际的项目活动,包括内容、频率、密度、随时间变化、与项目设计的一致性等)

C. 背景(项目的资助关系、项目实施场所、项目历史、资金情况)

D. 受益方(数量和特征、如何招募、参与项目时间、中间退出情况、其他相关数据)

E. 项目工作人员(数量和特征、在项目中工作时间、其他相关特征)

4. 项目评价特征

A. 核心评价问题

B. 评价开展(评价设计,评价的时间,数据收集方法,分析方法)

C. 结果(发现、研究的局限性、结论、解释)

D. 行动建议

5. 比较其他相似项目的评价结果(可选项)

6. 进一步评价的建议(可选项)

7. 致谢

附件:方法学,数据表,部分描述性资料

一份完整的具有可读性的评价报告应具备以下特点:

1. **清晰** 评价报告应内容清晰。尽可能使用易于理解的语言,避免使用难懂的统计学、社会理论和参考文献中学术术语。

2. **图表化** 图和表是最直观的信息传递。如饼型图和柱状图等反映可以不同地点的数据,线性图显示时间变得趋势等。总之,评价报告是写给非研究人员看的,因此尽可能避免使用复杂表格和方程式。

3. **项目理论** 报告应陈述项目理论是什么,谁参与这个项目,评价在多大程度上检验了项目假设,同时报告应指出哪些假设在项目中得到支持,哪些假设无效。无效的原因是什么,为什么? 有效假设是在什么样的环境下得以支持的,如何支持的等。

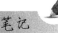

笔记

4. 时间性 当评价报告在项目决策前完成时,这个报告具有很大的影响,显示出报告在决策上的信息优势。报告的及时性能够增加报告对决策影响的概率和作出改变的可能性。如果时间非常有限,可以提交一份关键问题的临时性评估报告,呈现那些评估者认为能够合理解释的结果,不必阐述分析过程。

5. 评价的优势和局限 评价报告应指出评价的自信等级和局限性,使读者能够合理地应用这些评价结果。同时报告应提出样本代表性、样本量、项目在什么样环境下进行等问题,使读者能够把握这些评价结果的外推性。

6. 外推性 评价的局限性有可能是时间和地点问题。项目管理人员和政策制订者想要知道是否这个项目能够被推广到其他地区。评价报告应提供清晰的项目信息,包括项目开展了什么、投入哪些人财物资源、谁是受益者及样本量等。这些信息能够帮助评价结果使用者掌握这些结果在多大程度上可以被应用到他们的具体环境中。

评价报告是评价结果传播的载体,只有将这个载体放在适宜的轨迹上,评价结果才得以及时有效地传播扩散出去,使更多的人知道和了解这个项目的经验和理论,对这个项目作出正确的判断和决定。根据传播对象不同可以采取不同的传播策略以推动决策改变,传播对象可以为个体、小组和群体(图6-9)。

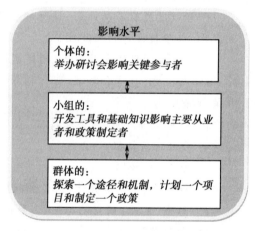

图6-9 传播影响水平

对个体水平传播,可以采取对研究主题关键人的影响,可以邀请这些关键人参加研讨会或论坛,以学术讨论形式进行传播,还可以采取"面-面"的形式进行沟通,也可以采取政策摘要或送阅卷及内参形式,将评价结果及发现送到关键人手中;对机构和小组水平传播,可以采取内部刊物、工具书、操作指南、专业期刊、沙龙、培训班等专业活动影响他们的决策,也还可以采取"研究晚会"形式轻松愉快地将评价结果传播给专业人员;对大众的传播,可以采取媒体形式如报纸、期刊、电视、广播、社区广告等形式广泛传播知识。

第四节 发展性评价

尽管项目评价的技术日臻成熟,评价方法越来越多,评价领域越来越宽泛,针对不同评价目的选择不同评价方法的空间也越来越大,然而,面对日益复杂多变背景环境下的创新项目,特别是在医药卫生体制改革背景下创新项目不断涌现时,人们感觉传统的评价方法难以满足项目利益相关者的信息要求。最近几年一种新的评价方法在欧美国家应运而生,比较好地解决了复杂多变背景下创新项目的评价问题,这种方法被称之为发展性评价(developmental evaluation)。

一、概述

1. 概念 发展性评价研究的是项目发展问题,甄别和判断项目理论,了解项目发展的结果与意义。发展性评价要求评价人员与项目设计者、执行人员甚至项目出资人一起确认项目发展对象、过程及目标,改造或再设计项目理论,验证变革机制和路径,判断发展带来的结果和影响,并确定发展的下一个阶段。发展性评价特点是在评价中改变项目理论,使项目在评价中得到发展。犹如厨师与顾客根据市场供应情况共同协商开发出一道菜谱,边开发菜谱、边烹饪、边品尝、边修改菜谱,直至大家公认这道菜可以摆放在顾客面前。

2. 发展性评价与传统评价方法的区别 发展性评价是创造和开发或改造一个项目理论,而形成性评价是在现有项目理论基础上进行修改或调整而不是对项目理论的结构性改变。发展性评价适合于那些项目理论不成熟的卫生干预项目,而传统性评价适合于那些理论相对成熟或试点卫生项目。具体区别详见表6-2。

表6-2 发展性评价与传统评价的区别

评价类型	评价目标	评价问题
发展性评价	创造、开发或彻底改造一个项目理论	对问题及其环境的认识?变革点?如何撬动变革?哪些是可以改变的?变革理论及其对项目设计的影响?
形成性评价	改进项目理论	哪些可操作,哪些不可操作?我们如何改善理论模型以增强效果,减少成本或促进实施?
总结性评价	判断一个项目的优点或价值	项目是否满足了社会需求?受益的结果如何?是该放弃执行,还是继续执行或推广这个项目?
问责性评价	评价项目实施的"忠实度"	实施是否按计划进行?资金使用是否符合原定目标?项目是否真正覆盖目标人群?目标是否实现?质量控制机制是否落实?

3. 发展性评价的作用 发展性评价被广泛应用于社会政策与经济项目的评价,欧美的许多国家把卫生政策制订、政策实施、政策评价等过去分别独立的团队重新组合起来,围绕一项创新政策或项目共同参与设计、规划、实施与评价,通过自动的调整机制及时纠正或调整评价中发现的问题。我国卫生系统的一些管理部门在实际工作中也开展了类似的工作,只是还处于一种不自觉的状态。

二、发展性评价基本理论

创新项目不同于常规项目,而且创新人员也通常不同于实施那些典型项目的人,通常他们是急切的,快速估价,实时反馈,容忍模棱两可的解释,包容不确定性,快速了解情况,快速采纳以改变环境。创新行动更多来自于某种想象,较少的来自于一个清晰的、特异的、可测量的结果。因此创新人员希望有那种能够适应他们的快速节奏和创新思想的评价方法,并且适应创新项目的复杂多变背景,这就对传统的评价方法提出了挑战。这种复杂背景可以被认为是这样一种情形,即一个项目如何达到预期结果是不清楚或不确定的,项目利益相关者就项目开展什么和如何开展有不同的认识,有许多因素在不可控环境中

笔记

交互作用,对项目结果预测和统计模型分析都是不太可能的。复杂的概念包括非线性(nonlinearity,一个小的活动可能产生巨大反应)、涌现(emergence,项目利益相关者间的关系或联系形式在相互作用中自我形成)和动态适应(dynamic adaptations,相互作用的因素和相关者互相反映和适应)。发展性评价就是通过应用复杂自适应概念(complex adaptive system,CAS)满足创新人员强化创新和使用的需求,其评价重点就是在创新过程中哪些得到发展。

发展性评价方法比较适用于对医药卫生体制改革的诸多创新政策与创新项目的评价。这些创新政策和项目普遍具有体制和机制创新、背景环境复杂、实施条件多变、涉及诸多利益相关者、高度不确定性等特点。我国基本药物制度就是一个涉及诸多利益主体的创新性社会改革项目。这项制度的创新性不仅是在中国首次提出和使用,而且牵扯面广,变量多,至少涉及基本药物目录遴选、集中招标、采购、配送、使用、补偿和监管七个环节。这些环节不是简单的线性因果关系,涉及政府、医药企业、配送公司、医院、医生和病人等诸多利益相关方。由于不同的利益相关方有各自的目的和角色,使他们对基本药物政策产生一定的反应。即便目标类似的利益相关方,如政府部门,由于他们是由不同的主体构成,有不同的利益和目的,将对基本药物政策作出不同的应答。不同层面的参与主体在系统内形成子系统,以求得各自利益最大化(图6-10)。

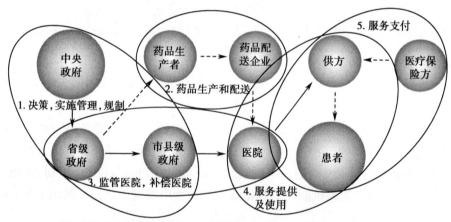

注:实线表示管理和责任关系;虚线表示合同关系或服务为导向的关系

来源:Xiao Y,Zhao K,Bishai DM,et al. Essential drug policy in three rural counties in China:What does a complexity lens add? Social Science & Medicine,2012.

图6-10　基药制度实施中的主要利益相关方

在基本药物制度实施过程中,每个利益主体之间关系复杂而非简单的线性关系,即使在政府层级之间和政府不同部门之间,也存在着很大的差异。同一制度下,地方政府对医院的补偿政策多变、各地区政府补偿模式多变、补偿水平参差不齐;各地配送企业管理模式更是花样翻新,降低了制度实施的可预见性,增加了对制度实施主体和监管主体的执行成本与管理成本;企业药品中标价格和实际价格存在差异且各省价格不一。对这样外生变量与内生变量复杂多变、具体实施过程不可预测情况下实施的项目,按传统的评价思维,可能会将项目的运行假设成线性的、"如果—那么"关系(图6-11)。

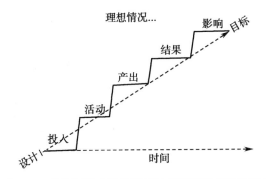

图 6-11　传统评价方法所适应的清晰明了的项目理论

如果采用过程评价和结果评价,就会把复杂问题简单化而不能真实反映实施过程,对基本药物制度的设计和实施效果会产生偏倚。因为这个制度是在一个相当复杂多变的社会背景下设计实施的,对其作用机制和运行机制及制约条件尚待完善和厘清的情况下,仅用线性模型解释基本药物制度实施和效果,未免会太单薄,也不符合事物自身发展规律。如果我们转换评价视角,在复杂多变形势下,探索应用发展性评价来完善基本药物制度的理论和设计,也许要比简单的评价会更理智和聪明(图 6-12)。

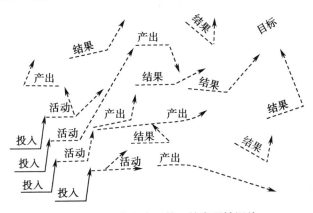

图 6-12　复杂多变形势下的发展性评价

在图 6-12 勾画的这样一个复杂多变的基本药物制度环境下,我们可以抛开以往传统评价方法的干扰,将评价人员紧紧地嵌入到项目团队中,边收集数据,边反馈,及时讨论和解释项目试行中所呈现出的各种问题和挑战,将创新思想和批判性思考紧密结合,实时调整项目设计,不断完善和发展项目变革理论。在复杂多变不可预测情形下,清晰地把握项目进展,稳步地探索推进改革项目,朝向终极目标进发。

三、发展性评价应用条件和特点

如同其他传统的评价方法一样,发展性评价也不具有普适性,不是对每个评价项目都适用,也不能取代其他传统评价方法。从评价工作的成本效益角度,当外部条件可控或相对稳定的条件下、存在问题的原因基本清楚或范围已经确定、干预设计已经形成和主要变量已知并可以预测时,完全可以利用传统的评价方法；当评价的目的以问责为主，也可以使用传统的评价方法。当然发展性评价也不完全被排除在问责性评价之外。为了避免评价方法的局限性和错误的选择评价方法，在决定应用发展性评价方法之前，要确定评价项目和实施阶段是否适用。发展性评价适合于下列情形：

1. 评价项目和实施过程受各种因素的影响频繁不断地变化或需要进行动态性的调整。

2. 实现项目目标的规划性比较困难或进程及结果难以预测，因变量与自变量以及各种变量之间相互依存，并呈现非线性关系。

3. 政策或项目涉及的社会关系复杂，目标的实现要求来自各机构、系统和部门的利益相关者进行合作。

4. 政策或项目具有创新性和结果不确定性，不是简单的监测与评价，需要实时了解与推进政策的演进和项目的实施。

发展性评价在项目的雏形阶段发挥重要作用，主要是帮助决策层和项目人员确定可控制的重点、形成控制原则、勾画系统变化。这个基础工作对建立可实施的项目基本原理非常关键。鉴于此，发展性评价应尽可能及早地介入到政策制订或项目设计之中。早期的介入也有助于将使评估人员成为项目团队一部分。

发展性评价的设计和方法与传统的评价设计及方法类似，它可以用定量和（或）定性数据，可以是观察性评价设计、实验设计和准实验设计，可以用各种测量方式如指标、调查和检验，也可以有不同的评价重点如过程、结果、影响、费用、成本效益等。无论哪种设计、方法、测量和分析都基于那些支持发展的优先问题和根据创新阶段和环境对创新的判断。著名项目评价专家、发展性评价先驱者 Michael Quinn Patton 认为发展性评价者在项目中的作用："发展性评价涉及评价者和那些参与创新项目的人保持长期的伙伴关系。发展性评价过程包括提出评价问题和收集信息以提供反馈和支持发展性的决定并及时纠偏。评价者由始至终参与创新项目的构想、设计、检验和改进过程。评价人员在项目创新设计阶段的主要作用就是应用评价性问题、数据和逻辑关系解释项目创建者和实施者的相关疑问，并在创新项目扩展和改进上帮助循证决策"。章前案例中所应用的评价方法就是发展性评价，其与传统的评价形式比较有以下几点不同：

1. 重点是在有实时地认知项目而不是简单问责和突显外部权威。

2. 评价目的是提供实时反馈和产生知识以确保政策和项目的顺利实施，而不是简单的告知结果。

3. 评价者作为创新项目的团队成员牢牢嵌入到项目中，而非局外人。

4. 评价作用远远超越数据收集和分析，评价人员积极参与政策和项目的设计和发展过程，帮助决策层及时形成决策和对问题的认知。

5. 通过设计一种评价机制促使决策层和评价者积极主动捕捉不断变化的系统信息、创新战略和改进措施。

6. 评价方法灵活，具有新的测量和监测机制，可以深入了解项目实际情况和实现创新项目的目标。

笔记

本 章 小 结

本章重点阐述了卫生项目评价基本概念、结果评价目的和类型、评价步骤与方法。

1. 当评价一卫生项目结果时,首先应充分了解项目利益相关者对项目结果的信息需求,以确定项目评价目的。依据评价目的,选择结果评价方法如总结性评价还是结果评价。

2. 其次要了解项目理论和作用机制,并初步判断干预因素与预期结果之间的因果关系链是否已建立,或需要什么样外部环境,项目实施过程是否顺利按计划实施并完成项目设计的任务。

3. 第三,依据项目目的、变革理论、项目数据可得情况、及评估设计可操作性等选择评价设计。评价设计有实验性设计、准实验设计和观察性设计。实验性设计是人为地将被评价的干预措施施加到干预对象上,若施加的干预措施是被随机地分配到干预组和对照组,那么这个实验设计就叫随机对照设计,否则为准实验设计。在观察性评价设计中,依据评价目的,可分为描述性评价设计和分析性评价设计。描述性评价设计仅能发现被评价的干预措施与结果间的关联,但不能推断出具有因果关系,而分析性评价设计是探求被评价的干预措施与结果间的因果关系的可能性。

4. 最后,根据评价报告撰写格式对评价工作方法、内容和结果进行报告。同时对评价结果在个体、小组和群体三个水平上进行多渠道的传播,以使项目结果在更大范围得以推广和潜在应用。

关键术语

总结性评价 summative evaluation

结果评价或影响评价 outcome or impact evaluation

项目理论 program theory

实验性评价设计 experimental evaluation design

准实验性评价设计 qausi-experimental evaluation design

观察性评价设计 observational evaluation design

讨论题

卫生部在全国14个省份开展了康复医疗服务体系建设试点工作,这是新医改背景下又一医疗服务干预项目。其目的是通过提供及时、早期、专业、连续的康复医疗服务使病人减轻伤残并改善生活质量,尽可能地回归社会;同时将生命体征平稳的病人及时转入到下一级医疗机构,以缩短稳定期病人在上级如三级医疗机构的住院时间。如果你被邀请参与这个项目的评价工作,你应当怎样开展项目评价?

笔记

思考题

（一）填空题

1. 卫生项目评价的基本方法是比较，最常见的比较方法是：两组比较，也就是____与____特定结果间的差异。

2. 项目结果评价常用的类型主要有形成性评价、____、____、结果评价或影响评价。

3. 卫生项目评价设计主要包括：实验性、____和____3类。

4. 常用的准实验性研究设计有干预前后自身比较设计以及____。

5. 定量资料收集主要通过观察、问卷、____及____方式。

（二）选择题

1. Rein 于哪年提出"项目是一个理论，评价是对它的检验"
   A. 1890　　　　　　　　B. 1989
   C. 1981　　　　　　　　D. 1980

2. 针对于发展性评价，以下说法中正确的是
   A. 发展性评价具有普适性
   B. 发展性评价能够取代传统评价方法
   C. 发展性评价可以在项目的雏形阶段发挥重要作用
   D. 当外部条件可控或相对稳定的条件下、存在问题的原因基本清楚或范围已经确定、干预设计已经形成和主要变量已知并可以预测时，必须使用发展性评价方法。

3. 下列关于项目评价设计分析的4个说法中错误的是
   A. 项目评价的分类取决于项目评价人员是否参与项目设计
   B. 若评价人员参与项目设计，并且能够控制干预对象和干预措施，那么项目评价可采用实验性
   C. 若评价人员参与项目设计，并且能够控制干预对象和干预措施，那么项目评价可采用准实验性
   D. 如果评价者没有参加项目设计并且项目评价是独立进行的，在该种情况下，不能采用观察性评价

4. 一份完整的具有可读性的评价报告所具有的特点不包括
   A. 图表化　　　　　　　　B. 时间性
   C. 外推性　　　　　　　　D. 复杂性

5. 以下不是实验设计必须遵循和贯彻原则是
   A. 对照原则　　　　　　　B. 随机化原则
   C. 复杂性原则　　　　　　D. 重复原则

（三）简答题

1. 3种主要的卫生项目评价设计是什么？

2. 简述项目评价的目的。

3. 简述一个完整的卫生项目评价应遵循的步骤。

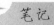

（四）问答题

1. 简述卫生项目评价存在的两套评价体系及其区别。

2. 简述准实验评价中广泛应用的倍差法的基本思路。

3. 简述发展性评价与传统的评价形式的不同点。

4. 过程 - 结果评价与形成 - 总结性评价关键区别点在哪里？

（赵　琨　隋宾艳）

笔记

第七章

卫生项目范围管理

学习目标

通过本章的学习,你应该能够:

掌握 卫生项目范围管理的概念、主要内容与作用、工作分解结构原理、方法和步骤。

熟悉 卫生项目范围计划编制的过程及项目范围变更、范围蔓延的控制。

了解 卫生项目范围管理的作用、卫生项目范围计划制定方法。

章前案例

在某区新建社区卫生服务中心项目的计划制定过程中,项目负责人老马召集项目组成员首先讨论的问题是:建设一个符合本社区居民卫生服务需求的社区中心需要做哪些工作。项目小组热烈讨论起来:小李说要租房屋、装修房屋、分配房屋;小张说要买设备、买家具、买仪器;老王说要招聘人、培训人、合理配置人;小许说要定规范、定标准、定制度……。老马说:"咱们一个一个来,先将项目工作分为哪几大类,再逐级分解,一直分解到工作能够具体被某人承担为止。如何分解我们大家讨论,我的要求是:项目需要做的事一件也不能漏掉,项目不需要做的事一件也不要纳入,要划清项目的边界。"小李说:"小区居民中老人比较多,我们是否需要提供理疗服务?如果需要,设备、技术、人员都需要考虑;小许说,社区服务站的标准、规范、管理制度等都有现成的,我们是照搬过来还是重新制定,如果希望让这些规章制度和管理机制更加合理有效,可能需要到一些先进地区进行考察,学习先进的经验。"老马说:"我们现在就是要充分讨论,将我们认为需要做的事都写入计划,等项目开始后才想起来,只能是修订计划了。"

第一节 概　述

一、项目的范围

项目范围(project scope)是指为了成功地实现项目目标所必须完成的、全部且最少的工作。"全部"是指为实现该项目目标所进行的"所有工作",任何工作都不能遗漏,防止出现项目范围"萎缩"(project scope shrink);"最少"是指完成项

笔记

目目标所规定的"必要的、最少量"的工作,不进行此项工作就无法最终完成项目。但是,工作范围不包括超出项目可交付成果需求的多余工作,否则将导致项目范围"蔓延"(project scope creep)。

项目范围是为了成功地达到项目目标规定要做的事,是关于项目工作内容和期望产出的所有信息。简单地说,确定项目范围就是为项目界定界限,划定哪些方面是属于项目应该做的范围,而哪些是不应该包括在项目之内,定义项目管理的工作边界、确定项目达到目标时可以交付的成果。卫生项目范围主要是指项目活动范围,也就是为项目做什么、如何做,才能达到项目实施的目的。

二、项目范围管理

(一)项目范围管理

项目的范围管理(project scope management)是对项目从项目立项到完结的全过程中涉及的项目工作的范围进行管理和控制的过程,包括确保项目能够按既定范围完成的所有过程。卫生项目范围管理能够使卫生项目的利益相关者在解决哪些问题、开展哪些主要活动和形成哪些项目产出、交付哪些卫生项目成果等方面达成共识。

(二)项目范围管理的主要内容

一般来说项目的范围管理包括:定义范围、创建工作分解结构、项目范围核实、范围变更计划与控制 4 个方面的内容(图 7-1)。

1. 定义范围 定义范围(define scope)是界定项目要解决的问题、主要活动、具体需求和最终成果形式并进行详细描述的过程,定义范围旨在编制项目范围说明书,以便明确项目边界,并规定项目的主要可交付成果。项目范围说明书是对项目章程中的项目总体范围的初步细化,应该以项目启动过程中记录的项目目标、假设条件和限制因素等信息为基础,并根据这些信息的实际变化在必要时修改项目范围说明书;在规划过程中,由于对项目有了更多的了解,因此能够更具体地定义项目范围。

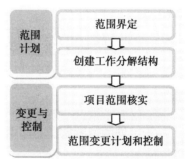

图 7-1 项目范围管理的内容

项目范围说明书的详细程度,对项目能否成功起着至关重要的作用,通过定义范围,可以使所有项目利益相关者对项目边界达成共识,明确界定项目边界,为后续的各种项目决策打下基础。如果项目边界不清,就无法确定项目的具体内容,也就无法编制项目进度、成本、质量等计划。

在卫生项目中项目范围说明书通常体现为项目任务书,它是由项目负责人带领项目团队,以获得批准通过的项目建议书中的项目目标、假设条件和限制因素等信息为基础,并根据实际变化进行必要的修改,获得各方利益相关者通过后制订而成。在编制过程中,需要与包括项目批准单位在内的主要利益相关者沟通,深入了解他们对项目的要求和期望。

之所以要制订范围说明书,是由于项目资源的有限性决定了必须将其用于最有价值的事务中,通过定义范围,确定项目的边界,使项目团队能够把资源用于既定范围内的工作,并只做项目范围内的工作。如果把资源用于范围外的工作,将会使资源失去用于更有价值的事务的机会,从而增加机会成本。

2. 创建工作分解结构 工作分解结构在项目范围管理中的处于核心地位,它是由构成并界定项目总体范围的项目要素,按照一定的原则和标准(例如,按子系统划分、按生命周期、按成果要求等)所构成的一种树形图,并以此划分项目的工作范围。

3. 范围核实 范围核实是指项目范围的审查与核准,是利用规范化的程序,获得项目利益相关者对项目范围和项目可交付成果的正式接受。项目核实的对象是可交付的成果和工作结构内容;项目核实的方法是审查和验收;项目核实在项目生命周期的各个阶段进行。

4. 项目范围控制 范围控制是监督项目的范围状态、管理范围基准变更的过程。在实际操作的过程中当变更发生时,需要采用范围控制过程来管理这些变更。控制范围过程需要与其他控制过程联系在一起。一个项目的范围计划可能制订的非常好,但变更发生是不可避免的,因而必须实施某种形式的措施对变更进行控制。

项目范围管理的流程如图所示(图7-2)。

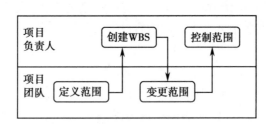

图7-2 项目范围管理的流程

三、项目范围管理的作用

项目范围一般会涉及财务、技术、成本、人员等诸多方面的问题,是项目未来一系列决策的基础,因此在项目计划阶段,项目组就应该提出一个比较稳定的项目范围,为项目的实施提供一个牢固的前提和框架,所有项目活动的开展,包括成本、质量、时间的控制也应该在此范围内进行。因此项目范围管理可以说是项目管理中最重要的一个领域。

1. 在管理结构上 项目范围是其他所有项目管理工作的前提基础和准则,项目的时间管理、成本管理、风险管理等活动均在项目范围管理的基础上开展。

2. 在时间结构上 项目范围管理能够体现出可交付成果的所有必备要素,是连接项目工作和项目前期设计工作的中心枢纽,即所有的计划管理工作都是在项目范围的基础上制订的。

3. 在空间结构上 项目范围是联系项目及其外部环境的桥梁,所有项目外部环境的变化对项目的影响、项目自身变化对外部环境的影响都应该在项目范

138

围中体现；实施有效的范围管理，有助于根据内、外部环境及时进行项目自身调整，促使项目顺利开展。

第二节　卫生项目范围的确定与工作分解

一、确定项目范围的原则和方法

项目工作因其本身"独特性、一次性"的特性，使得项目"该怎么做"，"做到什么程度"，即项目范围如何确定才算"合适"，成为项目确定过程中不可回避的难题。

（一）确定项目范围的原则

1. 与目标相一致的原则　卫生项目范围的确定围绕需要解决的卫生问题展开。在项目范围确定阶段，应尽可能收集有关项目的各种信息，包括基线资料、成本、质量、时间、外部环境、卫生服务需求信息、利益相关者信息等。根据项目需求的变化及时的做好调整。项目的范围确定一定要致力于实现项目目标，只有与项目目标一致的范围才具有价值。例如，卫生Ⅷ项目的总目标是：通过改善农村贫困地区的卫生服务提供能力、提高卫生服务利用水平，保证当地居民获得基本医疗卫生保健服务，提高健康水平，并在一定程度上减少因病致贫、因病返贫现象。根据这一目标，该项目的项目范围就定为开展农民健康保障制度建设、改善农村卫生服务提供系统、提供核心公共卫生服务及项目协调与政策开发等项目工作。

2. 恰当处理成本、时间、质量关系的原则　任何项目都存在着时间、成本、质量这三个约束条件，需要恰当地处理好这些约束条件之间的关系。在项目实施过程中，往往出现项目范围变动的情况，一般是向外扩大的现象，由此可能导致范围边界模糊扩大（图 7-3），如果既定范围（S）不变，项目成本（C）、质量（Q）、时间（T）就可以在一个固定的 S 边界限制下给出一个约束的关系模型。但是如果 S 值并非固定，出现边界模糊或者向外扩展时，C、Q、T 就失去了可依赖的边界限制，约束关系就会复杂化。

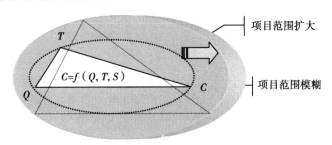

图 7-3　项目实施中的三角制约模型

因此，在对范围进行管理的时候，首先要保证项目初期的范围准确可靠；其次，要保证项目实施过程中的稳定，尽量避免或减少项目范围的变更。

3. 定性与定量相结合的原则　卫生项目种类繁多，既有房屋、设备等硬件

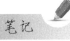
笔记

建设项目,也有体制改革、制度建设、政策开发等软件项目,还有医疗服务、公共卫生、康复服务等卫生服务项目。因此,在确定范围时既要从事物本身的性质进行分析,对事物的发生发展规律进行阐述,又要考虑量化标准,使项目范围清晰明确,防止范围模糊不清、边界不明。比如在卫Ⅷ项目范围确定中将"秦巴地区特困家庭能够公平地获得基本卫生服务"定性指标与"项目将资助贫困家庭医疗救助计划,拟覆盖秦巴项目地区20%的贫困人口"定量指标相结合。

4. 精益原则　精益管理原则的对象是人(规范化)、事(流程化)、物(规格化),其精髓是不断地消除浪费,做到恰好及时。卫生项目因其自身集成性、复杂性及多变性的特点,要求在确定范围时要本着精益性原则将项目流程清晰化、条理化、明确化,避免复杂化。项目范围管理工作要尽量做到简单、明确、易于接受和实施。

5. 系统化原则　系统化原则就是项目目标要与项目开展的主要活动、最终成果密切相关,为此,项目范围的管理部门、工作任务、前后阶段的工作之间应做到连贯一体、紧密结合。

(二)项目范围确定方法

1. 产出物结构分解法(structural decomposition analysis)　产出物结构分析法是按项目产出物和项目阶段可交付物逐层向下分解的方法。在分解中需要确认:所有的项目产出物要素是否充分和必要,所有的项目工作包是否充分和必要,如果不是,就应该重新修订。

2. 专家判断法(expert judgment)　邀请相关专家参加定义范围的过程,常用来分析制订项目范围计划所需的信息。判断结果可从来自具有专门知识或经过专门培训的小组或个人等多种渠道获得,这种方法可用来处理各种技术细节。

3. 收益/成本分析法(cost-benefit analysis)　收益/成本分析法也叫成本收益分析,是指以货币单位为基础对投入与产出进行估算和衡量的方法,是一种预先制订的计划方案。

4. 产品分析法(product analysis)　分析项目产品应该具备的功能,以便确定项目范围,只有清楚产品应该具备的功能,才能清楚项目的范围。

5. 备选方案识别法(alternatives identification)　识别并分析可用于实现项目目标的多种方案,以便从中选择最佳方案。

6. 引导式研讨会(facilitated workshops)　在会议主持人的引导下,项目团队与利益相关者共同讨论,确定项目范围。讨论过程中可采用"头脑风暴法"和"横向思维法"。头脑风暴法是用来产生和收集关于卫生项目需求与项目产出物需求的多种创意的一种技术。横向思维法,是指突破问题的结构范围,从其他领域的事物、事实中得到启示而产生新设想的思维方式。

(三)项目范围说明书

项目范围的确定以范围说明书的完成为标识,项目范围说明书(project scope statement)是项目文档中最重要的文件之一,它详细描述了项目可交付成果,以及为提交这些可交付成果所必须开展的工作,其详细程度,决定着项目管理团队控制项目范围的有效程度。

项目范围说明书主要包括项目的目标、产品范围说明书、工作要求说明书、成果验收准则、项目假设条件、项目约束条件、项目组织团队、项目风险、项目里程碑、项目成本估算、项目产出、项目成果的考核和评价等内容,但根据实际需求情况也会有所变化。卫生项目更多体现为任务书,一般包括对"项目最终要解决的卫生问题、主要活动、具体需求和最终成果形式"的说明,还包括对项目工期、费用、资源等方面的规定。要求表述明确、切实必要,对资源保障有一定弹性。

二、工作分解原理、方法、技术和步骤

工作分解结构最早在美国国防部的军用标准中提出,后来被写入美国项目管理协会的标准教程。它是项目范围管理的主要工具,其目的是把项目工作分解为更小、更易操作的工作单元。

(一)工作分解结构

工作分解结构(work breakdown structure,WBS)指的是一个以项目的可交付成果为中心,为完成项目目标和创造项目可交付成果,由项目组按照系统、生命周期、成果要求、目的等原则或标准进行的一种对项目工作有层次的分解,分解结果是由构成并界定项目总体范围的项目要素,按照一定的原则和分类编组所构成的一种树型图,以此划分项目的工作范围。按项目目的可以将 WBS 分为 4 种类型:产品 / 服务导向(products/services oriented)型、结果导向(results oriented)型、工作 / 任务 / 活动为导向(work/task/activity oriented)型,以及混合导向(mixed products/services,results and work/task/activity oriented)型。卫生项目的 WBS 多为结果导向型和工作 / 任务 / 活动导向型。例如,某县在世界银行贷款 / 英国政府赠款中国农村卫生发展第 11 个项目(简称卫生Ⅺ项目)中的工作分解结构(图 7-4)。

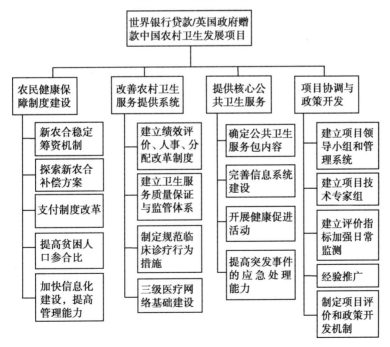

图 7-4　世界银行贷款 / 英国政府赠款中国农村卫生发展项目工作分解结构

笔记

工作分解结构跟因数分解是一个原理,就是把项目工作,按一定的原则进行分解,项目分解成任务(task),任务再分解成一项项工作,直到分解为可以独立完成的工作单元或称做工作包(work package)。一般可将项目的具体目标作为 WBS 中的 0 级工作,下面的层次 1,是将 0 级工作分解成为若干 1 级工作,1 级工作是主干,当与每个 1 级相关的工作都完成时,0 级工作也就完成了。从理论上讲,当 n 级分解而成的 n+1 级的工作完成时,n 级工作就宣告完成(图 7-5)。

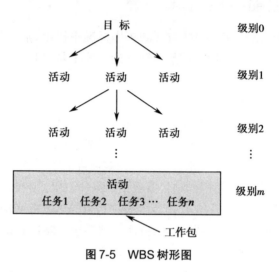

图 7-5 WBS 树形图

在上述卫生 XI 项目的例子中,"农民健康保障制度建设"这一目标就被继续分解为更低级别的工作,如图 7-6 所示。

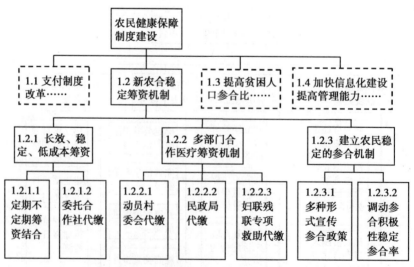

图 7-6 世界银行贷款/英国政府赠款中国农村卫生发展项目中
农民健康保障制度建设工作分解结构

WBS 可作为一种项目管理的有力工具,能为项目管理人员提供形象化的范围管理思路;作为一种有效的项目设计工具,它能清晰地表示出各项工作之间的相互联系；在计划阶段，WBS 能展现出项目的全貌，详细说明完成项目所需进行的各项工作，从最低一级工作着手，可以估计出工期和资源需求，制订出工作进度表及项目的交付日期，体现出计划工具的用途；同时，随着低层次工作的完成，由下向上不断整合，某些较高级别工作的完成表明项目取得显著进展，成为项目的里程碑事件，因此 WBS 可以作为项目状态报告的框架，体现出项目进展。

总之，WBS 作用主要体现为：①能够将项目目标、需求紧密联系在一起；②能够将任务分配到个人，做到分工明确，责任到人；③能够有效地对项目工作的进程进行控制；④能够提高项目管理的工作效率；⑤能够为项目目标的实现提供支持和服务。

（二）工作分解的内在标准选择

1. 按生命周期分解项目　按照项目生命周期的不同阶段分解项目是项目管理中经常使用的分解方式，使用这种方式的最大好处是比较容易，只要按照项目的起始、计划、执行和结束阶段来分解工作任务就行。但是这种分解方式对时间要求比较严格，有时也会造成项目逻辑上的混乱。

2. 按子系统、子项目分解项目　按照项目子系统划分的范围，简单、清晰、明确。子系统的复杂程度决定项目层次的划分。但这种分解结构是线性的树形结构，仅限定于纵向的划分，而忽略了横向的有机联系。鉴于卫生项目的复杂性，这种方法有时无法达成卫生项目的预期目标，很难满足项目利益相关者的需求。

3. 按项目专业分工分解项目　按项目专业分工来分解项目是比较容易的分解方式，在确定项目的专业工作分工后就可以进行工作的分解，但是这种分解方式的最大的缺点是很难对项目工作进行协调，也就是说项目的协调或者沟通工作很难设计到项目的工作包中，或者导致难以确定工作包到底由谁负责。

4. 按项目可交付成果分解项目　卫生项目的最终交付物可以是解决人群中某项健康问题、提供一项新服务或建立一项新制度。在进行静态的工作结构分解时，这种分解方式能够紧紧围绕卫生项目的目标进行，使工作的开展能够支撑项目目标的完成，达成项目利益相关者的愿望。因此，这种方法在卫生项目管理中应用最为广泛。

（三）工作分解的步骤

1. 了解项目内外部现有环境，确定研究目标　在制订 WBS 之前，一定要对项目所处的环境、确定的目标、需要的人员及拥有的资源进行评估和确定，以保证在 WBS 中对工作定义的准确性和完整性（图 7-7）。

2. 选择创建工作结构分解的方法　项目 WBS 的构建对于一个有效的工作系统来说十分关键，通常采用两种方法：①自上而下的方法：自上而下法被视为构建 WBS 的常规方法，即将项目工作逐级分解成为子项目，不断细化工作任务。这是一种从整体角度去分析的系统思考方法，符合常规的思维方式，应用广泛。但使用这种方法需要具备比较全面的项目经验，对项目理论有充分的理解。②自下而上的方法：自下而上法是对项目工作分解的一个先发散后归纳的过程，就是

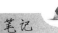
笔记

先尽可能地确定与项目有关的各项具体任务,然后将各项具体任务进行分析和整合,归纳总结到一个整体任务或 WBS 中的一级内容上去。这种方法一般比较费时,项目组成员可以用类似头脑风暴的方法,一开始尽可能地确定各项具体任务,然后将各项具体任务进行分析和整合,形成零散的思路,最后再由微观到宏观地归纳。该方法较适用于独特性和创新性强的项目 WBS 创建。此外,还可以借鉴类似项目的经验来创建新的 WBS。例如,A 医院在建设信息平台时,可借鉴 B 医院建立信息平台时的 WBS,再结合 A 院的实际情况加以补充、修改和完善。

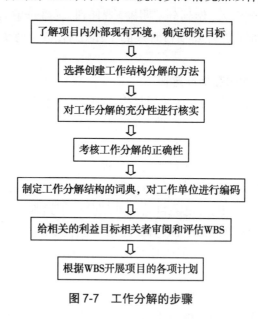

图 7-7　工作分解的步骤

3. 对工作分解的充分性进行核实　在创建 WBS 的方法确定后,要对工作分解的内容进行核实,经过总结、归类、审核,增加遗漏工作,删除多余工作,以确保内容完整,符合项目需求。

4. 考核工作分解的正确性　要考虑到 WBS 是否能清楚界定工作内容,是否能够有效跟踪和控制成本、质量、进度、风险,是否能准确地确定项目的里程碑,是否能做到项目组的人员分工明确。

5. 制订工作分解结构的词典,对工作单位进行编码　项目中每一项工作都要编上号码,用来确定其在 WBS 的唯一身份,这些号码的全体叫做编码系统。项目各基本单元的查找、变更、费用计算、时间安排、资源配置、质量要求等都要参照这个编码系统。利用编码技术对 WBS 进行信息交换,可以简化 WBS 的信息交流过程。

编码设计与结构设计应相互对应。结构的每一层次对应编码的某一位数字,是分配给它的特定代码数字。在最高层次,项目不需要代码,也就是 0 级;在第二层次对应编码数字是 1,以下依次类推(图 7-5、图 7-8)。

工作分解结构词典是指 WBS 各组成部分的详细内容说明,其内容主要有:识别编码、工作包内容的具体描述、负责的组织,以及进度里程碑清单。

6. 利益相关者审阅和评估　利益相关者对 WBS 的理解和认可,才是 WBS

划分成功的表现。当利益相关者对 WBS 产生不满时,应该及时沟通,对 WBS 进行有效的修改。

7. 根据 WBS 开展项目的各项计划 WBS 是整个项目计划的基础,项目的时间、成本、质量、人力资源及采购等计划的制订,都要依据 WBS 来确定;同时,WBS 也要适合于项目对时间、资金、质量等方面的要求,并根据上述要求对 WBS 进行不断调整,最终形成符合项目需要的工作范围。

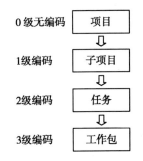

图 7-8　工作分解结构编码设计

第三节　项目范围计划与审核

一、项目范围计划

(一)项目范围计划与范围计划编制

项目范围计划(project scope plan)是描述项目任务范围和工作边界的文件,是对项目任务的计划和安排。项目范围计划编制(project scope planning)是将产生项目所需开展的工作和项目文件进行细化和归档的过程。项目范围计划告诉我们为完成项目目标必须完成哪些工作任务,哪些任务与本项目没有关联。因此,项目范围计划编制就是项目目标分解至具体任务的过程,项目范围计划是项目范围变更的基本依据。

(二)卫生项目范围计划的作用

一个项目要想取得成功就需要制订详尽、周全的范围计划。作为项目总体计划的基础,项目范围计划在项目管理中发挥着重要作用。

1. 使项目各利益相关者更好地理解项目目标 项目范围计划是为了更好地实现项目的既定目标而制订的,为了实现这一目标就必须对项目所要开展的全部、必须完成的工作进行定义,并且要通俗易懂,让每一个项目的利益相关者都能够很好地理解自己的工作,了解自己的工作目标、工作性质和自己在这个项目中所担任的角色。

2. 避免或减小不确定性 在制订项目范围计划时,应对未来可能发生的情况进行预测和判断,充分考虑项目实施过程中可能出现的问题及其结果,尽量减少不确定性,提高计划的有效性。

知识拓展

世界银行贷款卫生Ⅷ项目
农村特困人口医疗救助计划

世界银行贷款卫生Ⅷ项目,简称"卫生Ⅷ项目"或 H8,即"农村特困人口医疗救助计划",它的总体目标之一是通过减免项目县最贫困的农业人口的基本卫生服务,来提高其卫生服务的利用能力,改善其健康状况。

笔记

在设计和实施过程中考虑到项目县自然、地理、卫生情况差异性，不改变总方针、核心内容及原则的情况下，制定出针对不同地区的具体实施方案。

比如，项目在甘肃省临夏回族自治州康乐县设计实施中考虑到该地区以回族为主，因此康乐县在实施项目的过程中，结合了当地民族的宗教习惯和民族特色——培养女穆斯林医疗工作人员。因为按照穆斯林群众的传统，只能由信仰伊斯兰教的妇女为临产穆斯林妇女接生，而这些接生婆往往采取土法接生，大大提高产妇和婴儿的风险。

再如，根据基线数据显示的康乐县女子发病率高于男子这一情况，该县采取了男女差别化救助，在康乐县不同乡镇门诊补助和住院补助中女性均高出男性水平，最低是10%，最高达到30%。

3. 提高运行效率　项目范围计划是项目实施的基础，是对项目工作进一步明确和界定的过程。它能够告诉我们哪些任务是必须完成的，哪些任务与本项目没有关联，从而使项目的实施有依据，有助于项目执行者迅速着手实施项目，并指导项目组按照既定时间完成工作，提高项目的工作效率。

4. 为监测和控制工作提供基准　项目范围计划不仅是项目组织、指挥、协调的前提和准则，而且与项目的监测和控制活动紧密相连。范围计划为项目的管理活动确定了尺度和标准，它不仅为项目的控制指明了方向，而且还为项目控制活动提供了依据。经验告诉我们，没有计划的活动是无法控制的。

（三）制订卫生项目范围计划的方法

1. 产出物结构分析方法　产出物结构分析法是根据项目目标和产出物内在结构的要求，对所拥有的资源进行分析，从而制订项目范围计划的方法。

2. 专家判断法　这是邀请相关专家参加定义范围的过程，常用来分析制订项目范围计划所需的信息。

3. 收益／成本分析法　收益／成本分析法也叫成本收益分析，是指以货币单位为基础对投入与产出进行估算和衡量的方法，是一种预先制订的计划方案。

4. 产品分析法　分析项目产品应该具备的功能，以便确定项目范围，只有清楚产品应该具备的功能，才能清楚项目的范围。

5. 备选方案识别法　识别并分析可用于实现项目目标的多种方案，以便从中选择最佳方案。

6. 引导式研讨会　在会议主持人的引导下，项目团队与利益相关者共同讨论，确定项目范围。

二、项目范围计划的基本结构

项目范围计划工作的最终结果主要包括三份文件：项目范围主体计划、项目范围支持计划和项目范围管理计划。

（一）项目范围主体计划

1. 项目理由　项目的理由是项目立项的基础，应在健康需求调查的基础上，对健康需求进行评估，对当前科学技术水平下可解决的主要卫生问题、内外环境进行分析，在项目各利益相关者的参与下，共同确定优先解决的健康问题。比如，需求调查发现了"人群卫生服务可及性差"、"服务质量低"及"慢性病控制率低"等问题，因而设计出"提高人群卫生服务可及性"、"改善卫生服务质量"及"某地慢性病控制"等项目。

2. 项目产出　卫生项目产出是指通过执行一系列项目活动产生的特定结果，可以是有形产品，也可以是无形产品，项目的产出物可以是一个，也可能有很多个。例如：卫Ⅷ项目中 A 部分 C 领域的第二部分内容是农村特困人口医疗救助计划（MFA），是在项目地区筛选占项目县农业人口 5% 的最贫困人群实施医疗救助。卫生项目虽然以人群的健康问题为由立项，但是项目的设计却往往受部门利益影响，导致有时候出现项目活动未能惠及目标人群，项目建议书所定义的健康问题依旧存在等不希望看到的情况。因此，在项目设计阶段就要通过逻辑框架将项目活动与项目产出有效结合。

3. 项目目标　项目目标，简单地说就是实施项目所要达到的期望结果。通常有战略性项目目标、策略性目标和具体的项目目标三个层次。战略性、策略性目标被分解至最底层的时候，便是具有可测量、可实现、可操作的工作包。而每一个工作包是靠一系列任务来实现。项目目标分解对制订项目计划有两方面意义：①形成项目目标体系：用物理分解的方法，将项目目标逐级分解乃至最终形成项目的具体任务，从而产生出项目目标体系；②有助于确定项目范围：凡是被分解出的属于目标下的任务和工作，都与项目具有关联性，就应该划定在项目范围之内。

卫生项目中往往表述为总目标和具体目标。比如，卫生Ⅷ项目的支持项目H8SP 的总目标是："为了改善农村贫困地区的卫生服务提供能力、提高卫生服务利用水平，保证当地居民获得基本医疗卫生保健服务，提高健康水平，并在一定程度上减少因病致贫、因病返贫现象"，围绕总目标制订了 6 个具体目标。

知识拓展

卫生Ⅷ支持性项目（H8SP）

为促进卫生Ⅷ项目的实施，支持卫生部实施国家卫生改革与发展政策，通过改善农村基本卫生服务而减少贫困，英国政府国际发展部（DFID）为卫生Ⅷ支持性项目（H8SP）提供了 1501 万英镑的赠款，其中 1330 万英镑为资金援助，171 万英镑为用于该项目的国际技术合作。项目执行期 6 年（1999年 7 月至 2005 年 6 月），分为 2 个阶段实施：第一阶段为期 2 年；第二阶段 4年。H8SP 的总目标同卫生Ⅷ项目完全一致。

笔记

H8SP的具体目标是：

①在甘肃、重庆两个项目省中所有项目县加强规划和管理，以开发和实施县级卫生资源规划；②在两省项目县改善基本卫生服务项目的质量和有效性；③改善特困人群、尤其是妇女和儿童对基本卫生服务的可及性；④加强中央专家组的活动，使之起到项目质量保证的作用，同时加强卫生部国外贷款办公室的项目管理能力；⑤为对县级项目活动提供有效的支持，建立和培训省级专家组；⑥对开展的试点和研究进行评价，在中央和省级推广项目中有效的方法和经验。

（二）项目范围支持计划

1. 已识别的项目假设条件　列出并说明与项目范围有关的具体项目假设条件，以及假设条件不成立时可能造成的后果。例如，卫生Ⅷ项目的假设条件之一是，项目期间国家对农村合作医疗的支持政策逐步加强。如果此假设不成立，则项目设计的很多相关活动将失去意义。

2. 项目制约因素　列出并说明与项目范围有关，且限制项目组选择的具体项目制约因素，可使用事先确定的预算、强制性日期或强制性进度里程碑来表示。例如，当地财政提供的配套经费是否能够及时到位，是卫生Ⅷ项目的制约因素，应受到重视。

3. 可能出现的项目变更　在制订计划的时候就标明在项目执行过程中可能出现的范围变更，并提出解决方案。例如，项目设计的乡镇卫生院设备购置计划可能会因为国家标准的出台而有所变化，应根据国家标准来调整设备采购工作。

知识拓展

项目里程碑

项目里程碑（milestone）并没有形成统一的定义，但是各个定义的核心基本上都是围绕事件（event）、项目活动（activity）、检查点（checkpoint）或决策点，以及可交付成果（deliverable）这些概念来展开的。

里程碑是项目中的重大事件，完成阶段性工作的标志，在项目过程中不占资源，是一个时间点，通常指一个可交付成果的完成。编制里程碑计划对项目范围的管理有重要作用，可以协助范围的审核，给项目执行提供指导，好的里程碑计划就像一张地图指导执行者该怎么走。

制定里程碑计划的步骤如下：

1. 认可最终的里程碑。

2. 集体讨论所有可能的里程碑。

3. 审核备选里程碑。

笔记

148

4. 对各结果路径进行实验。

5. 用连线表示里程碑之间的逻辑关系。

6. 确定最终的里程碑计划，提供给项目重要利益相关方审核和批准。

（三）项目范围管理计划

项目范围管理计划（project scope management plan）是一种规划工具，说明项目团队如何确定项目范围；如何制订详细的项目范围说明书；如何确定与制作工作分解结构；如何核实项目范围，说明管理控制项目范围的具体责任主体。项目范围管理计划的主要内容包括：

（1）范围进程：详细说明项目范围如何变化以及何时范围可能还会修改。

（2）职责范围：说明各项工作由谁负责，明确项目范围的责任主体。

（3）范围说明：对 WBS 中各层级的工作任务进行详细说明。

（4）变更控制：包括如何控制变更，以及范围变更可能造成的后果。

三、项目范围审核

（一）项目范围审核

项目范围审核（scope verification）是对项目范围的审查和核准，是利用规范化程序，获得项目决策者和利益相关者正式确认并接受项目范围的过程。

1. 对项目工作分解结构进行审核，确保所有的、必需的工作都已经纳入WBS，而与项目目标无关的工作均不包括在项目范围之内。

2. 审核项目范围界定的工作结果，包括审查项目启动、项目范围定义和计划的相关文件。

3. 审核整个项目和各阶段应交付的成果，如果项目提前结束，则需要查明哪些工作已经完成、完成到什么程度，并将审核结果记录在案。

（二）项目范围审核的依据

1. 项目范围说明书　范围审核的最重要依据就是范围说明书也就是卫生项目的项目任务书，其中会就项目目标、项目任务、项目交付成果进行详细说明，是未来项目实施的基础。随着项目的不断实施，项目范围说明书也要进行必要的修改、细化、更新，以反映项目本身和外部环境的变化。卫生项目范围审核的依据主要是卫生项目任务书、政府批文、备忘录等。

2. 工作分解结构　工作分解结构不仅是项目范围计划的基础性文件，也是进行项目范围审核的重要依据。它通过将项目分解成任务，任务分解成工作，最后分解成工作包，更加详细而具体地确定了项目的全部范围，也标示了项目管理活动的努力方向。

3. 工作分解结构词典（work breakdown structure dictionary，WBSD）　工作分解结构字典通过对每一工作步骤的详细内容进行表述，更加细致的定义项目目标、项目任务以及工作流程，为项目范围的审核提供依据。

（三）范围审核常用工具

项目范围审核的常用工具是项目范围核检表（表 7-1）和工作分解结构核检表（表 7-2），其主要内容如下：

表 7-1 项目范围检查表

（1）项目目标是否完整、准确	（2）项目目标的衡量标准是否科学、有效和合理
（3）项目约束条件、限制条件是否真实并符合实际	（4）项目假设前提是否合理、不确定性的程度是否偏低
（5）项目的范围界定是否能够保证上述目标实现	（6）项目的范围界定是否需要进一步开展辅助性研究

表 7-2 项目分解结构（WBS）检查表

（1）项目目标的描述是否清楚、明确	（2）项目的各项成果是否以工作分解结构为基础
（3）项目目标层次的描述是否清楚	（4）项目工作分解结构的层次划分是否与项目目标层次的划分和描述一致
（5）项目工作、成果与目标的关系是否一致和统一	（6）项目工作、成果，项目分目标和总目标之间的逻辑关系是否正确、合理
（7）项目目标的衡量标准是否有可以度量的数量、质量和时间指标	（8）项目目标的指标值与项目工作绩效的度量标准是否匹配
（9）项目工作分解结构的层次分解是否合理	（10）项目工作分解结构中各项工作所需的资源是否明确、合理
（11）项目工作分解结构中各项工作的考核指标是否合理	

第四节 项目范围变更的控制

一、范围的变更

（一）范围变更

项目实施中范围变更不可避免，在项目的计划、执行或是项目的结束阶段都有可能发生，范围变更管理是项目范围管理的重要内容之一。项目范围变更（scope change）是指为使项目朝着有利于项目目标实现的方向发展而变动和调整某些方面因素所引起项目范围变化的过程，表现为工作内容、最终产出或最终服务范围的增加、修改或删减。项目范围发生变更并不意味着项目出现了问题，关键是不能缺乏对项目范围变更的管理。

（二）范围变更的原因

范围变更具有多方面原因，包括：①项目工作所采用技术的不确定性；②项目对象提高要求，引起项目范围变化；③利益相关者角色变化。除此以外，项目外部环境发生变化，如政府的有关规定发生变化；在项目范围计划时出现了错误；项目实施组织本身发生变化，以及项目预算的增加或减少等，也是变更出现的重要原因。

笔记

（三）范围变更的影响

项目范围的变更，会导致项目目标的变化，可能会造成项目实施时间的延长或缩短，项目费用的增加或减少，还会影响到项目最终绩效测量标准等。

二、范围变更的控制

（一）范围变更的控制

范围控制（scope control）是指对有关项目范围的变更实施控制。在进行项目范围变更控制时，必须同时考虑其对时间、费用和质量的影响，如果范围变更控制不当，可能导致项目失败。此外，对项目范围变更的控制应该贯穿项目生命周期的全过程，不应该仅仅停留于项目实施阶段。

（二）范围变更控制的依据及主要活动

1. 项目范围变更控制依据　进行项目变更控制的主要依据是项目范围管理计划、工作分解结构、任务变更请求和项目实施期间的督导报告、项目进展报告等。

（1）项目范围管理计划：项目范围管理计划变动会带来项目范围的变化，这时项目组就要按照项目范围管理计划所表述的变化内容对项目范围进行变更控制。

（2）工作分解结构：工作分解结构是进行范围审核的依据，也是进行变更控制的基础。它通过分解项目工作，更加详细和具体地确定了项目的全部范围，标示了项目管理活动的努力方向，规定了项目实施的具体步骤，为范围计划变更的控制提供依据。

（3）项目范围变更请求：卫生项目的利益相关者众多，所有利益相关者均可提出项目范围变更的要求。项目范围不能随意改变，如果确实需要，必须按照规定的程序，进行严格的变更控制。

（4）项目实施绩效报告：项目进展报告和督导报告可以提供项目执行状态的信息。例如，项目的哪些中间成果已经完成，哪些还未完成。它还可以对可能在未来引起不利影响的潜在问题向项目管理者发出警示信息。

2. 项目范围变更控制的步骤和主要活动　项目范围变更控制可以通过提出范围变更申请、审核范围变更申请、实施项目范围变更 3 个步骤（图 7-9）来完成，其具体流程如下（图 7-10）：

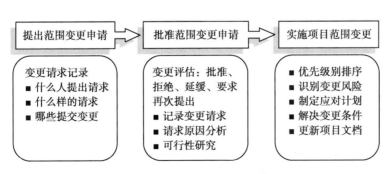

图 7-9　项目变更控制的主要步骤

笔记

在开展项目范围变更控制时，需要注意以下事项：

（1）项目范围变更申请者应参与变更计划的制订，就遇到的问题、变更的原因以及对变更的要求和期望等进行充分的沟通，争取各利益相关方的同意和支持。

（2）在定义项目范围时，应将项目范围分为"必要部分"和"想要部分"，第一部分是项目的关键，应在范围变更时予以保证。

（3）在项目任务书中明确可交付成果的相关要求和具体特征，并且澄清可能造成误解的项目交付成果。

（4）制订项目的正式变更流程，并形成文字说明：①明确有资格提出变更的人员和可提出的变更的范围；②进行变更评估，对变更请求作出批准、拒绝、延缓的判断；③对变更请求排列优先级别，评估变更风险和制订风险应对计划，并列出变更所需费用、时间、技术支持、人员等条件，写入变更计划、存档。

（5）对新的变更做成本、时间上的效益分析。

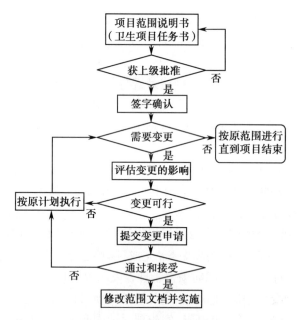

图 7-10　项目变更控制流程图

（三）范围变更控制的方法和技术

1. 偏差分析　在控制变更的时候，可以利用项目绩效测量结果，来评估偏离范围基准的程度，据此决定是否需要采取纠正或预防措施。

2. 卫生项目范围变动控制系统　项目范围变动控制系统规定了项目范围变更的基本控制程序、控制方法和控制责任。包括文档化工作系统，变动跟踪监督系统，以及项目变更请求的审批授权系统。

3. 卫生项目实施情况的度量　项目实施情况是指项目的哪些中间成果已经完成，哪些还未完成，哪些事情在以后的工作中要重点加强，将这些情况汇总，形成一份关于项目实施效果与绩效情况的项目进展报告或者项目督导报告,这份汇报将成为控制范围变更的一个依据。

4. 追加计划法　为有效进行项目范围变更的控制,应不断对项目进行再分解,建立多个计划更新方案,一旦需要,可对项目范围进行重新界定,控制范围的变更。

(四)项目范围变更控制的结果

项目范围变更出现后,应修改有关技术文件和项目计划,并通知项目有关利益相关者。对项目范围变更采取措施、进行处理之后,应当将造成项目范围变更的原因、采取的措施以及采取此措施的理由、此次变更中所汲取的教训等记录在案,形成书面文件。

(五)卫生项目范围计划中存在的常见问题及应对

在项目范围计划的编制过程中会遇到很多的不确定因素,出现各种各样的问题,但其中最主要也最常见的是范围蔓延。范围蔓延是指未得到控制的变更,导致在项目进行期间不期望的需求缓慢的增加。如果处理不当它将成为项目失败的主要原因。比如,在英国国家卫生服务体系(NHS)进行的一项将病人病案记录电子化的项目中就出现了因为严重范围蔓延而导致项目无法完工的情况,该项目涉及 30 000 名基层全科医生和 300 家医院,初期预算为 46 亿美元,但是4 年过后项目却未能完工,而且看似距离完工尚遥遥无期,而实际花费已经超过254 亿美元。出现范围蔓延的原因可以归纳为:

1. 错误地定义流程　项目范围计划的制订者对项目的流程了解不深,或是没有认识到所有的流程都是相互连接的。就可能会导致对流程的错误定义,人为分隔开各个相互联系的流程,导致出现范围蔓延。

2. 错误的人在定义范围　项目范围计划的制订者应对项目有充分的理解,对项目目标及实现目标的工作有充分的认识。而有些时候,项目范围计划是由一些并不十分了解项目的人制订的,他们往往按照自己意愿或想象制订计划,出现项目范围蔓延的可能性就会大大增加。

3. 未明确定义与项目相关的术语　对项目范围的准确定义,是建立在项目各利益相关者对项目认识一致的基础之上,而对项目相关的术语的明确定义,是达到一致认识的基础。当这些术语没有被定义时,就会模糊范围的界定,出现范围蔓延。

4. 忽略对流程的全面检查　在制订了范围计划之后,没有检查制订者是否有资质制订项目范围计划,没有核对制订的项目流程是否合理、有效,没有明确项目相关术语的定义。缺少了对这些项目范围计划是否可行、有效的核实工作,就可能会出现范围蔓延。

范围蔓延是一个项目失败的重要原因,那么如何应对范围蔓延就成为制订项目范围计划过程中的一个必须要思考的问题。可以通过尽量细化范围说明书或项目任务书,确保项目范围得到各利益相关者确认并记录在案、严格控制项目范围变更请求这些方式来控制范围蔓延。

笔记

本 章 小 结

1. 项目范围管理是连接项目实施和项目设计的枢纽,前期所有设计要素均要体现在范围管理过程中。本章通过介绍项目范围管理的概念与主要内容、项目范围的确定与分解、项目范围计划与审核、项目范围变更的控制等基本内容为项目范围确定、管理、控制提供理论基础。

2. 项目范围是描述项目工作边界的方法,是实现项目目标所必须完成的、全部且最少的工作。范围管理包括定义范围、创建工作分解结构、项目范围核实、范围变更计划与控制4个方面的内容。工作分解结构在项目范围管理中处于核心地位,它不仅是分解项目目标形成项目目标体系的工具,而且通过对项目工作有层次的分解来定义项目的工作范围。

3. 项目范围计划编制就是项目目标分解至具体任务的过程,目的是明确达成项目目标必须完成的各项工作任务;之后决策者和利益相关者对项目任务范围的正式认定就是项目范围审核;项目范围变更是项目范围发生变化的过程,项目范围发生变更并不意味着项目出现了问题,关键是不能缺乏对项目范围变更进行管理的过程,即范围控制,如果范围变更控制不当,就可能会出现范围蔓延,或者是其他导致项目失败的情况。

关键术语

项目范围 project scope

项目范围管理 project scope management

项目范围"萎缩"project scope shrink

定义范围 define scope

工作分解结构 work breakdown structure,WBS

项目范围计划 project scope plan

项目范围管理计划 project scope management plan

项目范围审核 scope verification

项目范围说明书 project scope statement

工作分解结构词典 work breakdown structure dictionary,WBSD

项目范围变更 scope change

范围控制 scope control

范围蔓延 scope creep

讨论题

在制订一项项目计划时,项目组首先要讨论的问题是:满足利益相关者的需求需要做哪些工作。请结合本章的章前案例中老马提到的"我要求项目需要做的事一件也不能漏掉,项目不需要做的事一件也不要纳入,我们要划清项目的边

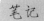
笔记

界"试述什么是项目范围管理？项目范围计划的编制过程中最主要也最常见的问题是什么？主要原因是什么？如何避免？

思考题

（一）填空题

1．一般来说项目的范围管理包括：____、____、____、____4个方面的内容。

2．工作分解结构在项目范围管理中处于____。

3．____是监督项目的范围状态、管理范围基准变更的过程。

4．项目范围计划是描述____和____的文件，明确项目目标及项目任务的____，作为项目各阶段起始工作的决策依据。

5．项目范围计划工作的最终结果主要包括三份文件：____、____、____。

（二）选择题

1．以下哪种方法不是项目范围确定方法

　　A．专家会议法　　　　　　　B．备选方案识别法

　　C．引导式研讨会法　　　　　D．系统文献分析法

2．卫生项目范围的确定围绕需要解决的卫生问题展开，在项目范围确定阶段，应尽可能收集有关项目的各种信息，这属于哪种范围确定的原则与思路

　　A．与目标相一致的原则

　　B．恰当处理成本、时间、质量关系的原则

　　C．定性与定量相结合的原则

　　D．系统化原则

3．项目范围主体计划不包括下面哪一项

　　A．项目理由　　　　　　　　B．项目产出

　　C．已识别的项目假设条件　　D．项目目标

4．项目范围管理计划包括下列哪一项

　　A．变更控制　　　　　　　　B．可能出现的项目变更

　　C．项目制约因素　　　　　　D．项目目标

5．范围审核的依据不包括

　　A．项目范围说明书　　　　　B．工作分解结构

　　C．工作分解结构词典　　　　D．项目启动书

（三）简答题

1．项目范围确定的原则有哪些？

2．工作分解的内在选择标准包括哪些？

3．确定项目范围的方法有哪些？

4．什么是项目范围审核？内容有哪些？

5．什么叫范围蔓延？造成范围蔓延的原因有哪些？

（四）问答题

1．试述工作分解步骤。

2．试述制订项目范围计划的方法及其主要内容。

笔记

3. 项目范围变更的原因有哪些?

4. 试述范围变更控制的方法。

5. 开展项目范围变更控制时需要注意哪些事项?

（焦明丽）

笔记

第八章

卫生项目时间管理

学习目标

通过本章的学习，你应该能够：

掌握 卫生项目时间管理的相关概念及其主要方法；项目活动排序及工期估算的一般步骤；工期计划编制及项目进度控制的步骤和方法。

熟悉 项目时间管理的基本过程与主要工作内容。

了解 卫生项目时间管理的进展，时间管理周期。

章前案例

　　在某社区卫生服务中心建设项目中，由小李负责项目的时间计划。按照项目任务书的要求，中心须在9个月内建成。小李反复考虑几项主要的工作：卫生服务需求调查分析后才能确定中心的功能，功能确定后才能确定所需人员的种类和数量，然后才能开始招聘；招聘前需要制定人员招聘标准和程序；招聘的人员需要进行岗前培训，培训内容包括各种技术和管理的规章制度，这些规章制度应在培训开始前制定出来，而制定规章制度需要在现有各项制度的基础上起草，组织相关人员赴外地考察后，将先进的经验融入其中，再经过三次专家论证和修定后形成；培训的另一项内容是业务培训，培训需要在社区站基本建成并形成功能后进行，其要求仪器、设备安装调试完毕，而仪器设备购买、运输、安装、调试都需要时间；仪器设备需要在服务站完成装修后才能安装，而装修需要在签订房屋租赁合同后开始……，各种活动相互影响、互为条件，如果衔接不好，就会出现"窝工"现象，需要进行周密的计划。

第一节　概　　述

　　项目时间管理（project time management）又称项目工期管理或项目进度管理（project schedule management），主要是围绕时间或进度对项目及其所拥有的资源，运用系统的理论和方法进行计划、实施和控制的过程。它包括项目活动定义、项目活动排序、项目活动持续时间估算、编制项目进度计划和项目进度控制。

　　当一个卫生项目确定了项目范围后，时间管理的任务就是依据项目范围管理产生 WBS 和工作清单，识别和定义为完成项目目标所必须进行的各项具体活动；

笔记

识别和定义各活动之间的逻辑关系,进行活动排序;估算完成每项活动所需要的时间长度,进而估算工期、编制项目工期计划;在项目的执行过程中,需要监测项目进度计划的实施情况,控制和调整项目进度偏差,以保证项目的按时完成(图8-1)。

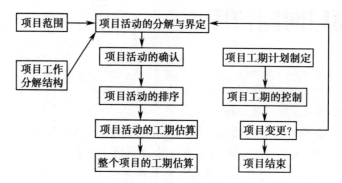

图8-1 项目时间管理主要内容及其流程

卫生项目时间管理的主要过程在理论上界限分明,但在实际管理中却通常是相互影响和相互制约的,甚至有时无法区分和相互重叠。在某些项目,特别是一些小型项目中,这些过程甚至可以合并在一起视为一个阶段。例如,一个社区的健康教育项目中的活动排序、活动持续时间估算和进度计划编制之间的关系极为密切,可以由一个有经验的人在较短时间内完成,因此可以视为一个过程。

案例8-1

某大学的课题组计划选取市区的10个社区作为研究现场,对社区4万名老年高血压病患者开展综合管理研究。希望在2年内能完成所有研究内容,并探索出适合本市运用的社区老年高血压病综合管理模式。该项目时间管理工作如下:

1. 项目活动定义 采用活动分解技术和专家判断方法,确定本项目的活动清单、工作分工,列出项目里程碑。

2. 项目活动排序 查阅文献→制订细化项目方案→选取10个干预社区→选取10个对照社区→社区动员→人员培训→基线调查→预实验→修改完善方案→正式干预→中期评估→调整方案→持续干预→终末效果评估→项目总结。

3. 工期估算 通过专家咨询法,项目组对各项目活动和整个项目的持续时间进行估算,预计在2年内能完成。

4. 工期计划 制订出详细的项目进度计划,并采用甘特图把每个研究步骤和活动时间列出来,希望课题组全体成员以此为依据抓紧开展课题。研究计划从2011年4月1日开始,2013年3月31日结束。

5. 项目进度控制 项目建立了进度控制管理小组,要求课题组所有成员做好工作进度记录和对比,每周召开课题组会议,课题成员每周汇报本人负责的工作进度;小组成员每周去现场考察一次。在项目开展8个月后,发现有2个社区因患者较多,造成干预进度滞后。进度控制管理小组及时开会讨论应对方法:为该2个社区增派人员,并对进度计划做了微调。

该项目在2年内顺利完成,并取得了预期的效果。

第二节 项目活动定义和活动排序

卫生项目时间管理的第一项任务,就是要弄清楚为完成 WBS 中的每一个工作包所需要开展的项目活动,从而弄清楚为完成整个项目所需要开展的全部活动,得到项目的活动清单及活动的属性;依据项目各项活动之间的逻辑关系,对活动进行排序,确定各项活动的先后顺序。

一、项目活动定义

(一)项目活动定义的相关概念

活动(activity)是项目实施期间需要完成的工作的集合,通常包括一个或多个工作任务。一个典型的项目活动会消耗时间和资源,需要人工作或需要人等待。如一个专家咨询会可看成是一项工作(work package),完成这项工作需要通知专家、安排会议场所、准备会议材料、形成会议纪要等多项活动。

项目活动定义(Project Activity Definition)是识别和确定为完成项目目标所需要进行的所有具体活动的过程。具体来说,项目活动定义就是对为完成 WBS 中规定的所有工作所必须进行的具体活动进行识别和定义,并形成相应文档的一个项目时间管理过程。

(二)项目活动定义的依据

1. 项目目标 应根据项目目标来确定项目活动,避免将一些与项目目标无关的活动界定为必要活动。

2. 项目范围说明书 避免漏掉一些必须开展的项目活动。

3. 历史资料 以往项目经验值得借鉴。

4. 各种约束条件及假设前提 考虑限制因素的影响。

5. WBS 为分解、界定项目全部活动提供基本依据。

(三)项目活动定义的主要工作

项目活动定义的主要工作包括:利用上述项目活动定义所依据的相关信息,应用适当的方法和工具,产生项目活动定义的产出成果,主要包括项目的活动清单以及有关项目活动清单的辅助性支持细节资料说明等(表8-1)。

表8-1 项目活动定义的主要工作

依据	方法	成果
项目工作分解结构	分解技术	更新的工作分解结构
项目范围说明	模板法	活动清单
历史资料	专家判断	活动属性
制约因素		里程碑清单
假设条件		

(四)项目活动定义的主要方法

1. 活动分解 分解是把项目的组成要素细分为可管理的更小的部分,以便更好管理和控制,活动分解的结果是活动而不是项目细目,例如,问卷调查是一

笔记

项工作,而设计、印刷、发放、回收、整理及分析问卷等,则均属于完成此项工作的活动。在有一些应用领域,WBS和活动目录是同时编制的。

2. 模板法 许多卫生项目具有相似性,先前项目的活动目录常可作为新项目活动目录的参考样板。模板法是使用已经完成的类似项目的活动清单作为一个新项目活动定义的模板,根据新项目的实际情况进行调整,从而定义出新的活动。

3. 专家判断 擅长制订详细项目范围说明书、WBS和项目进度表并富有经验的项目团队成员或专家,可以提供活动定义方面的专业知识。

(五)活动定义的成果

1. 活动清单 活动清单包括项目将要进行的所有计划活动。作为WBS的补充,活动清单应当包括活动编码,并对每一活动给予详细描述,以保证项目团队成员能够理解如何完成该项工作。活动可有实体数量,如问卷印刷数量、参会专家人数等。

2. 活动属性 每一活动的属性包括活动编码、活动名称、紧前活动、紧后活动、逻辑关系、提前与滞后时间量、资源要求、强制性日期、制约因素和假设。活动属性还可以包括工作执行负责人、实施工作的地区或地点,以及活动的类型。这些属性可用于制订项目进度计划。

3. 里程碑清单 列出了所有的里程碑,并指明里程碑属于强制性的还是选择性的。

二、项目活动排序

当完成项目活动清单后,下一步的工作是对活动清单进行排序。活动排序的目的是对项目活动进行识别和建立活动之间的逻辑关系,可考虑活动间的紧前、紧后、提前、滞后等关系,力求制订出符合实际的和可以实现的项目进度表。排序过程主要依据活动清单,利用绘图法及各活动之间的逻辑关系制订一份科学、合理的项目进度管理网络图,为项目活动的时间及资源估算奠定基础。

(一)项目活动排序的相关概念

1. 项目活动排序 项目活动排序(activity sequencing)是指识别项目活动清单中各项活动的相互关联与依赖关系,并据此对各项活动的先后顺序进行安排和确定的工作。活动排序应在WBS的基础上,通过判断各个活动在项目执行过程中的逻辑关系和先后顺序,确定出哪些活动可以同时进行,哪些活动必须按先后顺序进行等,并用图示方法表示出其逻辑关系。

2. 依赖关系 依赖关系(dependency relationship)与项目活动的排序相关。项目活动之间存在3种基本的依赖:强制性依赖、随意性依赖和外部依赖。

(1)强制性依赖(mandatory dependencies):是指活动间相互关系是确定的,活动间存在本质上的联系,通常是不可调整的。例如,在一个卫生服务需求调查的项目中,需要先设计问卷,再进行现场调查,最后进行统计分析和撰写报告,前面的活动没有完成,后面的活动就不能开展。

(2)随意性依赖(discretionary dependencies):是指那些活动间无逻辑关系的

笔记

活动,是一种可灵活处理的关系。这种依赖不具有衡量的硬性指标,确定随意性依赖比较困难,需要根据已往经验和具体情况来合理地安排。例如,在上述调查项目中,是先做问卷调查还是先访谈,还是同时进行,需要根据具体情况才能确定。

（3）外部依赖（external dependencies）:是指项目活动和外部非项目活动之间发生的关系。例如,在上述卫生调查项目中,时间、天气、交通条件等是否会延误调查员赶赴现场等。所以,在项目活动计划的安排过程中,需要考虑外部活动对项目活动的制约及其影响的外部依存关系,才能合理安排项目活动之间的关系。

（二）项目活动排序的主要工作

项目活动排序的依据主要包括活动清单、约束条件、假设条件、可交付物说明、活动间的逻辑关系和里程碑,此项工作的成果主要包括项目网络图和更新后的项目活动清单（表8-2）。

表8-2　项目活动排序的主要工作

依据	工具和方法	成果
活动清单	节点活动法	项目网络图
约束条件	箭线活动法	更新后的项目活动清单
假设条件	网络模板法	活动属性
可交付物说明		请求的变更
活动间的逻辑关系		
里程碑		

（三）项目活动排序的依据

1. 项目活动清单及相关支持信息　列出了具体活动及活动说明,对活动排序有很好的支持作用。

2. 项目成果说明　可交付成果的特性会影响到活动排序,要根据项目成果说明对项目活动进行审查,确保活动排序无误。

3. 项目活动的各种关系　包括项目活动之间的必然依存关系、组织关系、外部制约关系。

4. 项目约束条件及假设前提　各种资源限制及不确定条件的假设认定,会影响和限制项目活动的排序。

（四）项目活动排序的工具和方法

网络图（network planning）是一种图解模型,形状如同网络,故称为网络图。网络图是对项目进行管理和控制的一种关键工具,可利用这种可视化工具显示活动之间的逻辑关系。网络图能明确反映项目中各项活动的进度安排,先后顺序和先后关系;能通过网络计划和网络分析,找出计划中的关键活动和关键路径。便于进行重点管理;能通过网络计划的优化,求得资源的合理利用。网络图由箭线、节点和路线3个因素组成。

根据绘制网络图表达方法的不同,分为顺序图法(以节点表示活动)和箭线图法(以箭线表示活动)。

笔记

1. 网络图的一些术语

（1）活动：活动是指项目中占用一定时间的工作单元，有相对的独立性，活动包含的工作内容可多可少，划分程度可粗可细。

（2）节点：任何形式的闭合几何图形：圆形、方形、菱形等。

（3）箭线：连接两个节点的有向线段，它表示活动的逻辑顺序关系。箭头所指方向的活动只有在其前边的所有活动完成后方能开始。

（4）顺序关系：指活动的先后顺序，哪些活动可同时进行，哪些活动必须按先后顺序进行。

（5）紧前活动与紧后活动：如果两项活动存在顺序关系，先进行的活动叫紧前活动（precede activity），尔后进行的活动称紧后活动（successor activity）。第一项活动没有紧前活动，最后一项活动没有紧后活动，网络中的所有其他活动至少有一项紧前活动和一项紧后活动。

（6）活动时间：根据劳动定额或工作经验估计出的完成每项活动的所需要的时间。

2. 项目活动间的逻辑关系　项目活动的逻辑关系是指开展各项活动时必须遵循的先后顺序。对于卫生项目来说，很多时候只有一项活动完成了才能够开始另外的活动，这样就产生了各活动进行的先后顺序关系、纵横约束条件等。通常卫生项目活动间的逻辑关系受活动的特点、项目要求、现场限制、卫生资源限制和项目活动开展方式等因素影响。分析项目活动依赖或先后顺序关系，可将其大致分为4类（图8-2A）：

（1）完成→开始（FS）：某活动必须完成，另一活动才能开始。

（2）完成→完成（FF）：某活动完成前，另一活动必须完成。

（3）开始→开始（SS）：某活动必须在另一活动开始前开始。

（4）开始→完成（SF）：某活动完成前另一活动必须开始。

图 8-2A　4种网络图的依赖/先后关系图

3. 网络图的类型

（1）顺序图法：又称节点活动法（activity-on-node，AON）或前导图法（orecedence diagramming method，PDM）、单号网络图法，是一种利用节点代表活动，并利用表示依赖关系的箭线将节点联系起来的编制项目网络图的方法。

网络图是有向图，图中不能出现无头箭线和双头箭线，只允许单头箭线；网络图中的活动用方框表示，称为节点，需要标出活动的编码、活动名称和持续时间，如编码为 2.1.2 的活动名称是专家论证，需要持续一天时间（图 8-2B）。两个相邻节点间只需要一条箭线相连；箭线必须从一个方框开始，到另外一个方框结束，不能从一条箭线中间引出其他箭线；网络图不能有循环回路；网络图中只能有一个起始节点和一个终止节点；网络图中的箭线要尽量避免交叉（图 8-2C）。

笔记

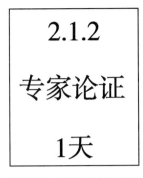

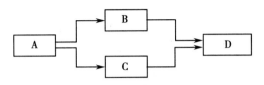

图 8-2B　简单节点网络图　　　　图 8-2C　顺序网络图示意

（2）箭线图法（activity diagramming method，ADM）：又称箭线活动法（activity-on-arrow，AOM）、双代号网络图法，是一种利用箭线代表活动，在节点处将活动联系起来表示依赖关系的编制项目网络图的方法（图 8-3A）。在箭线图中，活动用箭线表示，一般在箭线的上方标出活动的编码和活动名称，箭线下方标出活动的持续时间；两条箭线的连接点称为节点，它表示上一项活动结束到下一项活动开始的一瞬间；每一个活动始于一个节点，终于另一个节点。箭线活动中有项目活动和虚活动，项目活动一般占用时间和资源，而虚活动表示不存在的活动，不消耗时间，不需要资源，仅用于绘图，在图中以虚线表示虚活动。由于虚活动并非实际上的计划活动，其持续时间在进行进度网络分析时赋予 0 值。

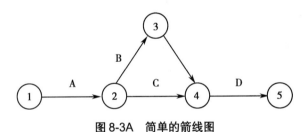

图 8-3A　简单的箭线图

4. 绘制网络图具体步骤

（1）选择网络图的类型。使用顺序图法还使用箭线图法。

（2）按项目活动的客观逻辑顺序和人为确定的优先次序来安排项目活动的顺序，确定各项活动的紧前活动，绘制项目活动明细表（表 8-3）。

表 8-3　某项目活动明细表

活动	A	B	C	D	E	F	G	H	I	J	K	L
紧前活动	--	--	--	AB	B	B	FC	B	EH	EH	DJFC	K

（3）使用网络图法绘制出项目活动顺序的网络图（图 8-3B）。

5. 顺序图和箭线图的比较　顺序图将活动用方框表示，可以先在一页纸上画出所有的方框，然后插入逻辑关系，也可由软件绘制；顺序图不使用虚活动，而箭线图使用虚活动；顺序图可描述四种活动间的逻辑关系，而箭线法只能描述"结束 - 开始"型一种逻辑关系；顺序图用节点表示活动，用箭线连接活动，而箭线图用箭线表示活动，用节点来连接活动。

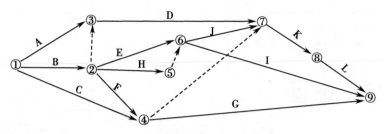

图8-3B　具有虚活动的箭线图

（五）活动排序的成果

1. 项目进度网络图　项目进度网络图是展示项目活动及逻辑关系的图形。该图可以包括项目的全部细节，也可以只有一项或若干项概括性活动。项目进度网络图应附有简要的文字，说明活动排序使用的基本方法，凡不寻常的活动序列均应在这段文字中加以详细说明。

2. 更新后的活动清单　活动排序过程中可能出现变更请求，如果变更请求获得批准，就应将其列入活动清单，使之更新。

3. 更新后的活动属性　将确定的逻辑关系及所有有关的时间提前与滞后量都列入活动属性，使之更新。

第三节　工　期　估　算

卫生项目工期估算是根据项目范围和资源状况来估算项目活动所需要的持续时间，这涉及对项目中每个活动以及整个项目作出成本和资源需求的估算。工期通常以小时或天表示，但大型项目也可能用周或者月作为表示工期的单位。估算的工期应该现实、有效并能保证质量。所以在估算工期时要充分考虑活动清单、合理的资源需求、人员的能力以及环境因素对卫生项目工期的影响。在对每项活动的工期估算中应充分考虑风险因素对工期的影响。项目工期估算完成后，可以得到量化的工期估算数据，同时完善并更新活动清单（表8-4）。

表8-4　项目活动持续时间估算的主要工作

依据	工具和方法	成果
活动清单	专家判断法	估算出的项目活动持续时间
资源需求	类比估算法	估算的依据文档
历史资料	参数估计法	更新的活动清单
	三点估算法	
	德尔菲法	
	模拟估算法	

项目工期是项目时间管理过程的核心，是项目进度控制的基础和依据，它不仅可用来确定某项活动开始和结束时间，还可以根据其紧前活动的积累持续时间计算最早开始时间，根据其紧后活动的积累持续时间计算最晚结束时间。假如项目的活动持续时间估算过短，则会使项目组织处于被动紧张的状态；假如项目的活动持续时间估算过长，则会延误整个项目的完成。因此，正确估算项目持

164

续时间对保证项目顺利完成具有重要意义。

项目工期估算把项目清单及相关资料作为估算依据,通过一定方法估算完成项目活动所需的时间长度、成本及资源量。进行项目活动持续时间估算的依据包括活动清单、资源需求状况以及历史资料信息。

一、项目活动持续时间估算的类型

1. 近似估算　依据经验进行的估计,最好由一个富有经验的估算人员或小组来完成。

2. 初步估算　以历史数据为基础,按比例上下增减。适用于项目计划编制的初期。

3. 详细估算　依据准确的数据和参考标准对项目时间进行较详细的估算。适用于项目详细计划完成的后期。

4. 后备分析　项目团队可以在总的项目进度表中以"应急时间"、"时间储备"或"缓冲时间"为名称增加一些时间,这种做法是承认进度风险的表现。

二、影响工期估算的因素

项目工期估算是编制项目进度计划的一项基础性工作,对项目活动持续时间估算的基本要求是:客观、正确。在进行项目活动持续时间估算时,应考虑以下因素。

1. 人员的工作熟练程度　项目活动持续时间的估算多以一般工作人员的熟悉程度为基础进行的,但在实际工作中,人员的熟练程度存在较大差别,直接影响到工作效率,在时间估算中需要考虑。

2. 项目的工作量　工作量的多少直接影响工作持续时间,是估计活动持续时间的主要依据。

3. 意外事件　意外事件是影响活动持续估算的重要原因,其性质和发生频率需要在估算时加以考虑。有人作过这样的统计:当你正在写一份报告,电话铃突然响了,当你拿起电话时对方却说:"对不起,打错了。"等你恢复到原先的写作状态可能需要15分钟。

4. 各种资源的供应情况　资源供应强度不同,所需时间是不同的,如开展一个社区居民卫生调查项目,减少一半调查人员时,现场调查的持续时间可能延长一倍。

5. 项目的约束和限制条件　如高考期间,要求对噪声进行控制,有可能影响工作时间的安排。

三、工期估算的方法

1. 专家判断　由于影响活动持续时间的因素太多,量化估算的信息往往难以满足,专家判断法便成为最常用的估算方法。

2. 类比估算　持续时间类比估算就是以先前类似的项目活动实际持续时间为根据,估算将来的项目活动持续时间。

笔记

3. 参数估算 将应当完成的工作量乘以生产率时,就可以估算出活动持续时间的基数。例如,要完成2万名居民健康素养调查,按照项目开展的效率,课题组每天可以完成400人的调查,可以估算出总调查时间约50天。

4. 三点估算 这种方法考虑到估算中风险的大小,可以提高活动持续时间估算的准确性。这种估计法多适用于没有先例、创新和探索性的卫生项目。在进行估计时要根据过去的经验,把活动持续时间作为随机变量,应用概率统计理论,估计出下面3种时间:

(1)最短工作时间a:即在最有利的工作条件下,完成该活动的最短必要时间,因此也称为乐观时间。

(2)最可能工作时间c:即在正常工作条件下,完成该活动所需时间。它是在同样条件下,多次进行某一活动时,完成机会最多的估计时间。

(3)最长工作时间b:即在最不利工作条件下,完成该活动所需时间。一般认为,包括项目开始阶段,由于配合不好造成的进度拖延,以及其他原因所浪费的时间,但不包括非常事故造成的停工时间。最长工作时间也称悲观时间。

在对a、b、c 3类时间进行估计后,利用概率论中期望值的概念,由a、b、c三值和它们的分布求出活动的期望平均值,并据此进行活动持续时间的计算。假定c发生的可能性两倍于a和b,则用加权平均方法求出:(a、c)之间的平均值 $=(a+2c)/3$,(b、c)之间的平均值 $=(b+2c)/3$,故期望平均值 $m=1/2\{[(a+2c)/3]+[(b+2c)/3]\}=(a+4c+b)/6$。利用上述3种估算的活动持续时间的平均值,就可以估算出该活动的持续时间。这个平均值常常比单点估算的最可能持续时间准确。

5. 德尔菲估算法 德尔菲估算法是一种专家判断法,由专家运用结构化的方法来进行判断。

四、工作持续时间估算的成果

1. 估算出的工作持续时间及工期 项目工作持续时间估算是对完成一项活动所需时间及其可能性的定量计算,根据项目各项活动持续时间估算,可进一步估算出整个项目所需工期。

2. 估算依据 在估算过程中所使用的各种约束和假设条件应予说明,其他参照使用的历史信息资料、项目活动清单、资源需求数量资料均应列出。

3. 更新的项目活动清单 在进行活动持续时间估算过程中,可能发现WBS和项目活动清单中存在的问题,需要重新分解、排序,某些逻辑关系需要调整,这时就需要更新原有的WBS和项目活动清单。

第四节 工 期 计 划

项目工期计划是在工作分解结构的基础上,对项目活动作出的一系列时间计划,说明哪些活动必须于何时完成和完成每一项活动所需要的时间。项目进度计划分为项目实施计划、详细的执行计划和更新的计划。

工期计划编制也称为工期计划开发或项目进度计划编制(schedule

笔记

development），是在 WBS 的基础上，根据项目活动定义、项目活动排序和项目持续时间估算的结果和所需要的资源，对项目所有活动进行一系列的进度计划编制工作。其主要工作是要确定项目各活动的开始时间和结束时间，确定项目具体的实施方案和措施。项目工期计划编制在项目管理中具有重要的意义。

有多种项目工期计划技术可以用于项目工期计划编制，如甘特图、PERT 分析、关键路径分析等（表8-5）。

表8-5 编制项目工期计划的主要工作

依据	工具和方法	成果
项目网络图	甘特图	项目工期计划
项目资源需求	关键路径法	项目工期补充说明
活动持续时间估算	计划评审技术	项目工期管理计划
活动逻辑关系	图表评审技术	
运作约束因素		
活动提前和滞后		
日历表		

一、项目进度计划的编制依据

1. 项目网络图。

2. 项目活动持续时间的估算。

3. 资源需求 项目各类资源的数量和质量要求，资源的供应会影响到工期，当有多项活动同时需要某种资源时，需要作出合理的安排。

4. 约束条件 在卫生项目执行过程中，总会存在一些关键事件或里程碑事件，这些都是项目执行过程中必须考虑的约束条件。

5. 项目工作的提前和滞后要求 为了准确地确定工作关系，有些逻辑关系需要规定提前或滞后的时间。例如，规定在雨期到来之前必须完成社区卫生服务中心的土方工程；某些医疗卫生设备的采购或安装，允许有几周的滞后量。

二、项目进度计划的编制方法

（一）甘特图

甘特图（Gantt chart, GC）又叫横道图、条状图，以图示的方式通过活动列表和时间刻度形象地表示出任何特定项目的活动顺序与持续时间。甘特图用横轴表示时间，纵轴表示活动，线条表示在整个项目期间各项目活动的持续时间，包括开始时间和结束时间，可以是计划的情况，也可以是实际的活动完成情况。它直观地表明任务计划在什么时候进行，方便对实际进展与计划进度的对比。管理者利用这种方法很容易弄清一项任务还剩下哪些工作要做，并可评估工作进度（图8-4）。

甘特图的绘制步骤：①明确项目涉及的各项活动，内容包括项目活动名称和顺序、开始时间、工期、结束时间，任务类型和依赖于哪一项任务；②创建甘特图草图，将所有的项目活动按照开始时间、工期标注到甘特图上；③确定项目活动的依赖关系及时序进度，按照项目的类型将项目联系起来，并安排项目进度；

笔记

④计算单项活动的工时量；⑤确定活动任务的执行人员及适时按需调整工时，并计算整个项目时间。

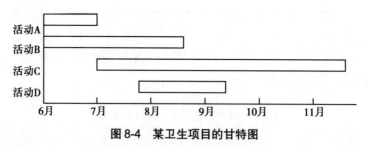

图8-4　某卫生项目的甘特图

优点：图形化简单、明了、直观，易于编制和理解；特别适合于不超过30项活动的中小型项目；有专业软件支持，如 Microsoft Office Project，GanttProject 和 VARCHART XGantt 软件，为绘制甘特图带来便捷。

局限：甘特图仅部分地反映了项目管理的时间、成本和范围，不能反映项目各项活动之间的逻辑关系或依赖关系，难以进行定量的分析和计算，也没有指出影响项目进度的关键活动，对于复杂的项目，甘特图不适宜使用。

知识链接

亨利·劳伦斯·甘特（Henry Laurence Gantt，1861~1919），人际关系理论、科学管理运动的先驱者。甘特先后在哥伦比亚、哈佛、耶鲁等大学任教。第一次世界大战期间，他为政府和军队充当顾问，对造船厂、兵工厂的管理进行了深入的研究。他对科学管理理论具有卓越的贡献，并制定了甘特图——生产计划进度图。甘特图的发明及其在项目进度计划和控制中的应用，极大地提高了当时的企业管理效率，被誉为当时管理技术上的一次革命。

（二）项目里程碑

项目里程碑（milestone）是项目中的重大事件，它列出项目的关键活动以及这些活动完成或开始的日期。此方法主要在管理层中应用。编制里程碑计划对项目的目标和范围的管理很重要，协助范围的审核，给项目执行提供指导，好的里程碑计划就像一张地图，指导项目顺利地达到项目目标。项目里程碑的编制一般是由项目的关键管理者和关键执行者召开项目专题会议共同讨论和制订，编制里程碑计划的具体步骤一般如下。

1. 认可最终的里程碑　要求参会人员一致认可最终的里程碑，并取得共识。

2. 集体讨论所有可能的里程碑。

3. 审核备选里程碑　得到的所有备选里程碑中有的是另一个里程碑的一部分；有的则是活动，而不能算是里程碑。

4. 对各结果路径进行实验　把结果路径写在白板上，把每个里程碑写在一片"便事贴"上，按照它们的发生顺序进行适当的调整和改变。

5. 用连线表示里程碑之间的逻辑关系　从项目最终产品开始，用倒推法画

笔记

出它们的逻辑关系。

6. 确定最终的里程碑计划 将计划提供给项目管理者审核和批准,然后把确定的里程碑用图表的方式公布,以便大家时时能把握。例如,某市应用项目里程碑对居民控烟健康促进项目进行管理(表8-6)。

表8-6 某市居民控烟的健康促进项目里程碑进度表

里程碑活动	2011年3月1日	2012年6月30日	2013年6月30日	2013年9月30日
项目论证完成	●			
居民基线调查完成		●		
居民控烟干预完成			●	
项目效果评价完成				●

(三)关键路径法

关键路径法(critical path method,CPM)是一种基于数学计算的项目计划管理方法,是网络图计划方法的一种。关键路径法将项目分解成为多个独立的活动并确定每个活动的工期,然后用逻辑关系将活动连接,从而能够计算项目的工期、各个活动时间特点等。

1. 关键路径的几个术语

(1)最早开始时间(earliest start-time,ES):是指某项活动能够开始的最早时间,在顺序图中标注在方框的左上方。

(2)最早结束时间(earliest finish-time,EF):是指某一活动能够完成的最早时间,它可以在这项活动最早开始时间的基础上加上这项活动的持续时间估计值计算出来,EF=ES+工期估计;在顺序图中标注在方框的右上方。

(3)最晚结束时间(latest finish-time,LF):是指为了使项目在要求完工时间内完成,某项活动必须完成的最晚时间;在顺序图中标注在方框的左下方。

(4)最晚开始时间(latest start-time,LS):是指为了使项目在要求完工的时间内完成,某项活动必须开始的最晚时间,LS=LF-工期估计。在顺序图中标注在方框的右下方。

(5)时差(float or Slack):或称松弛时间、浮动时间,是指一项活动的最早结束时间与最晚结束时间之差。时差 = 最迟开始时间 - 最早开始时间。关键路径上的活动浮动时间为零,非关键路径上的活动浮动时间大于零。准确识别出关键路径,充分应用浮动时间,可为网络优化提供支持。

2. 确定关键路径步骤

(1)绘制网络图。例,某项目的顺序网络图(图8-5A)。

(2)用顺推法确定活动的最早开始时间和最早结束时间:顺推法又称前进法,是根据项目活动之间的相互关系,从项目第一项活动开始,先确定起始活动,再确定每项活动后续活动,把各项活动依次由前向后排,一直排到终止活动为止,顺推法可估算出活动的最早开始时间和最早结束时间。例,在某项目的顺序网络图中,利用顺推法计算出各项活动的最早开始时间和最早结束时间(图8-5B)。

笔记

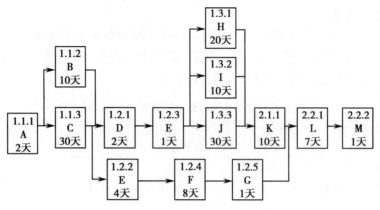

图 8-5A　某项目活动的顺序网络图

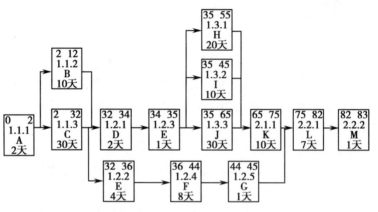

图 8-5B　某项目活动的最早开始时间和最早结束时间

（3）用逆推法确定活动的最晚开始时间和最晚结束时间：逆推法又称后退法，是从项目最后一项活动开始，根据活动之间的先后逻辑关系，确定每项活动的前置活动，把各项活动依次由后向前排，一直排到第一项活动为止，逆推法可估算出活动的最晚结束时间。例，在某项目的顺序网络图中，利用逆推法计算出各项活动的最晚开始时间和最晚结束时间（图 8-5C）。

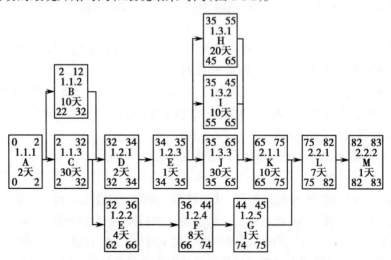

图 8-5C　某项目活动的最晚开始时间和最晚结束时间

笔记

（4）确定关键路径和松弛时间：从项目开始到结束，可以形成多条路径，对每条路径上的所有项目活动的工期进行累加，可计算出每条路径的累计时间，如在图 8-5A 中，路径一为"A-C-D-E-J-K-L-M"，累计时间为 83 天；路径二为"A-B-D-E-F-K-L-M"，累计时间为 63 天，路径三为"A-C-E-F-G-L-M"，累计时间为 53 天等。罗列出网络图中的所有路径，对每条路径的累计时间进行比较，发现累计时间最长的路径，这就是关键路径（critical path），它决定了整个项目的最短完成时间。在本例中，路径一的累计时间为 83 天，是所有路径中最长的，其为本项目的关键路径。关键路径上的活动称为关键活动，非关键路径上的活动称为非关键活动。

3. 关键路径的作用

（1）应当把关键路径上的任务分配给最能干、最负责任的人，确保这些活动都能按时完成。

（2）关键路径上的活动必须在最晚开始之前开始，在持续时间之内结束。

（3）必须对关键路径上的活动进展情况进行定期跟踪、考评。如非关键线路上的活动到了交付的期限还没完成，就可能变成关键活动。

4. 关键路径法的优缺点　关键路径法为项目及其主要活动提供了图形化的显示方式，为识别潜在的项目延迟风险提供重要的依据。然而，由于项目可能包括大量活动，在制订网络图时，很容易遗漏；各个项目活动之间的优先关系也难以通过网络图完全表示出来；各个活动时间经常需要利用概率分布来估计时间点，有可能发生的偏差；因此在项目管理中，CPM 也需要其他工具和方法同时辅助使用。

（四）计划评审技术

计划评审技术（program evaluation and review technique，PERT）是当活动持续时间存在很大的不确定性时，用来估算项目时间长度的网络分析技术。它采用网络图、表格或者矩阵来表示各项活动的先后顺序和相互关系，以时间为中心，找出从项目开始到项目结束所需要时间的最长路线，并围绕关键路线对项目进行统筹规划，合理安排以及严密控制进度，以达到用最少的时间和资源消耗来实现项目预定目标。

1. PERT 的原理　对每项活动都采用 3 个时间估计值，即估计出活动的悲观时间、最可能时间和乐观时间，使用贝塔分布进行分析，强调用灵活的成本来达到进度要求。

2. PERT 网络分析法的工作步骤　PERT 网络分析法可以归纳为 5 个步骤：确定完成项目必须进行的每一项有意义的活动；确定活动完成的先后顺序；绘制活动流程从起点到终点的图形，明确表示出每项活动及其他活动的关系，用圆圈表示事件，用箭线表示活动，就得到一幅箭线流程图，即为 PERT 网络（图8-6）。估计和计算每项活动的完成时间；借助包含活动时间估计的网络图，制订出包括每项活动开始和结束日期的全部日程计划。

3. PERT 网络技术的作用　标识出项目的关键路径，以明确项目活动的重点，便于优化对项目活动的资源分配；当项目管理者想计划缩短项目完成时间，节省成本时，就要把考虑的重点放在关键路径上；在资源分配发生矛盾时，可适当调动非关键路径上活动的资源去支持关键路径上的活动；采用 PERT 网络分析法所获结果的质量很大程度上取决于事先对活动事件的预测，若能对各项活动的先后顺序和完成时间能进行准确的预测，则可以通过 PERT 网络分析法大大缩短项目完成的时间。

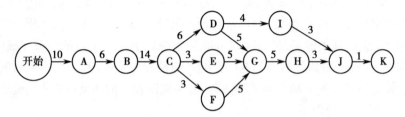

图 8-6　PERT 网络图

4. PERT 网络分析法的优缺点

（1）优点：PERT 是一种有效的事前控制方法；它能增强项目管理的全局观念和对计划的接受程度；通过时间网络分析使主管人员更加明确其工作重点，使控制工作更有效。

（2）局限性：PERT 并不适用于所有的计划和控制项目，其应用领域具有较严格的限制。适用 PERT 法的项目必须同时具备以下条件：事前能够对项目的运作过程进行较准确的描述；整个运作过程有条件划分为相对独立的各个活动；能够在事前较准确地估计各个活动所需时间、资源。

三、项目进度计划的优化

项目进度计划的优化一般是根据项目网络图进行的，即在一定的约束条件下，按既定的网络计划进行不断的改进、调整，以寻求满意的进度计划方案。项目的优化可分为工期优化、费用优化和资源优化。

1. 工期优化　工期优化是指通过压缩关键工作的持续时间来达到缩短工期的目的。在工期优化中，应按照合理的原则，不要将关键工作压缩成非关键工作。当工期优化过程中出现多条关键线路时，必须对各条关键线路的总持续时间进行等量压缩，否则不能有效缩短工期。

2. 费用优化　费用优化又叫工期成本优化，是寻求最低成本的最短工期安排，或按要求工期寻求最低成本的计划安排过程。在进行费用优化时，把卫生项目费用分为两部分：一为直接费，如人工费、材料费、购买仪器费等。若要缩短工期，可能需加班工作，会引起工作效率降低和直接费的增加；二为间接费，例如现场管理费和实验场地租赁费等。由于两者对于工期长短来说，具有相反的性质，在总费用曲线中，必定有一个总费用最少的工期，这就是费用优化所寻求的目标，对应的工期称为最优工期。

3. 资源优化　工程项目中的资源包括人力、设备、资金等。在编制进度计划时一定要以现有的资源条件为基础，通过改变工作的开始时间，使资源按时间的分布符合优化目标。资源优化包括"资源有限 – 工期最短"的优化及"工期固定 – 资源均衡"的优化。资源有限 – 工期最短的优化，是通过调整计划安排以满

笔记

足资源限制条件并使工期延长最少；工期固定－资源均衡的优化，是通过调整计划安排，在工期保持不变的条件下，使资源需用量尽可能均衡的过程。

四、项目进度计划编制的成果

1. 项目进度计划　包括各项活动的开始时间和完成时间，这是项目进度计划编制的主要成果。在资源配置之前的进度计划只是一个初步的计划，在资源配置得到确认和优化后，才能形成正式的项目进度计划。

2. 计划补充说明　补充说明主要包括对项目假设条件和制约因素的说明、进度计划具体实施细节和进度风险的估算等方面内容，如有多个项目同时进行，还必须说明各个项目的不同优先级、资源需求和风险，各项目之间的依赖关系等。

3. 进度管理计划　项目进度管理计划说明项目管理者和项目组织应该如何应对项目进度的各种变动，尤其是在多个项目同时进行时是非常重要的。它可以是正式的，也可以是非正式的，它是项目进度计划的补充。

第五节　卫生项目进度控制

知识拓展

卫生项目进度控制的主要原理：

（1）动态控制原理：进度控制随着项目的进展而不断进行，项目管理人员需要在项目各阶段制定各种层次的进度计划，需要不断监控项目进度并根据实际情况及时进行调整。

（2）系统原理：项目各实施主体、各阶段、各部分、各层次的计划构成了项目的计划系统，它们之间相互联系、相互影响；每一计划的制定和执行过程也是一个完整的系统。因此必须用系统的理论和方法解决进度控制问题。

（3）封闭循环原理：项目进度控制的全过程是一种循环，其活动包括编制计划、实施计划、检查、比较与分析、确定调整措施、修改计划，形成了一个封闭的循环系统。

（4）信息原理：信息是项目进度控制的依据，必须建立信息系统，及时有效地进行信息的传递和反馈。

（5）弹性原理：项目的影响因素多而复杂。因此要求编制计划时必须留有余地，使计划有一定的弹性。

一、卫生项目进度控制概述

项目进度控制管理（project schedule management）是根据项目进度计划与项目的实际进度情况不断进行跟踪、对比、分析和调整，从而确保项目目标的实现。项目进度控制是项目实施阶段的重要工作，也是项目时间管理的最后一环。在卫生

笔记

项目实施过程中必须掌握项目的实施状况,并将实际情况与计划进行对比分析,必要时采取有效措施,使项目进度按计划进行,确保项目目标的实现。

项目进度控制的主要工作内容包括,利用一定的组织和手段跟踪核查项目的实际进度;利用一定的工具和方法分析比较项目的实际进度与计划进度是否发生了偏差变化,找出偏差变化的原因;及时对影响项目进度偏差变化的因素进行控制,及时采取措施纠正偏差变化,从而确保这种偏差变化朝着有利于项目目标实现的方向发展(表8-7)。

表8-7　项目进度控制的主要工作

依据	工具和方法	成果
进度基准计划	进度跟踪系统	更新的进度计划
项目进度报告	偏差分析技术	纠偏措施
变更申请	绩效分析方法	经验教训
进度管理计划	进度变更系统	
	进度控制系统	
	项目管理软件	

二、项目进度控制的步骤

1. 编制进度计划　根据卫生项目的目标制订适合的项目进度计划。

2. 成立进度控制管理小组　成立以项目负责人、项目管理人员、项目参与者等组成的控制管理小组。小组成员分工明确,责任清晰;定期召开会议,严格执行讨论、分析、制订对策、执行、反馈的工作制度。

3. 制订控制流程　项目实施与控制过程需要不断地进行信息的传递与反馈。计划编制时也应考虑到各种风险的存在,使进度具有一定的弹性。进度控制时,可利用这些弹性,缩短工作持续时间,或改变工作之间的关系,确保项目工期目标的实现(图8-7)。

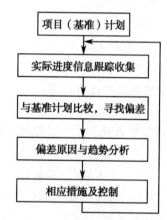

图 8-7　项目进度计划控制的一般过程和原理

三、项目进度控制的依据

1. 进度基准计划　进度基准计划是经过项目组织批准和认可的,在技术上和资源上可行的项目进度计划。它是项目进度控制的主要依据,是衡量卫生项目实际进度执行情况的基准尺度。建立进度基准计划是为了监控项目的进度。在项目实施过程中,应该不断将项目进展同进度基准计划进行比较,分析其差别,为项目管理者采取正确的决策提供参考。

2. 项目进度报告　项目进度报表是项目进度控制的具体体现,它通过表格

笔记

174

的形式显示项目的实际进展情况。项目进度报表是按一定时间周期或时间点分析整个项目生命周期实施过程产生的系列项目报告，可用于与进度基准计划比较以发展差距。

3. 项目变更请求　项目变更请求是项目管理者对项目进度计划提出改动的要求，可能是推迟项目进度，也可能是加快项目进度。

4. 进度管理计划　项目进度管理计划提供了如何应对项目进度计划变动的措施和安排，是项目进度管理的主要依据。项目进度管理计划是项目整体管理中的一部分，同时也是进度计划控制的主要依据之一。

四、项目进度控制工具和方法

（一）进度跟踪系统

进度跟踪系统是项目管理者执行一系列对项目进度的实际检查，帮助他们了解项目进度计划的实际执行情况。项目跟踪系统的核心在于及时准确反映项目进度的实际变化，提供有关项目进度的各种信息报告。项目跟踪系统主要职能包括：

1. 项目进度跟踪的组织　项目进度管理中应建立项目进度跟踪组织，并配备具有相关知识的、责任心强的检查人员来进行项目进度资料数据的收集、整理和分析工作。

2. 项目进度信息收集方法　一般项目进度信息收集可使用下列五种方法：发生频率统计法、原始数据记录法、经验法、指标法、口头测定法。

3. 项目进度报告的内容和制度　项目进度实施情况跟踪检查的信息收集形式主要是项目进度报告以及配套的项目报告制度。项目进度报告的目的是为了及时反映项目进展状况和内、外部环境变化状况，发现存在的问题、发生的变化，分析潜在的问题和预测发展趋势，以便于项目管理人员作出正确的判断和决策。

4. 实施现场检查　项目进展过程中，项目管理者需要随时检查核实项目各项工作的实施情况及后续工作的准备情况，为项目进度控制提供第一手资料。

5. 召开项目现场会议　项目组成员应该定期召开项目活动实施者现场会议，及时、准确地了解项目实施情况，并了解下一阶段项目活动实施可能潜在的问题，找出解决问题的方法。

（二）偏差分析技术

偏差分析技术是一种将项目实际进度和进度基准计划利用图形直观地进行比较分析的方法，它为项目管理者有效观察项目的进度是否滞后，并为如何纠正偏差提供有效的决策信息。常用的偏差分析技术包括：甘特图比较法、S形曲线比较法、双曲线法、甘特图与双曲线综合比较法、模型图比较法和垂直图比较法等，下面介绍前三种方法。

1. 甘特图比较法　甘特图比较法是一种形象直观、编制简单、使用方便的偏差分析方法，能直观明确地比较实际进度和计划进度的关系，是项目进度计划控制经常用的一种简单方法。

笔记

（1）匀速甘特图比较法：只适合于各项目活动的进度基本按匀速进行的情况，即项目进度与实际进度进行比较时，某项活动每单位时间(年、月、周、日)内完成的工作量，累计完成的工作量与时间成正比关系。匀速甘特图比较法绘制的主要步骤为：编制横道线进度计划→在横道图上标出检查时间→将跟踪检查收集的实际进度数据按比例绘一条涂黑的平衡横道图于项目进度基准计划横道图的下方，反映实际累计完成的百分比→比较分析项目实际进度和计划进度(图8-8)。

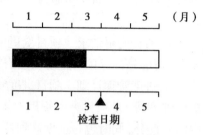

图8-8 匀速甘特图比较法

（2）非匀速进展比较法：当工作在不同的单位时间里的进展速度不同时，可以采用非匀速进展横道图比较法。该方法在表示工作实际进度的涂黑粗线同时，标出其对应时刻完成任务的累计百分比，将该百分比与其同时刻计划完成任务的累计百分比相比较，判断工作的实际进度与计划进度之间的关系。

非匀速进展横道图比较法的步骤：编制横道图进度计划→在横道线上方标出各主要时间工作的计划完成任务累计百分比→在横道线下方标出相应日期工作的实际完成任务累计百分比→用涂黑粗线标出实际进度线，由开工日标起，同时反映出实施过程中时间的连续与间断情况→对照横道线上方计划完成任务累计量与同时刻的下方实际完成任务累计量，比较出实际进度与计划进度之偏差(图8-9)。

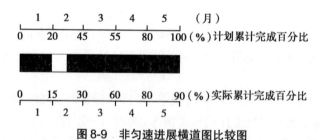

图8-9 非匀速进展横道图比较图

2. S曲线比较法 S曲线比较法是以横坐标表示时间，纵坐标表示累计完成任务量，绘制一条按计划时间累计完成任务量的S曲线，然后将项目实施过程中各检查时间实际累计完成任务量的S曲线也绘制在同一坐标系中，进行实际进度与计划进度比较的一种方法(图8-10)。在项目实施过程中，按照规定时间将检查收集到的实际累计完成任务量绘制在原计划S曲线图上，即可得到实际进度S曲线。通过比较实际进度S曲线和计划进度S曲线，可以获得如下信息：工程项目实际进展状况、工程项目实际进度超前或拖后的时间、工程项目实际超额或拖欠的任务量、后期工程进度预测。

3. 双曲线法 双曲线法又叫"香蕉"曲线比较法，是两条S型曲线组合成的闭合曲线，从S型曲线比较法中得知，按某一时间开始项目的进度计划，其计划实施过程中进行时间与累计完成任务量的关系都可以用一条S型曲线表示。对

笔记

于一个项目的网络计划,在理论上总是分为最早和最晚两种开始与完成时间的。任何一个施工项目的网络计划,都可以绘制出两条曲线:一是计划以各项工作的最早开始时间安排进度而绘制的 S 型曲线,称为 ES 曲线;二是计划以各项工作的最晚开始时间安排进度,而绘制的 S 型曲线,称为 LS 曲线。两条 S 型曲线都是从计划的开始时刻开始和完成时刻结束,因此两条曲线是闭合的(图 8-11)。一般情况,其余时刻 ES 曲线上的各点均落在 LS 曲线相应点的左侧,形成一个形如"香蕉"的曲线,故此称为"香蕉"型曲线。双曲线法的作用如下:利用双曲线进行进度的合理安排;进行项目实际进度与计划进度比较;确定在检查状态下后期工作的 ES 曲线和 LS 曲线的发展趋势。

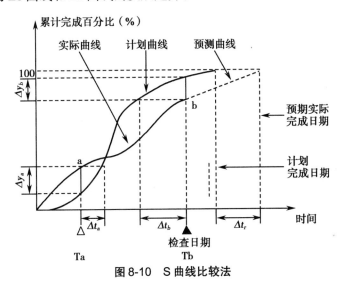

图 8-10　S 曲线比较法

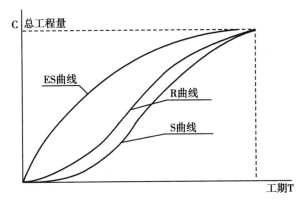

图 8-11　双曲线法

(三)赶工期

赶工期是项目进度控制的一种平衡成本与进度的技术,项目管理者通过压缩关键路径上的低成本活动,可以缩短项目完成的时间,以达到用最低的成本进行最大限度加快进度的目的。在赶工期中,各活动间的逻辑关系并不改变,只是增加某些关键活动的资源投入量。例如,本章的开章案例中,该社区卫生服务中心完成装修工程后,需要进行设备的搬迁和安装。如果开始是计划请一个搬家公司安排 3 个人从周一到周五的 8：30~17：00 进行搬迁和安装需要 10 天。因为项目工期的需要，项目负责人可以建议搬家公司安排 4 个人参加，工作时间安排为每天 8：30~18：00，工期可以在 6 天内完成，这样可以加快工期，但成本增加不明显。

（四）项目进度变更

当项目实际进度偏离计划进度，并对项目进度计划的总目标或后续工作产生影响时，项目管理者就需要对项目进度计划进行变更调整，以保证进度目标的实现。建立项目进度变更的主要目的是在项目实际进度发生偏差时进行有效的控制。

五、项目进度控制的成果

1. 更新的进度计划　进度计划更新是指根据进度执行状况对计划进行调整。当有严重的进度延迟时，需要提出新的进度目标以便对项目的工作进行指导并有效地测量工作绩效和进展。修订后的项目基准计划只作为项目目标和批准变更的重要修订结果。准备和实施新的基准计划是控制进度的最后手段。

2. 纠正措施　在时间管理领域中，纠正措施是指加速活动以确保活动能按时完成或尽可能减少延迟时间而采取的措施。纠正措施通常需要进行根源分析来确定偏差的原因。通过对进度计划中的后续活动执行纠正措施，可以恢复进度。

3. 经验教训　进度产生偏差的原因、采取纠正措施的理由以及从进度控制中取得的其他方面的经验教训应被记录下来，成为卫生项目管理者在本项目和今后其他项目的参考依据。

本 章 小 结

1. 卫生项目时间管理又称为卫生项目工期管理或项目进度管理，主要是围绕时间或进度来对卫生项目及其所拥有的资源，运用系统的理论和方法进行高效率的计划、实施和控制的过程，它是确保卫生项目按时完成所必需的管理过程。

2. 本章介绍了卫生项目时间管理的 5 个过程：项目活动定义、项目活动排序、项目活动持续时间估算、编制项目进度计划和项目进度控制。

3. 本章分五节介绍了项目时间管理 5 个过程的相关概念、依据、主要工作、主要工具和方法及其主要的成果。

关键术语

1. 项目时间管理 project time management
2. 活动定义 activity definition
3. 活动排序 activity sequencing

4. 活动持续时间估算 activity duration estimating

5. 进度计划编制 schedule development

6. 进度计划控制 schedule controlling

7. 节点活动法 activity-on-node，AON

8. 箭线活动法 activity-on-Arrow，AOM

9. 甘特图 gantt chart，GC

10. 计划评审技术 program evaluation and review technique，PERT

11. 关键路线法 critical oath method，CPM

思考题

（一）填空题

1. 项目时间管理包括项目____、____、____、____和____5个过程。

2. 项目活动定义的主要方法有：____、____和____。

3. 根据绘图表达方法的不同，分为____和____。

4. 项目进度计划编制的成果主要包括：____、____和____。

5. 双曲线法又叫____。

（二）选择题

1. 以下哪项是项目活动定义的依据
   A. 项目工作分解结构　　　B. 历史资料
   C. 制约因素　　　　　　　D. 假设条件
   E. 以上都是

2. 最乐观时间为3天，正常时间为6天，最悲观时间为9天，此任务的预期工期是
   A. 3　　　　　　　　　　　B. 6
   C. 9　　　　　　　　　　　D. 8
   E. 10

3. 计划评审技术简称
   A. PEPT　　　　　　　　　B. REPT
   C. PERT　　　　　　　　　D. PEDT
   E. PECT

4. 项目需要赶工期时，项目控制应集中在哪个方面
   A. 通过降低成本来加快执行任务
   B. 关键任务
   C. 去掉一些活动
   D. 加速关键路径上的任务的执行
   E. 非关键任务

（三）简答题

1. 何谓项目时间管理？项目时间管理的内容主要包括哪些内容？

2. 项目活动定义的主要方法有哪些？

3. 项目活动排序的主要工具和方法有哪些？

4. 简述关键路径法的使用步骤。

5. 简述项目进度控制的依据。

（四）问答题

论述甘特图有何优缺点？

（周志衡）

笔记

卫生项目成本管理

通过本章的学习,你应该能够:

掌握　卫生项目成本估算的依据和方法;卫生项目成本预算的概念、依据和方法。

了解　卫生项目成本、项目成本管理、成本管理的基本理论框架。

熟悉　卫生项目资源计划编制和项目成本控制的基本内容。

章前案例

某市疾病预防与控制中心(CDC)建设项目的成本管理

　　随着某市经济社会的高速发展,市民对疾病预防有了更高的期望,该市CDC发展受场地设施限制,难以满足市民日益增长的公共卫生需求。近年来突发公共卫生事件频发,CDC在保护人民群众身体健康和生命安全方面的作用日益凸显,该市决定上马"迁建CDC"项目。新CDC项目立项时投资估算为3.2亿人民币,由于征地拆迁工作的拖延和相应费用的增加,委托工程咨询公司编制的项目概算调增至4.3亿元。根据有关财政投资项目管理要求,CDC按照市卫生局指示将编制完成的概算要求代建单位报请市财政投资评审中心进行审核,最终审核确定项目投资概算调整为4.1亿元。在此基础上,CDC会同代建单位调整并重新编制项目《可行性研究报告》,按程序报上级主管部门进行审批。经市发改委组织专家对项目可研报告进行评审,对项目投资概算提出了修改意见。最终可研报告确定项目投资概算约4亿元,相对于项目立项投资估算的3.2亿元调增了0.8亿元,其中:建安工程费及实验室建设费用调增0.3亿元,征地拆迁部分增加约0.35亿元,工程建设其他费用(不含土地费用)调增0.15亿元。由于出现了概算超估算现象,该项目加强了成本控制。首先,在满足项目使用需求情况下进一步优化设计,节约了大量的资金;其次,加强招标管理,合理设置工程招标限价,节约工程投资;最后,合理设置合同价差调整条款,减少日后的索赔金额。经过不懈的努力,新CDC项目终于顺利建成,在确保工期和质量的基础上,工程项目造价严格控制在最终的预算额度内,在出现"项目概算超估算"问题后,再没有出现"项目决算超预算"的情况。

第一节 卫生项目成本管理概述

一、卫生项目成本的定义及其构成

（一）卫生项目成本的定义

成本是为达到一定目标所耗费资源的货币体现。卫生项目成本是指为实现卫生保健目标而发生的资源耗费的货币体现，包括项目生命周期全过程各阶段的资源耗费。这些资源耗费不仅仅是资金耗费，还包括完成整个项目所耗费的全部资源。例如，社区卫生服务项目除了包括劳务费和业务费外，还包括卫生材料和其他材料消耗、低值易耗品和固定资产折旧及维修等费用，为组织和管理卫生项目实施所发生的全部费用支出都属于项目成本。

（二）卫生项目成本的构成

在整个项目生命周期中卫生项目成本主要有项目决策成本、项目启动成本、项目实施成本以及项目终结成本。

1. 卫生项目决策成本　卫生项目决策是为了实现健康目标，在掌握健康需求信息和对有关情况进行详细分析的基础上，采用科学方法制订多个干预方案并从中选取最佳方案的过程。在卫生项目的决策过程中，无论是世行贷款卫生项目，还是中央卫生专项资金项目，项目决策时都要进行立项论证，邀请国内外专家和相关部门官员开展研讨和考察，听取项目实施地区人员及各利益相关者的意见。有的卫生项目为实现循证决策，甚至还要进行大量调查研究。完成这些工作耗费的人、财、物所需的资金，构成项目的决策成本。

2. 卫生项目启动成本　该阶段主要是对项目进行规划和设计，制订详细、具体的实施方案，发生的可行性研究费用、设计费等费用构成项目的启动成本。在各类卫生项目中，医疗卫生机构的基建项目启动成本最具典型性和代表性，该类项目实施前要编制项目可行性研究报告，进行初步设计和施工图设计，并要经过审查评估，这一过程会产生大量可行性研究费用和设计费等费用。

3. 卫生项目实施成本　项目实施成本是指在项目实施过程中，为完成"项目产出"所耗用的各项资源。这既包括在项目实施过程中所耗费的物质成本，也包括项目实施中所消耗的劳动成本。卫生项目实施成本包括劳务费、公务费、业务费、商品和服务的采购费、卫生材料及其他材料耗费、低值易耗品和固定资产折旧及维修费、培训费。卫生项目不同，其各项费用构成也不同，卫生服务项目实施成本主要是劳务费和卫生材料消耗，而卫生基建项目则主要是建设和采购费用。

4. 卫生项目终结成本　卫生项目完工后验收前为项目终结阶段。此阶段会发生检查验收费、调试测试费及试运营费、评估费等，这些费用构成项目终结成本。近年来卫生项目评估日益受到重视，评估项目干预效果的费用有所增长。

笔记

在卫生项目成本构成中,项目实施成本是项目总成本的主要组成部分。以卫生基建项目为例,施工成本一般占总成本的 90% 以上。因此,卫生项目成本管理主要是实施成本的管理。在对卫生项目,尤其是卫生基建项目进行成本估算时,不仅要关心整个项目各阶段工作所需的成本,往往还要关注项目后续使用过程中发生的各种成本,寻求项目的建设成本与使用成本之和达到最低。

(三)卫生项目成本要素

成本要素又称成本开支范围,包括人力成本、材料成本、设备成本和其他成本。

1. 人力成本　人力成本是指完成整个项目的过程中,因使用人力资源而发生的所有直接费用和间接费用的总和。这些费用包括人员的工资福利支出、个人和家庭补助支出、招聘费用、学习和培训的费用等。卫生项目管理是通过卫生保健项目各方利益相关者的合作,整合利用各种资源实现项目目标。项目实施过程中,需要各种各样的人才共同协作才能完成任务。例如医疗卫生项目的实施中除了医疗人员、医技人员、护士外,还可能需聘请科研人员、技术人员、财务人员、管理人员等工作人员,不论哪类工作人员,均需支付工资、津贴、福利和奖金等报酬,这些费用就构成了项目的人力成本。

2. 材料成本　材料成本是指项目组织或项目团队为实施项目所购买的各种原料、材料、试剂的成本。如医院大楼建设施工项目中所需的钢筋、水泥、木料等材料成本,又如,新药开发项目中使用的各种原料、试剂等的成本。此类成本也是项目必须支出的一项成本。

3. 设备成本　设备成本是指项目完成过程中,购买各种设备、器械的费用,以及使用的各种设备、器械的折旧费、修理费、维护费等。如医院购买和使用 MRI、CT 等大型医疗设备产生的设备费、折旧费、修理费、维护费等。条件允许,项目管理者也可以向租赁公司或其他单位租赁设备。目前,我国医疗设备租赁市场正在发展之中,租赁方式可以大大减少设备采购成本。

4. 其他成本　其他成本是指在项目完成过程中,发生的上述成本之外的开支及不可预见的成本支出。其他费用包括多项内容,如世行卫生项目人员出差而发生的差旅费支出、因借款发生的利息支出、突发事件所需的赔付等意外开支等。

(四)影响卫生项目成本的因素

影响卫生项目成本的因素有很多,最主要的影响因素是项目规模、管理水平、项目质量、项目周期和资源价格等。

1. 卫生项目规模　通常来讲,卫生项目所干预人群的规模、程度或者新增卫生服务能力的大小决定了卫生项目的规模,而卫生项目的规模决定了整个项目所需的人力资源、卫生材料耗费、医疗卫生设备和器械、场地设施的数量,最终影响到项目成本的高低。因此,卫生项目规模是影响项目成本的关键因素。项目规模越大,完成项目需要的资源越多、耗费越大,项目成本也就越高,反之则比较低。

笔记

2. 卫生项目管理水平　管理水平越高,则将各种医疗卫生资源整合起来提供卫生服务的效率越高,各种医疗卫生资源的占用越少,利用越充分。如上海闵行区采用信息化技术,在完成药品采购后对各社区卫生服务中心(站)实施厂家、销售商直接配送,能够保持三天的药品和卫生材料储备量,大大减少了药品和卫生材料的仓储管理费用。反之,则占用资源多,甚至造成资源浪费,使总成本增加。

3. 卫生项目质量　卫生项目质量是指项目能够满足人群卫生保健需求或供方卫生保健服务能力的特性与指标。卫生项目质量的提高有赖于训练有素的医疗卫生工作者和项目管理者,良好的场地、设施和设备,高品质的药品和材料,充足的时间,以及良好的组织管理能力,这都需要高成本的支撑。为控制成本,卫生项目的质量也不能太低。超过最低服务、技术标准,有可能会引起安全、有效性、信赖和声誉方面的损失,项目的社会代价反而会上升,甚者会造成项目失败。最佳选择是提供适宜的卫生项目质量。

4. 卫生项目周期　项目周期是指整个项目或项目的某个阶段的具体活动实际花费的工作时间。每个项目都有一个最佳时间成本。项目周期过紧,即小于最佳时间成本,则需要加大资源的投放,如增加人手和人员加班、使用更多的材料和设备,最终造成成本扩张。项目周期过长,即大于最佳时间成本,会使资源闲置,使管理费、人工费等费用增加,同样也会使成本升高。

5. 资源价格　尽管价格属外部因素,由市场决定而不能自行控制,成本随资源价格的波动会增减,但是在项目预算阶段,项目管理者如果准确地预测到资源价格的变化,就能够有效地控制成本的变化。

二、卫生项目成本管理

(一)卫生项目成本管理的概念

卫生项目成本管理旨在预测和计划卫生项目成本,控制卫生项目支出,确保项目在预算总额的约束条件下完成。卫生项目成本管理包括项目的资源计划、项目成本估算、项目成本规划和控制等过程。卫生项目成本管理的内容和方法不只限于项目组织进行的成本管理,而是包括围绕项目进行的全面成本管理,包括项目所在组织的其他职能部门也会参与到项目的成本管理中,如财务部门对项目成本的会计核算。

(二)卫生项目成本管理的目标

卫生项目成本管理的最终目标是提高项目的社会经济效益。通过项目干预,维护和提高人群的健康水平。为实现这一目标,需要提高卫生保健服务的能力和水平,针对高危因素选取成本效果好的方法进行有效的干预。在这一过程中,需要对项目的成本进行管理和控制,争取以最小的成本获得最佳的干预效果。

(三)卫生项目成本管理的组织

以项目单位和行政事业单位财会系统为依托,建立卫生项目成本管理的控制网络组织,各项目管理单位均设立相应台账和科目,负责该项目成本核算和管

笔记

理,将成本管理指标自上而下层层分解到每个单位和活动,形成若干层次的项目成本管理体系。

建立项目成本跟踪核实管理小组,由财务、业务、采购供应等部门组成,全面负责项目成本管理的组织实施工作。财务人员作为主体,负责日常工作。

以机关职能部室为主体,将项目成本管理的机关管理指标,分解到有关职能部门,形成横向项目成本的多方位核算与管理体系。

三、卫生项目成本管理理论框架

卫生项目成本管理是指确保在批准的预算总额内完成项目任务所需资源的过程,包括项目资源规划、成本估算、成本预算及成本控制等过程。

(一)卫生项目资源计划

卫生项目资源计划是指通过分析和识别项目的资源需求(包括人员、设备、设施、材料和资金等),确定项目需要投入资源的种类、数量和时间,制订项目资源供应计划的项目成本管理活动,主要涉及项目资源计划编制的依据、编制方法及项目资源计划编制的最终结果3个方面。

1. 卫生项目资源计划编制的依据　卫生项目资源计划编制的依据涉及项目范围、项目时间、项目质量、项目资源需求量等各个方面的计划和要求,具体包括项目工作分解结构、项目范围计划、项目进度计划、项目资源描述、历史资料、资源库信息、组织的方针和政策等,即回答"需要什么? 需要多少? 什么时候需要? 每种资源的特性要求是什么?"等一系列问题的资料。

2. 卫生项目资源计划编制的方法　卫生项目资源计划编制的方法主要有专家判断法、资料统计法和统一定额法等。专家判断法是指根据项目管理专家的经验、以往类似项目的资料,以及对项目所需资源种类和数量等方面的预测信息编制项目资源计划的方法,常用的有专家小组法和德尔斐法;资料统计法是指参考类似项目的历史统计数据和相关资料,计算和确定项目资源计划的一种方法;统一定额法指运用统一标准定额和规则去制订项目资源计划的方法。

3. 卫生项目资源计划编制的最终结果　卫生项目资源计划编制工作的主要成果是生成一份项目资源计划书或项目资源需求说明书,对项目活动的资源需求、数量及其投入时间进行描述。

(二)卫生项目成本估算

卫生项目成本估算是指根据项目的资源需求、计划和各种项目资源的价格信息,估算和确定项目各种活动的成本和整个项目总成本的项目成本管理工作,主要任务是确定整个项目所需成本要素及其费用,它是项目成本预算、成本控制的基础。

1. 成本估算的依据　成本估算的依据主要包括项目范围说明书、工作分解结构、项目活动时间估算、项目资源计划书、资源单价、项目成本估算参考数据、历史信息、会计表格等,其中,项目资源计划书描述了项目所需投入的资源种类、数量和投入时间等信息,是项目成本估算的重要资料。

笔记

2. 成本估算的方法和工具　常用的成本估算方法有类比估算法、参数估算法和自下而上估算法。成本估算的工具指被广泛应用于成本管理的项目管理软件，如微软的 Project 项目管理软件，可迅速考察不同成本的方案。

3. 项目成本的调整　项目成本受到多种因素的影响，为适应这些因素的变化，成本估算必须适时加以处理和调整。

（三）卫生项目成本预算

卫生项目成本预算指把成本估算分配到各个工作项（或工作包）上的成本计划，它通过建立基准成本来衡量项目执行情况，涉及成本预算的依据、成本预算的方法和工具以及成本预算的结果 3 个方面。

1. 成本预算的依据　成本预算主要依据成本估算文件、工作分解结构文件、项目进度计划表和其他项目计划文件等。

2. 成本预算的方法和工具　成本预算的方法主要有参数模型法、自下而上估算法、自上而下估算法、计算机辅助预算等方法。

3. 成本预算的结果　卫生项目成本预算工作的结果有项目预算文件、相关支持细节、项目筹资计划、项目预算管理计划和项目文件的更新等。

（四）卫生项目成本控制

卫生项目成本控制是将项目的实际成本控制在项目预算范围之内的管理过程，包括成本控制的依据、成本控制的方法和工具以及成本控制的结果。例如，在医疗服务项目中，采取各种方法控制和管理日常发生的药品、卫生材料、医疗设备等成本支出，使得成本最小化。

1. 成本控制的依据　主要有费用预算计划、执行情况报告、变更申请、成本管理计划以及项目计划和标准、规范。

2. 成本控制的方法和工具　常用的成本控制方法和工具有项目成本分析表法、成本累计曲线法、甘特图法、偏差控制法等。

3. 成本控制的结果　项目成本控制的结果包括成本估算更新、成本预算更新、纠正措施和经验教训等，总结记录产生偏差的原因、纠正措施采用的理由和其他成本控制方面的经验教训，为管理项目提供更客观、更合适的成本信息。

第二节　卫生项目资源计划编制

任何卫生项目目标的实现都需要以资源作为保证，但项目资源的供给并不是无限的和无代价的。在卫生项目管理活动中，需要正确评估项目资源满足项目需求的程度，以及它们与项目实施进度的匹配，通过科学、经济、合理的项目资源计划，保证项目的顺利实施及项目成本目标的实现。

一、卫生项目资源计划的概念

卫生项目资源指完成项目所必需的各种实际投入，包括卫生人力、医疗设备、设施、卫生材料、资金等。卫生项目资源计划是指通过分析和识别项目的资源需求，确定项目需要投入的资源种类（包括人力、设备、设施、材料、资金等）、数量和时间,从而制订出项目资源供应计划的项目成本管理活动。项目资源计划的主要内容(表9-1)。

表9-1 项目资源计划的主要内容

项目资源计划的依据	工具和方法	结果
工作分解结构	资源计划矩阵	资源计划说明书
项目进度计划	资源数据表	……
历史资料	资源需求甘特图	……
项目范围说明书	专家判断法	……
项目资源说明	资料统计法	……
项目组织的管理政策和原则	资源平衡法	……

二、卫生项目资源计划的依据

(一)工作分解结构

工作分解结构概括了卫生项目的整个工作范围,并以可交付成果为导向,按一定的原则把项目活动逐级分解成较小的、更易于管理的单元。一个卫生项目的工作分解结构列出了为完成该项目所要做的工作内容,每一项工作内容都需要消耗不同种类、数量和质量的资源。因此,工作分解结构是项目资源计划编制的主要依据之一。

(二)项目范围计划

项目范围计划描述了项目目标、项目产出物、工作范围等内容。这些内容对于卫生项目所需资源的种类、数量和质量有重要影响,是项目资源计划编制的依据之一。

(三)项目进度计划

项目进度计划是控制项目进度的纲领性文件,它规定了项目各项活动的开始和结束时间,也就确定了各种项目资源的投入时间和投入数量。资源计划必须将进度计划作为主要依据来确定资源的投入时间,使项目组织能够适时地获取足够的资源。

(四)项目资源描述

项目资源描述是对项目所需资源的种类、数量、质量的描述和说明,具体包括项目需要的人力资源、设备资源、设施资源、材料资源、时间资源及其数量和质量方面的特性和要求等。

(五)历史资料

历史资料是指已经完成的同类项目的资源需求和使用情况,对于新卫生项目的资源计划编制有重要的参考作用。

(六)组织的方针和政策

项目组织在人力资源、设备、设施和材料的选用、获得资源的手段与方式等方面的方针和政策,会对项目资源计划产生直接影响。

三、卫生项目资源计划编制的方法

（一）专家判断法

这是指由卫生项目成本管理专家根据经验和专业知识，判断和确定编制项目资源计划的方法。该方法通常有两种具体的形式。

1. 专家小组法 指组织有关专家进行调查研究，通过召开项目座谈会、讨论会等形式，提出项目资源计划方案，在选择最优方案的基础上制订出卫生项目资源计划的方法。

2. 德尔斐法 指组织有关专家进行资源需求估算，然后汇集专家意见，整理并编制出卫生项目资源计划的方法。德尔斐法专家之间相互独立，能够自由充分地发表个人意见，资源计划编制质量较好。

（二）统一定额法

统一定额是指在一定的技术水平和组织条件下，为完成一定量的工作或任务，在合理利用人力、物力、财力的前提下，按照权威部门所制订的资源消耗和资源占用方面的限定标准或额度编制资源计划的方法。统一定额是一种以资源耗费和占用为基本标准的方法，是编制项目资源计划的重要方法。

（三）资料统计法

资料统计法是指使用已往项目的统计数据资料，计算和确定项目资源计划的方法。历史统计资料必须有具体的数量统计指标和足够的样本量，反映项目资源的规模、质量水平、消耗速度、各种比例关系等。例如，在编制世界银行贷款项目资源计划时，可充分利用已经完成的多个世行贷款卫生项目的数据信息。利用资料统计法计算和确定项目资源计划，能够得出比较准确的、合理的和可行的项目资源计划。

四、卫生项目资源计划编制的工具

（一）资源计划矩阵

资源计划矩阵是根据项目工作分解结构对项目资源进行分析、汇总，表示工作与资源需求量之间的关系（表9-2），资源计划矩阵能够说明完成项目中的工作所要用到的各种资源的情况，但是不能表明资源的投入时间。

表9-2 资源计划矩阵

WBS结果	资源需求量				备注
	资源1	资源2	……	资源n	
工作包1					
工作包2					
工作包3					
……					
工作包n					

（二）资源数据表

资源数据表与资源计划矩阵不同,它不是对项目所需资源的一个统计说明,而是说明资源在项目周期各时段上的数量需求情况(表9-3)。

表9-3　项目资源数据表

需求资源种类	需求资源总量	项目进度阶段（时间）				备注
		1	2	……	n	
资源1						
资源2						
资源3						
……						
资源n						

（三）资源甘特图

资源甘特图用以反映资源在各个项目阶段被占用的情况,是资源数据表的更加直观的形式(表9-4)。

表9-4　项目资源甘特图

资源种类	项目阶段（时间）											
	1	2	3	4	5	6	7	8	9	10	…	n
资源1												
资源2												
资源3												
……												
资源n												

（四）资源负荷图

资源负荷图用以给出在项目周期内各个阶段所需要的某种资源的数量。例如,某卫生项目在整个项目生命周期对人力资源的需求可用人力资源负载图来表示(图9-1),还可以按不同种类的资源画出不同的资源负荷图。

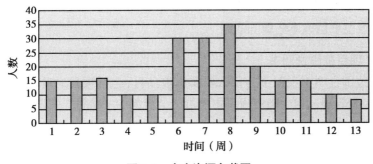

图9-1　人力资源负载图

189

（五）资源需求曲线

资源需求曲线以线条的方式反映项目进度及其资源需求情况（图9-2），它反映出项目在不同时间对资源的累计需求。

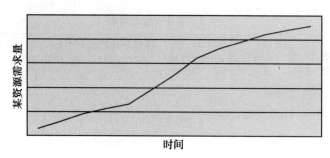

图9-2 某资源累计需求曲线

第三节 卫生项目成本估算

卫生项目成本估算是项目成本管理的核心工作之一，其实质是通过分析和估计以初步预测一个卫生项目的成本，并以它作为项目成本预算和项目成本控制的基础和依据，也称为卫生项目成本预测。

一、卫生项目成本估算的概念

（一）卫生项目成本估算的定义

卫生项目成本估算是指根据项目工作与活动和项目所需占用和消耗资源的价格信息，经过预测和估计，确定卫生项目工作与活动的成本和整个项目的总成本。卫生项目成本估算首先是对项目成本的"估计"，其次是对项目成本是否"划算"的判断，它不仅仅是单项活动和整个项目成本的估计，还包含整个项目是否能够实现合理成本与收益的测算。

（二）卫生项目成本估算的类型

在卫生项目成本估算中，不同项目阶段会有不同精确程度的项目成本估算。例如，在卫生基建项目中，项目成本估算按照不同的精度和用途分成项目初步估算、项目设计概算和项目详细估算等几种不同精确度的项目成本估算，甚至在项目初步估算阶段也可以进一步分成不同精度和用途的项目成本初步估算。

二、卫生项目成本估算的依据

（一）项目范围说明书

项目范围说明书说明了为什么要实施该项目，包括项目的目标和可交付成果，它是项目管理过程中确定项目主要可交付成果的一份重要书面文件，一般包括下列内容：

1. 项目合理性说明 解释为什么要进行这一项目。启动一个项目的原因可能是人群的健康需要、突发公共卫生事件、卫生改革、技术进步或法律法规要

笔记

求等。

2. 项目目标　卫生项目目标是确定项目成功必备的某些数量标准。项目目标包括成本、进度、质量目标等。在制订项目目标时，应尽可能将目标数量化，以便于测量项目实施工作是否达到预期的目标。如国家基本公共卫生项目2011年的目标之一是"确定新增管理高血压患者1000万人，糖尿病患者600万人，将排查发现的约300万重性精神疾病患者全部纳入管理范围。"

3. 项目可交付成果　是为完成项目必须作出的可以测量的、有形的、验证的事项，可以是一份主要的、具有归纳性层次的产出和服务清单。

4. 技术规范　技术规范可单独作为一个部分，也可列入项目范围说明书内。它主要描述了卫生项目的各个部分在实现过程中采用的卫生标准、卫生规范和技术标准。如《国家基本公共卫生服务规范（2011年）》分别对国家基本公共卫生服务项目的服务对象、内容、流程、要求、考核指标及服务记录表等作出了规定，成为乡镇卫生院、村卫生室和社区卫生服务中心（站）等城乡基层医疗卫生机构为居民免费提供基本公共卫生服务的参考依据。

（二）工作分解结构

工作分解结构描述的是项目中可交付成果和项目内容，它是各项活动计划，包括范围、进度、费用、风险等的基础，也是各项活动和整个项目成本估算的基础。

（三）卫生项目活动时间估算

在卫生项目的实施过程中，各项活动所消耗或占用的资源都是在一定时期内发生的，项目的成本与项目的持续时间直接相关，而且是随着时间的变化而变化的，项目本身及各项活动所需时间会对项目成本估算产生影响。因此，项目成本估算之前，应编制粗略而简单的进度计划，估算为完成每一项活动和全部项目可能需要的时间。

（四）卫生项目资源计划

卫生项目资源计划是指分析和识别项目所需要的资源需求，如人员、设备、设施、材料和资金等，确定项目所需投入的资源种类、数量和投入时间，从而制订出科学、合理、可行的项目资源供应计划的项目成本管理活动。

（五）资源价格

估算项目的各项成本必须知道每种资源的价格，如人力成本、卫生材料费、药品的价格等，然后根据单价和资源使用量来估算项目成本。在市场价格变化频繁的情况下，估算人员主要通过询价和分析预测来确定资源的单价。

（六）成本估算参考数据

1. 定额与指标　卫生项目成本估算过程中经常需要套用一些指标或定额。如卫生基建项目，国家有关部门制订了符合国家技术规范、质量标准并与一定时期工艺水平相适应的各工作单元的人工、材料消耗量，并编制有成本指标。

2. 项目数据存储　卫生项目成本通常可以根据已完成的类似项目的成本数据推算得出项目定额，较为普遍的做法是，各项目单位将本单位承担过的项目的主要数据进行系统分类存储，建立数据库存，从中获取相关信息来估算成本。

3. 商业化成本估算数据　商业化成本估算数据是指利用公开发行的成本估

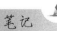

笔记

算数据工具书作为项目成本估算工具,计算项目工作量和完成资源量计算工作。如估算工作手册,它载有各项活动或工作的资源耗用量和常用计算公式,可帮助项目管理者进行成本估算。

4. 项目执行部门的知识　项目成本估算还需要从执行项目具体任务的职能部门高层管理人员处获得信息。

（七）历史信息

同类项目的历史资料是项目执行过程中可以参考的最有价值的资料,包括项目文件、商业数据库、知识库等。

（八）会计表格

会计表格说明了各种成本信息项的代码结构,能够反映许多信息,从而成为历史信息和成本估算的来源。

三、卫生项目成本估算的方法

在卫生项目管理过程中,为了使时间、费用和工作范围内的资源得到最佳利用,人们开发出了一些成本估算方法,以期得到较准确的项目成本估算。常用的项目成本估算方法包括类比估算法、参数模型法、自上而下估算法和自下而上估算法等。

（一）类比估算法

类比估算法通常是与原有的已执行过的类似项目进行类比,以估算当期项目的成本。类比估算法是专家判断的一种形式,故有时称之为经验估算法。类比估算法简单容易、成本低,但精度也低。当以前完成的项目与新项目非常相似时,选择这种方法比较可靠。

（二）参数模型法

参数模型法是将项目的一些特征作为参数,建立数学模型,用模型估算项目成本的方法。这种方法的具体做法是,以过去实施同类项目的资料为基础,运用一定的数学方法和模型对历史成本数据进行加工、处理和推断,寻找历史成本数据和项目相关变量的逻辑关系,构建项目成本的数学模型,找到与成本密切相关的一个参数或者多个参数后,将新项目的参数值代入模型,就能算出总的成本。如基本公共卫生服务项目中的基本参数是服务人口和人均服务经费,新项目的成本可简单代入服务人数和人均经费进行估算。采用参数模型估算法时,如何建立一个合适的模型,对于保证成本估算结果的准确性非常重要,为了保证参数模型估算法的实用性和可靠性,在建立模型时,必须要考虑准确确定成本要素、有充分而精确的历史资料、建模的参数要容易定量化处理、采用可比价格等因素。

（三）自上而下估算法

自上而下估算法是以项目总成本为估算对象,以中上层管理人员的经验判断和类似项目的历史数据为基础,将成本从工作分解结构的上层向下层依次分配、传递的过程。首先,项目的中高层管理人员在掌握项目成本相关历史数据的基础上,对项目的总成本进行估算,然后按照工作分解结构的层次把项目总成本

笔记

的估算结果自上而下传递给下一层的管理人员，下一层管理人员对自己负责的子项目或子任务的成本进行估算，继续向下逐层传递，一直传递到工作分解结构最底层。

（四）自下而上估算法

自下而上估算法是先估算各个子项目的成本，然后按照工作分解结构的层次，从下往上估算出整个项目的总费用。基层工作人员先估算各个活动的独立成本，然后层层累加汇总到工作分解结构更上层，得到完成整个项目的总成本。用该方法估算的工作量比较大，适用于规模较小的项目。

四、卫生项目成本估算的结果

卫生项目成本估算既包括识别各种项目成本的构成科目，也包括估计和确定各种项目构成科目的数额大小，还包括分析和考虑各种不同项目实施方案，并分别作出各个项目实施方案的成本估算。卫生项目成本估算的结果一般是用货币单位表述的项目各种资源价值所构成的估算书，可用于不同项目方案间的比较，并开展项目成本预算。项目成本估算书的内容包括项目单项活动成本的估算、整体项目成本的估算，以及项目估算的各种依据和基础信息，包括项目资源计划的信息和项目所需资源的价格信息。

第四节 卫生项目成本预算

卫生项目成本估算完成以后，项目人员还需要在估算的基础上进行项目成本预算。卫生项目成本预算表现为一种项目资源的分配计划，该计划表明了对项目管理人员的资源约束，要求在这种约束的范围内完成项目目标和任务。

一、卫生项目成本预算的概念

卫生项目成本预算是一项制订项目成本控制标准的项目管理工作，它涉及根据项目的成本估算为项目各项具体工作分配和确定预算和成本定额，以及确定整个项目总预算的管理工作。卫生项目的成本预算工作内容包括向项目各项具体工作与活动分配预算定额和确定项目成本控制基线等内容。

（一）卫生项目预算是一种分配资源的计划

卫生项目成本预算确定事先投入的资源，即在预计时间内需要投入多少资源。通过既定的资源分配，确定项目中各个部分的关系和重要程度，以及对项目中各项活动的支持力度。如国家基本公共卫生服务 10 类 41 项对费用的分配和占有，体现了各项目的成本水平及相对重要性。

（二）卫生项目成本预算是一种项目成本控制机制

卫生项目成本预算可以作为一种度量资源实际使用量和计划用量之间差异的基线标准。项目管理者的任务不仅是完成预定的目标，还要尽可能地在完成目标的前提下节省资源，这样才能获得最大的成本效果。因此，项目管理者必须要保护有限的资源，控制其使用量并避免完全耗尽。由于进行预算时不可能

笔记

完全预计到实际工作中所遇到的问题和所处的环境,就需要在项目进行中不断根据项目进度来检查所使用的资源量,判断实际使用量和预算之间的偏离是否会突破预算的约束,采取相应的对策,避免造成项目决算超预算或者效益低下的后果。

项目成本预算与项目成本估算不同。成本预算是将项目的总成本分配到各种工作任务上,成本估算则是估计项目的总成本和误差范围;项目成本预算更具有权威性、约束性和控制性的特点;估算和预算是项目资源分配活动的两个不同阶段,估算是预算的前期工作,成本估算的输出结果是成本预算的基础和依据。

二、卫生项目成本预算的内容

卫生项目成本预算的编制结果可表示为一种呈"S"曲线的项目成本基线(图 9-3),项目成本预算包括两个因素:一是项目成本预算额的多少;二是项目任务的多少或投入时间。

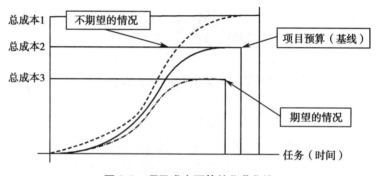

图 9-3　项目成本预算的"S"曲线

(一)确定卫生项目预算的风险储备

根据卫生项目风险方面的信息和项目估算信息,制订卫生项目不可预见费和项目管理储备等方面的预算额度,以便确定项目成本的总预算。

(二)确定卫生项目总预算

根据卫生项目成本估算、项目不可预见费、项目管理储备等各种信息,按照"留有余地"的指导思想,确定项目总预算并且将其作为确定项目各项工作和活动预算的依据。

(三)确定卫生项目工作包、项目活动的预算

根据卫生项目总预算、项目不可预见费和项目各工作包及各工作包中所含项目活动的不确定性,分析和确定项目工作分解结构中的各个工作包、各项目活动的成本预算。

(四)确定各项活动预算投入时间

根据卫生项目、项目工作包、项目具体活动的预算、项目进度安排,确定项目各项具体活动预算的投入时间,从而得到项目具体活动预算的投入时间和累

计的项目预算成本。

（五）确定卫生项目预算的"S"曲线

根据项目各具体活动的预算额、投入时间、项目进度计划、项目预算的累计数据，采用平面直角坐标系找点连线的方法画出项目成本预算的"S"曲线。

三、卫生项目成本预算的依据

卫生项目成本预算在项目成本管理中不是一个孤立的部分，它是在项目估算的基础上进行的，需要依据成本估算文件、工作分解结构文件和项目进度计划表作进一步的加工。

（一）项目成本估算文件

项目成本估算文件起着承前启后的作用，它既是项目成本估算后所形成的结果文件，又是确定项目成本预算总额以及项目预算各项工作的依据。项目估算文件是项目成本预算的起点。

（二）项目的工作结构分解文件

在项目成本预算工作中，要依据需要分配成本的所有的活动基础上形成的工作分解结构文件，进一步分析和确定项目各项工作与活动在成本估算中的合理性，以及项目估算总额的分配，再进行预算总额的分配。

（三）项目进度计划表

为了将成本分配到项目的各项工作和各时间段中，需要依据项目进度计划安排项目的资源与成本预算。项目的进度计划规定了项目的目标和具体完成时间，目的是为了控制项目的时间以避免不必要的浪费。项目进度计划表用表格形式清楚表明每一项活动所需要的时间和每项活动所需要的资源，如果说前两个依据是内容依据的话，那么项目进度表就是项目预算编制的时间依据。

四、卫生项目成本预算的编制

（一）成本预算总额的确定

在确定卫生项目成本估算总额后，根据更详细的项目设计方案和预算定额对项目进行成本再估算，得到的成本总额就是项目成本预算总额。在确定成本预算总额时，可以将目标成本管理与项目成本过程控制相结合，即在项目成本管理中采用目标成本管理的方法设置目标成本，并以此作为成本预算。目标成本的确定方法可采用按实计算法和历史资料法。

1. 按实计算法　按实计算法就是以项目的实际资源消耗为基础，根据所需资源的实际价格，详细计算各项活动或各项成本组成的目标成本。如医疗成本项目可分为医疗设备材料费、业务费、公务费、人力成本费、科研教育培训费、卫生材料费用、管理费用、房屋费用、药品费用等，人力成本费的目标成本 = $\sum$ 各类人员计划使用量 × 实际水平的工资额。

2. 历史资料法　历史资料法将卫生服务项目分为若干个子项目，参照同类项目的历史数据，采用算术平均数法计算子项目的目标成本降低率，然后算出子项目的成本降低额,汇总后得出整个项目成本降低额、成本降低率。或采用增量预算法,给予历史基数一个增长比例,计算出目标成本。

(二)项目成本的分解

卫生项目成本预算总额确定后,可以在 WBS 的基础上,自下而上或自上而下地分解项目成本。根据管理的需要,可以按照不同的标准进行成本分解,通常可以按成本构成要素、项目构成的层次、项目进度计划或上述标准的组合进行分解。基本分解方法是自上而下、由粗到细,将项目成本依次分解、归类,形成相互联系的分解结构。按成本要素分解项目成本就是将总成本分解为直接费和间接费,直接费和间接费又可以细分为人工费、材料费、管理费等;按项目组成分解成本是将总成本分解到项目的各个组成部分,如子项目、任务或工作单元;按项目进度计划分解指根据项目进度计划要求,将项目成本按时间分解到各年、季度、月、旬或周;综合分解是同时按照几种标准进行组合分解,以便于项目的成本管理。在实践中往往是将以上几种方法综合使用,以达到最优效果。

(三)项目成本预算的调整

预算调整是指在预算表制订出来以后,根据项目各部分预算费用与实际可能费用的校对、项目某些环节的变化对原来的预算表进行的修正。项目成本预算的调整可分为初步调整和综合调整。

1. 初步调整 初步调整是以工作任务一览表、工作分析结构、项目进度计划、成本估算为预算依据,在项目成本预算后对某些工作任务的遗漏和不足,某些工作活动等出现的偏差进行调整。

2. 综合调整 进行综合调整是因为项目总是处在变化当中,变化使得项目所处环境发生了变化,迫使预算随之需要作出相应的综合调整。综合调整一般是在初步调整后形成的基础上的再次变动。

五、卫生项目成本预算的结果

(一)卫生项目预算文件

卫生项目预算文件是项目成本预算工作中生成的关于项目预算的正式文件,其中项目成本基线是最重要的部分,用于测量和监控项目的总体成本水平。通常用成本负荷直方图和时间—成本累计S曲线表示(图9-4,图9-5)。

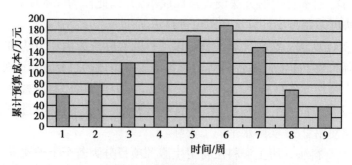

图9-4 成本负荷直方图

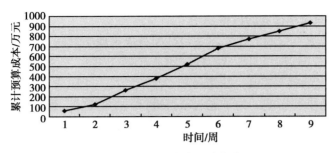

图 9-5 时间 - 成本累计曲线

（二）相关支持细节

相关支持细节是关于卫生项目预算的各种说明文件，包括项目总体计划、范围计划、时间计划、资源计划等方面的细节文件。

（三）项目筹资计划

项目筹资计划是根据项目预算结果给出的筹资要求和计划安排。为应对项目实施过程中出现的各种预付款、提前结算和超支的情况，每个阶段的筹资都应该给出一定的额外量。

（四）项目预算管理计划

卫生项目成本预算工作的主要结果之一就是生成项目预算管理计划文件，该文件明确规定了有关项目预算管理的各种规定和要求。

（五）项目文件的更新

在卫生项目成本预算过程中，会出现需要更新或修订以前的项目成本估算、项目进度、项目范围等内容的情况，由此会产生更新后的项目成本估算书、项目成本计划和其他项目文件。

第五节 卫生项目成本控制

完成了卫生项目成本的预算之后，项目管理者就可以根据项目的成本预算控制项目的实施成本。项目的成本控制是在项目的实施过程中，通过项目成本管理，尽量使项目的实际成本控制在预算范围内的项目成本管理工作。项目成本控制的关键是及时地分析成本费用，发现成本差异和低效率，及时地采取纠正措施以控制项目成本。

一、卫生项目成本控制的概念

（一）项目成本控制的定义

卫生项目成本控制指监督项目状态以更新项目预算、管理成本基准变更的过程。从事物发展的过程方面来看，项目成本控制涉及对于那些可能引起项目成本变化因素的事前控制，项目实施过程中的事中成本控制和当项目成本变动实际发生时对于项目成本变化的事后控制。要实现对于项目成本的全面控制和管理，最根本的任务是要控制项目各方面的变动，从而实现全面控制成本变动的目标。

笔记

（二）项目成本控制的内容

卫生项目成本控制的主要内容包括项目决策成本控制、招投标费用成本控制、设计成本控制、项目实施成本控制四个方面的内容。

1. 项目决策成本控制 决策是项目形成的第一个阶段，其质量的高低将对项目结果产生重要影响。为了能对项目进行科学的决策，通常要在这一阶段对项目进行可行性研究，包括人群的健康需求评估、干预措施的效果评估、费用的可负担性评估、人力资源评估。完成这些工作所支付的资金构成了项目的决策成本，而它的预算和管理也构成了决策成本控制。

2. 招投标费用成本控制 招投标费用成本控制是指对进行招投标工作的费用进行的控制。很多大型卫生项目，特别是涉及土建、设备等硬件建设项目，一般需要采用招标方式来购买产品或服务，不管项目招投标采用单一来源采购、邀请招标、公开招标中的哪一种，都需要投入一定的人力和物力，这些人力、物力及招标过程中其他的开支，构成了招标费用。

3. 设计成本控制 设计成本控制是指在卫生项目中各种计划、设计所需费用的管理和控制。例如，设计方案的设计、研究计划的制订、施工图设计等。

4. 项目实施成本控制 项目实施成本控制是指在整个项目实施过程中，对为完成项目所耗用的费用进行管理和控制。无论是在卫生服务项目还是形成卫生服务能力的项目，无论是世行卫生项目还是中央卫生专项资金项目，项目实施成本都是整个项目成本的主体。对整个项目成本控制的成功与否主要取决于对实施成本的控制。

二、卫生项目成本控制的依据

卫生项目成本控制的目标是，把构成项目成本的各部分控制在成本计划之内，并使其耗费达到最小，其直接依据是费用预算计划、执行情况报告、变更申请、费用管理计划。

（一）费用预算计划

费用预算计划，又称为基准成本，把基准成本与实际结果进行比较，就可以判断是否需要进行变更、采取纠正措施和预防措施。基准成本提供了成本预算和使用的一个基本范围，是项目成本控制的基础。

（二）执行情况报告

执行情况报告反映了项目预算的实际执行情况，是项目成本管理与控制的实际依据。它对收集的信息进行组织、分析和总结，提供了范围、进度、成本、质量、预算等信息，包括哪个阶段成本超出预算、哪些工作的成本超出预算，哪些没有超出预算等。

（三）变更申请

项目变更指在项目执行过程中产生的对项目某些方面作出修改的要求。变更申请是对费用使用方向和范围发生改变的一种记录，可用多种形式表达，如口头或书面的，直接或间接的，外部或内部的，法律强制的或可以选择的等。变更可能是要求增加预算，也可能是允许减少预算。

笔记

（四）费用管理计划

费用管理计划描述当实际成本与计划成本发生差异时如何进行管理。项目管理计划是整个项目计划的一个辅助部分，对成本控制过程进行有序的安排，以达到实现合理使用费用的目的。

（五）项目计划和标准、规范

与项目有关的各种计划以及项目实施必须遵循的各种标准、规范，也是项目成本控制的依据。

三、卫生项目成本控制的方法

卫生项目成本控制是一个系统过程，需要利用数据、表格以及各种方法来进行成本分析和管理。

（一）项目成本分析表法

项目成本分析表是成本分析控制的手段之一，是利用项目中的各种表格进行成本分析和成本控制的一种方法。成本分析表主要包括月度成本分析表和最终成本控制报告表。

1. 月度成本分析表　主要是反映项目工作实际完成的工作量和与成本相对应的情况，以及与预算成本和计划成本相对比的实际偏差和目标偏差，包括直接成本和间接成本，为分析偏差产生的原因和针对偏差采取相应的措施提供依据。

2. 最终成本控制报告表　主要是通过对已完成的项目进度和累计成本的分析，联系尚需完成的项目进度和还将发生的成本，进行最终成本预测，以检验实现成本目标的可能性，并为项目成本控制提出新的要求。

（二）成本累计曲线法

成本累计曲线法是指根据时间和项目预算绘制成的曲线，反映的是整个项目或项目中某个独立部分成本开支情况，可以从成本预算计划中直接导出，也可利用网络图、条线图等图示单独建立。

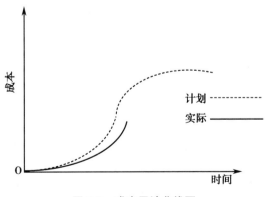

图9-6　成本累计曲线图

成本累计曲线图（图9-6）中的S形曲线是 t 时间内完成的工作量的累计成本，在实际情况中，实际支出可能会超过理想情况，也可能比理想情况低。如果高于理想情况，可能是某个环节计划不周或者管理不善，造成成本增加；如果低于理想情况，则可能是工程进度落后于计划，应该完成的工作未能完成。成本累计曲线图上的实际成本与计划成本的偏差，不代表项目实施过程中出现了问题，它是一种警示，反映的是现实与预算的差别。发现偏差时要查明原因，判定是正常偏差还是非正常偏差，然后采取处理措施。

（三）香蕉曲线

香蕉曲线是指利用各任务的最早开始时间和最迟开始时间制作的时间－成本累计曲线（图 9-7）。香蕉曲线表明了项目成本变化的安全区间，实际发生成本的变化如果不超出两条曲线限定的范围，就属于正常的变化，可以通过调整开始时间和结束时间使成本控制在计划的范围之内。如果实际成本超出这一范围，就需要分析超出范围的原因，并在必要的时候采取有效的纠正措施。每一条 S 形曲线都对应某一特定的进度计划，但项目的 S 形曲线只会落在由全部活动都按最早开始时间开始和全部活动都按最迟开始时间开始的曲线所组成的"香蕉曲线图"内。

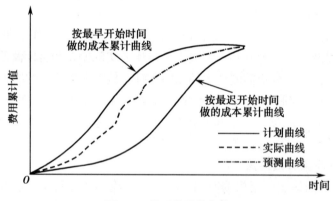

图 9-7 典型的香蕉曲线

（四）挣值分析法

挣值（earned value）法是在制订出计划成本的基础上，采用成本分析的方法找出计划成本与实际成本之间的偏差，分析产生偏差的原因和变化发展的趋势，进而采取措施以减少或消除偏差，实现目标成本的一种管理方法。

1. 基本值 挣值法用 3 个基本值来表示项目的实施状态，并以此预测项目可能的完工时间和完工时的可能费用，这 3 个基本值是：计划值（planned value，PV）、挣值（earned value，EV）、实际成本额（actual cost，AC）。计划值表示根据批准认可的进度计划和预算到某一时点应当完成的工作按预算定额计算的累计值。挣值指到某一时点已经完成的工作按预算定额计算的累计值。实际成本额指到某一时点已完成的工作所实际花费成本的总金额。

2. 重要指标 从上述 3 个基本值可以延伸出以下几个重要指标：费用偏差（cost variance）、进度偏差（schedule variance）、成本－绩效指标（cost-performance index）、进度－绩效指标（scheme-performance index）。费用偏差指在某个检查点上挣值与实际成本额之差。如果偏差为负值，表示项目超支，实际费用超过预

笔记

算费用，说明项目执行效果不好；如果为正值，表示项目在预算之内，实际费用没有超出预算费用，项目执行效果良好。进度偏差指在某个检查点上挣值与计划值之间的差异，通过比较挣值与计划值之差可以获知项目进度是提前还是滞后。如果偏差为负值，表示进度比计划滞后；如果偏差为正值，则表示进度比计划提前。成本－绩效指标是指挣值与实际成本额的比值，当成本－绩效指标大于 1 时，表示节支，即实际费用低于预算费用；当成本－绩效指标小于 1 时，表示超支，即实际费用高于预算费用。进度－绩效指标指项目挣得值与计划值比值，当进度－绩效指标大于 1 时，表示进度提前，即实际进度比计划进度快；当进度－绩效指标小于 1 时，表示进度延误，即实际进度比计划进度拖后。

本 章 小 结

1. 项目成本是指为完成项目而发生的资源耗费的货币体现，包括项目决策成本、项目启动成本、项目实施成本以及项目终结成本。

2. 项目成本管理是指确保在批准的预算内完成项目所需的诸过程，包括项目资源规划、项目成本估算、项目成本预算、项目成本控制等过程。

3. 项目资源计划是指通过分析和识别项目的资源需求，确定项目需要投入的资源的种类、数量和时间，从而制订出项目资源供应计划的项目成本管理活动。

4. 项目成本估算是指根据项目工作与活动和项目所需占用和消耗的资源以及项目所需资源的价格信息，经过预测和估计而确定出的项目工作与活动的成本和整个项目的总成本这样一项项目成本的管理工作。

5. 项目成本预算是指为了确定测量项目实际绩效的基准计划而把成本估算分配到各个工作项（或工作包）上的成本计划，是一项编制项目成本控制基线或项目目标成本计划的管理工作，即建立基准成本以衡量项目执行情况。

6. 项目的成本控制工作是在项目的实施过程中，通过项目成本管理，尽量使项目的实际成本控制在计划和预算范围内的一项项目管理工作。

关键术语

项目成本管理 project cost management

项目资源计划 project cost plan

成本估算 cost evaluation

成本预算 cost budgeting

成本控制 cost control

人力成本 labor cost

笔记

工作分解结构 work break-down structure，WBS

挣值 earned value，EV

思考题

（一）填空题

1. 从项目的生命周期看，卫生项目成本应包括项目全过程所发生的成本，主要有____、____、____以及____。

2. 成本要素又称成本开支范围，主要指构成成本的要素费用。卫生项目成本要素包括____、____、____和其他成本。

3. 卫生项目成本管理包括项目的资源计划、____、项目成本预算和____等过程。

4. 卫生项目资源计划编制的方法有很多种，最主要方法有____、____和____等。

5. 项目成本预算总额的确定方法主要有____和____。

（二）选择题

1. 卫生项目成本管理的最终目标是

    A. 控制卫生项目支出   B. 提高人群的健康水平

    C. 提高项目的社会经济效益   D. 提高卫生保健服务水平

    E. 最小化项目成本

2. 常用的卫生项目成本估算方法不包括

    A. 类比估算法   B. 参数模型法

    C. 自下而上估算法   D. 自上而下估算法

    E. 专家咨询法

3. 卫生项目成本预算的结果包括多个方面，下列选项不属于此范畴的是

    A. 项目预算文件   B. 项目进度安排

    C. 项目筹资计划   D. 项目预算管理

    E. 项目文件更新

4. 卫生项目总成本有若干组成部分，在一般情况下，（）为总成本的主要组成部分。因此，可以说项目的成本控制实际上就是对该项成本的控制

    A. 项目决策成本   B. 招标费用成本

    C. 设计成本   D. 项目实施成本

    E. 终结成本

5. 到某一时点已经完成的工作所需投入资金的累计值称为

    A. 挣值   B. 计划值

    C. 实际成本额   D. 费用偏差

    E. 净值

（三）简答题

1. 简述影响项目成本的因素。

2. 简述卫生项目资源计划编制的工具。

3. 简述卫生项目成本估算的依据。

4. 简述卫生项目成本预算的主要内容。

5. 简述卫生项目成本控制的依据。

（四）问答题

请论述卫生项目成本估算和卫生项目成本预算的关系。

（吴少龙）

笔记

第十章

卫生项目质量管理

学习目标

通过本章的学习,你应该能够:

掌握 质量、卫生项目质量的概念和内涵;卫生项目质量的基本内容;质量保证体系的主要内容。

熟悉 质量计划制定;质量保证、质量控制、质量改进的区别与联系;质量计划的编制;质量控制常用方法。

了解 项目质量管理主要内容;质量管理的基本理论;全面质量管理的基本思想;如何质量保证体系构建。

章前案例

国家基本公共卫生服务项目质量管理

2009 年,中共中央、国务院《关于深化医药卫生体制改革的意见》开启了新一轮医药卫生改革。在《意见》明确提出了要加强公共卫生服务体系建设,制订、实施了基本公共卫生服务项目,由财政提供经费保障,向全体城乡居民免费提供基本公共卫生服务。先后制订了 2009 版和 2011 版基本公共卫生服务包和基本公共卫生服务规范,明确服务内容和各项服务操作规范。中央要求各省对城乡基层公共卫生服务提供的数量、质量进行考核,并将考核结果与经费支付挂钩,其目的就是要加强基本公共卫生服务的质量管理,以保证城乡居民获得符合质量要求的基本公共卫生服务,保证财政经费的投入能最大限度地发挥保护人群健康的作用。

为了落实中央要求,同时也是为城乡居民的健康,各地卫生行政部门都加强了对基层卫生机构基本公共卫生服务提供数量和质量的监管,制订了一系列的考核指标体系、考核指南等。

在制订质量监管方案时,首先需要回答:基本公共卫生服务主要由谁提供? 基本公共卫生服务的质量是什么? 各公共卫生服务项目,其质量问题发生的重点环节分别是什么? 用什么指标可以反映服务质量? 如何识别不同服务项目的目标群体? 如何测量公共卫生服务质量? 哪些因素会影响到服务质量? 等。其次,所有危机管理重点策略都是"预防为主",公共卫生服务质量管理也不例外,需要制订基本公共卫生服务质量管理计划,分别做好事前预防、事中监测和事后纠偏的方案。

笔记

具体如何开展质量管理，提高卫生项目的实施质量，即是本章需要讨论的内容。

第一节 概 述

一、项目质量与质量管理

（一）质量的基本概念

日常生活中，当某种产品或服务能满足人们使用要求时，我们说这种产品或服务是有质量的。一般说来，质量是主要感受和客观标准相结合的产物，不同的人对同一物品出于不同的要求或期望，可能会作出不同质量评价结果。随着科学技术的发展和人们认识水平的提高，质量的内涵得到了不断的扩展与完善，关于质量的定义国际上有不同的界定。

美国质量管理学家朱兰（J. M. Juran）博士认为，质量就是产品的适用性，即产品在使用时能够满足用户需要的程度。这里，朱兰博士主要强调了产品满足用户使用的基本要求。

在企业生产领域，则强调"质量是顾客至上的，因此满足顾客的需要和期望是主要目标"。该质量定义中暗示了实现质量的步骤，即必须首先对所有顾客进行识别并排出优先顺序（最重要的、重要的和其他顾客），然后要测定他们的期望和需求。基于此，再为顾客提供满足其期望和需求的产品或服务。

有人基于对过程、任务和绩效的期望，对质量定义为"质量不是一个意外事件，而是由远大的目标、诚恳的努力、智慧的指导以及巧妙的实施所共同形成的结果。"这一定义将质量描述为有计划、有目的、有目标的活动，绝非是偶然发生的事件。

由上可见，不同人、从不同的角度，对质量可以作出不同的定义。国际标准化组织 ISO 9000（2000）中关于质量所做的定义具有一定的代表性，它将质量定义为"一组固有特性满足要求的程度"。首先，特性是指事物特有的性质，固有特性是事物内在具有的，如相关标准；其次，产品或服务必须满足用户的某些需求，即产品或服务不仅内在品质符合某些标准，还需要让用户满意；最后，用户不仅对成品提出要求，也可能对生产过程提出要求，因此质量不仅包括结果质量，也包括过程质量。

（二）质量特性

质量特性就是产品或服务为满足人们明确或隐含的需要所具备的能力、属性和特征的总和。综合起来，质量特性可以归纳为以下几个方面：

1. 质量的规定性产品或服务必须符合一定的标准要求，这一特性有时也称为产品的标准质量，包括产品的性能、特性、精度等方面的内在特性，甚至包括

笔记

产品外形、包装等方面的外在特性。

2. 质量的安全性任何产品或服务必须满足案例性要求，它反映了产品把伤害或损害的风险限制在可接收的水平上。

3. 质量的经济性这主要是指产品的寿命、成本、价格、运营维护费用等方面的特性要服务于经济适用的要求。产品以满足用户需要为目标，要避免过高的质量标准导致成本大幅度上涨。

4. 质量的时效性即质量要求不是一成不变的，它会随着用户对产品或服务的要求和期望不断变化而变化，这就要求组织不断调整对质量的要求以适应用户要求的变化。

5. 质量的环保性它反映了产品或服务对于环境保护的贡献或对环境造成的污染。

（三）项目质量的内涵

项目质量就是项目的可交付成果能够满足项目相关方要求的程度。满足要求包括有明确规定的要求（如项目目标、相关标准）、隐含的要求（如组织的惯例、一般习惯）和必须履行的要求（如法律法规、行业规范）等。

项目质量在很大程度上既不同于产品质量，也不同于服务质量，而是兼具两者的特性。主要因为多数项目既有产品性成果，也有许多服务性成果，有时还包括通过项目探索一些新的规范或政策。例如，对于一个房屋建设项目而言，最终形成的建筑物属于产品的范畴，但是在建房过程中的图样设计、施工管理和顾问咨询等都属于服务的范畴。而对于一个控制某种疾病流行的干预项目，其最终成果是相应疾病流行的控制策略与效果，控制策略更多的属于规范或政策范畴，但控制效果则具有产品属性，而在疾病控制过程中探索的有效的治疗、预防措施等则属于服务范畴。

项目质量还具有过程特性，一个项目的质量是由整个项目的全过程形成的，是受全过程的项目执行质量直接和综合影响的。尽管多数项目都是一次性的，但与项目相关的产品质量和服务质量则可以周而复始进行持续改进，不仅在项目执行期间，包括在项目结束后，但项目质量则只能在本次项目实施过程中不断地修订直至项目结束前形成明确要求与最终结果。

（四）项目质量管理

1. 项目质量管理的内容　项目质量管理（project quality management）是以改进项目质量为目标的管理活动的总称。具体来说，项目质量管理是指确定项目质量方针、目标和职责，并通过质量体系中的质量策划、质量控制、质量保证和质量改进等质量管理活动，来使其实现的所有管理职能的全部活动。

项目质量管理的内容包括如下几个方面：

（1）过程管理：质量管理针对的是整个项目过程，对项目开展过程中的各个环节和各项活动进行管理。

（2）质量管理标准化：任何项目的质量管理，都需要为项目中涉及的各项指标确定可测量的标准，从而保证管理过程、管理方法的标准化。

（3）质量评审：要保证项目质量，除了进行检查、测试，还要根据相关质量要求进行评审,以判断项目活动与成果是否达到质量要求。评审包括质量管理计划评审、质量标准评审、质量过程管理评审、质量检查结果评审。

（4）持续改进:与一般的产品或服务质量相似,项目质量同样是只有更好,没有最好,持续改进永远是项目质量管理的基本要求,要求管理者对质量管理中遇到的问题提出改进方法、采取改进措施,不断提高项目质量。

2. 项目质量管理的特点　项目质量管理与一般质量管理相比,既有相同之处,又有不同之处,这些不同之处是由项目的一次性和独特性等特性所决定的,具体表现为以下几点:

（1）复杂性:由于项目的影响因素多、经历的环节多、涉及的主体多、质量风险多等,使得项目的质量管理具有复杂性。

（2）动态性:项目要经历从概念至收尾的完整的生命周期。由于不同阶段影响项目质量的因素不同,质量管理的内容和目的不同,所以项目质量管理的侧重点和方法要随着阶段的不同而作相应的调整。即使在同一阶段,由于时间不同,影响项目质量的因素也可能有所不同,同样需要进行针对性的质量管理。所以,项目的质量管理具有动态性。

（3）不可逆性:项目具有一次性特点,这就需要对项目的每一个环节、每一个要素都予以高度重视,否则就可能造成无法挽回的影响。

（4）系统性:项目的质量并不是孤立的,它受到其他因素和目标的制约,同时也制约着其他的因素和目标。所以,项目的质量管理更加强调系统管理的思想。

二、质量管理基本理论

（一）质量管理的八项原则

1. 以顾客为中心任何产品或服务都依存于顾客。因此,在提供产品时,应充分了解顾客当前的和未来的需求,满足顾客要求并争取超越顾客期望。这是质量管理最基本的原则,体现了质量管理中最核心的指导思想。

2. 领导作用领导者指的是在组织最高层指挥和控制组织的最高管理者,在质量管理过程中制订质量方针和质量目标,组织实施质量保证、质量控制和质量改进。领导者在质量管理中起着主导和决策性作用。这是质量管理成败的关键。

3. 全员参与产品或服务质量的高低,决定于生产过程的各个环节,任何一个环节出现问题都导致质量问题。因此,只有全员参与质量管理,才能保证高质量的产品生产或服务的提供。本条是质量管理有效运作的基础。

4. 过程方法过程是结果的基础,只有对产品或服务的生产过程严格把关,以过程作为质量管理的基本单元,才有可能更高效地得到期望的结果。

5. 管理的系统方法质量形成过程的特点决定了系统的观点和方法是质量保证的重要基础。开展质量管理必须充分运行系统的方法,全面把握产品生产或服务提供的全过程,重视不同环节间的内在联系和相互影响,提高质量管理的效率。

6. 持续改进质量只有更好、没有最好,持续改进应当是组织的一个永恒目

笔记

标,它是增强满足顾客要求能力的循环活动,与第一个原则"以顾客为中心"互相呼应。追求更高质量是质量管理的永恒主题。

7. 循证决策　有效决策是建立在数据和信息分析的基础上。开展质量管理时,要充分收集、分析质量信息,掌握质量状况和影响质量的关键因素,制订质量改进的策略措施。确保信息的真实、可靠,是循证决策的基础。

8. 与供方互利的关系　产品或服务的提供者在质量链上的位置是相对的,在产品或服务生产过程中,需要获得相关资源或原材料的提供,它又成为了需方,供方产品或服务的质量将会直接影响自身提供的海口或服务的质量。因此,需要与供方建立战略伙伴关系,以确保其在早期参与确立合作开发以及改进产品、过程和体系的要求。

(二)国际质量管理体系标准

20 世纪 80 年代,世界各国均制订了不同的国家标准,但是由于要求的程度不同,对国际间的经济合作和贸易往来产生了不利的影响,迫切要求建立国际社会普遍接受的、统一的质量管理和质量保证标准。国际标准化组织应运而生,并于 1987 年 3 月颁布了 ISO 9000 国际质量体系标准。经过多年的修订完善,2008 版 ISO 9000 族标准包含 ISO 9000:2008《质量管理体系—基础和术语》、ISO 9001:2008《质量管理体系—要求》、ISO 9004:2000《质量管理体系—业绩改进指南》、ISO 9011:2002《质量管理体系—质量(或)环境体系审核指南》几个部分的内容,对质量管理进行了系统的规范。

(三)质量管理学说

1. 质量管理循环　美国管理学家戴明(W. Edward Deming)认为质量是以一种最经济的手段制造出市场上最有用的产品,他最早提出了 PDCA 循环的质量管理概念。PDCA 循环是使任何一项活动有效进行的一种合乎逻辑的工作程序,特别是在质量管理中得到了广泛的应用。P、D、C、A 四个英文字母所代表的意义分别为:P(plan)——计划,包括质量方针和目标的确定以及活动计划制订;D(do)——执行,就是具体运作,实现计划中的内容;C(check)——检查,就是要总结执行计划的结果,分清哪些对了,哪些错了,明确效果,找出问题;A(action)——行动(或处理),即对总结检查的结果进行处理,成功的经验加以肯定,并予以标准化,或制订作业指导书,便于以后工作时遵循;对于失败的教训也要总结,以免重现;对于没有解决的问题,则要在下一个 PDCA 循环中加以解决。

PDCA 循环是一个周而复始的过程;每一步骤和每个组织内的子系统又包含了 PDCA 的循环活动过程,即大环带小环;每一个循环过程都质量的阶梯式上升,突出了持续改进质量管理理念;同时,PDCA 循环重视科学的统计观念和处理方法,要求用统计分析作为发现问题和处理问题的工具。

2. 质量三元论　朱兰博士是世界著名的质量管理专家,提出了"质量三元论"的观点,该理论将管理过程分为 3 个步骤:计划、控制和改进。也称为"朱兰三部曲"。

(1)质量计划(quality planning):质量计划是质量管理的必不可少重要工作

笔记

环节,它主要包括:确定顾客,明确顾客要求,开发具有满足顾客需求特征的产品,建立产品质量目标,开发流程满足产品质量目标,证明流程能力。

(2)质量控制(quality control, QC):主要是对产品或服务生产过程进行质量检查监督,以确保质量目标的实现。主要包括:选择控制点,选择测量单位,设置测量,建立性能标准,测量实际性能,分析标准与实际性能的区别,采取纠正措施。

(3)质量改进(quality improvement, QI):通过质量控制环节发现质量问题,包括导致质量问题产生的危险因素,再采取有效措施解决问题,提高质量。主要包括:确定改进项目,组织项目团队,发现原因,找出解决方案,证明措施的有效性,处理文化冲突,对取得的成果采取控制程序。

3. "零缺陷"思想　是菲利浦·克劳士比(Philip B. Crosby)在20世纪60年代初提出的,随后在美国推行了"零缺陷"运动,"零缺陷"(zero defects)又称无缺点,零缺陷管理的思想主张企业发挥人的主观能动性来进行经营管理,生产者、工作者要努力使自己的产品、服务没有缺点,并向着高质量标准目标而奋斗。它要求生产工作者从一开始就用严肃认真的态度把工作做得准确无误,根据产品的质量、成本与消耗、交货期等方面的要求来合理安排生产,要预防缺陷的产生而不是依靠事后的检验来纠正。与戴明和朱兰不同的是,克劳士比并不十分注重质量控制统计技术的地位,与其说克劳士比是以工具为导向的,倒不如说他是以管理和组织为导向的。开展零缺陷运动可以提高全员对产品质量和业务质量的责任感,从而保证产品质量和工作质量。

4. 全面质量管理(total quality management, TQM)　指在全社会的推动下,产品或服务生产单位中所有部门、所有组织、所有人员都以质量为核心,把专业技术、管理技术、数理统计技术进行有效的集合,建立起一套科学严密高效的质量保证体系,控制生产过程中影响质量的因素,以优质的工作和最经济的办法提供满足用户需要的产品或服务的全部活动。全面质量管理的基本思想就是要求以质量为中心,以全员参与为基础,通过顾客满意和本组织所有成员及社会受益而达到长期成功的管理途径。

知识拓展

全面质量管理

20世纪50年代末,美国通用电气公司的费根堡姆和质量管理专家朱兰提出了"全面质量管理"的概念,认为"全面质量管理是为了能够在最经济的水平上,并考虑到充分满足客户要求的条件下进行生产和提供服务,把企业各部门在研制质量、维持质量和提高质量的活动中构成为一体的一种有效体系"。60年代初,美国一些企业根据行为管理科学的理论,在企业的质量管理中开展了依靠职工"自我控制"的"无缺陷运动",日本在工业企业中开展质量管理小组(quality control circle, Q. C. Circle)活动,使全面质量管理活动迅速发展起来。

笔记

全面质量管理的基本方法可以概况为4句话18字，即：1个过程；4个阶段；8个步骤；数理统计方法。

1个过程：即企业管理是一个过程。企业在不同时间内，应完成不同的工作任务。企业的每项生产经营活动，都有一个产生、形成、实施和验证的过程。

4个阶段：根据管理是一个过程的理论，美国的戴明博士把它运用到质量管理中来，总结出"计划—执行—检查—处理"四阶段的循环方式，简称PDCA循环，又称"戴明循环"。

8个步骤：为了解决和改进质量问题，PDCA循环中的4个阶段还可以具体划分为4个步骤：①计划阶段：分析现状，找出存在的质量问题；分析产生质量问题的各种原因或影响因素；找出影响质量的主要因素；针对影响质量的主要因素，提出计划，制订措施。②执行阶段：执行计划，落实措施。③检查阶段：检查计划的实施情况。④处理阶段：总结经验，巩固成绩，工作结果标准化；提出尚未解决的问题，转入下一个循环。

三、卫生项目质量管理

（一）卫生项目质量管理的内涵

卫生项目是为解决卫生领域中存在的问题所开展的各种活动的总称。卫生项目的产出同样包括了产品和服务，如某项操作规程和政策、卫生服务、人群健康等，开展卫生项目质量评估，同样包括基础质量、过程质量和结果质量。卫生项目质量管理也是围绕产品和服务质量开展的，通过制订质量计划、建立质量保证体系、实施质量监测与评价，从而改善项目活动和项目产出质量，保证项目目标的实现。

目前尚没有关于卫生项目质量管理的专门技术方法，卫生项目质量管理在管理理念、管理方法、管理技术等方面，与一般项目质量管理没有本质的区别。所不同的是，由于健康和卫生服务的特殊性，卫生项目质量管理更强调管理的系统性、综合性，既要关注项目活动执行的质量，又要关注项目结果，即对人群健康的影响。

（二）卫生项目质量特点

1. 质量的重要性　卫生项目质量直接与患者或人群健康相关，卫生项目质量的高低，将对人群健康甚至生命安全产生直接影响，这与一般产品或服务质量有着本质的区别。因此，卫生项目质量是与人的健康权、生存密切关联的，任何一个产品或服务的质量，其重要性都不会超过卫生项目。

2. 质量内涵丰富　卫生项目内容的复杂性和卫生项目质量的重要性，决定了卫生项目质量内涵的丰富。卫生项目质量不仅包括所提供服务或产品的质量是否符合质量标准，还包括卫生项目的执行质量即卫生项目是否严格按设计要求按计划开展活动，各项活动是否按质量要求完成，所提供卫生服务的质量是否

笔记

符合规范要求,是否符合成本效益原则,病人或人群的健康改善情况。由于卫生项目质量内容的复杂性,决定了开展卫生项目质量管理的复杂性。

3. 质量指标难以标准化　第一,卫生服务多是根据服务对象的需要而提供,个性化特征明显,很难实现标准化服务;第二,卫生政策、卫生规范的质量如何,也是很难用标准进行测量的;第三,项目活动执行情况与效果是卫生项目质量的重要体现,而这也是无法用标准化的指标进行衡量。因此说,卫生项目质量的很多指标只能是定性的或根据具体项目来确定,无法实现标准化。

4. 过程与结果关联的不确定性　卫生服务不同于企业的产品生产,严格把好生产过程关,产品就能符合质量要求。通常完全符合质量标准的服务不一定能获得满意的健康结果,而良好的健康结果如痊愈,也不一定来自于高质量的服务。由于卫生服务过程与结果的关联往往是不确定性,我们在测量卫生项目质量时,就应该既考核过程又考核结果,有时还需要考核环境影响。

5. 环境因素影响明显　环境对卫生项目的影响是明显的,有时还是巨大的。无论是内环境还是外环境,都会对卫生项目的实施和结果产生不容忽视的影响。如考核一项卫生政策对人群健康的影响,既会受到目标人群健康意识、健康行为的影响,也会受到当地经济社会发展水平的影响。因此,对卫生政策实施质量评价,必须考虑到这些因素的影响。

(三)卫生项目质量管理的基本内容

卫生项目质量管理的工作内容,总体可以分为两大类,即质量保证和质量改进。所谓质量保证,即是通过建立完善的质量保证体系,对项目质量信息进行收集和分析,发现存在问题并及时解决,从而保证项目质量。而质量改进则是保证项目活动和产出的质量,能得到不断提高。具体说来包括以下几个方面的重点工作:

1. 制订质量计划　项目质量计划是指为确定项目应该达到的质量标准和如何达到这些项目质量标准而做的项目质量的计划与安排。项目质量计划是质量策划的结果之一。它规定与项目相关的质量标准,如何满足这些标准,由谁及何时应使用哪些程序和相关资源。项目质量计划工作的成果:项目质量计划、项目质量工作说明、质量核检清单、可用于其他管理的信息。在项目启动前,就应该根据项目活动安排和项目目标,制订详细的质量保证计划。

2. 建立质量保证体系　质量保证体系(quality assurance system, QAS)是指以提高和保证项目实施质量为目标,运用系统方法,依靠必要的组织结构,把项目管理与实施组织内各部门、各环节的质量管理活动严密组织起来,对项目活动全过程进行质量监控和质量改进的项目质量管理系统。通过质量保证体系的建立,可以在项目执行过程中,形成的一个有明确任务、职责、权限,相互协调、相互促进的质量管理的有机整体。在项目实施过程中,要保证项目实施的质量,必须建立适宜的质量保证体系,将质量保证与项目实施同时计划,在项目实施的全过程中落实质量管理活动。

3. 开展项目质量评价　项目质量评价是项目质量保证的重要内容,通过质量评价,可以了解目前的项目运行的总体状况,项目执行和产出与计划的质量目标和质量标准的差距,进而分析产生这些差距的主要因素,从而为质量改进提供依据。开展项目质量评价,应根据不同环节的质量指标特点,采用不同的评价工具,合适的评价工具对准确判断质量状况,具有非常重要意义。

4. 促进质量持续改进　必须明确,广义上说质量永远是一个相对的、动态的概念,不同时间、不同经济社会和技术发展水平,人们对质量的要求是不同的,不同的人对质量的需求也是不同的。质量只有更好没有最好,促进质量持续改进是质量管理的根本目标。持续改进的另一层含义是不同的项目执行者或产品生产者可能会产出不同的质量水平,质量管理者要帮助项目执行者或产品生产者不断改进工作,实现质量在现有的水平上不断提升,逐步达到或接近最优质量水平。

第二节　卫生项目质量计划

一、项目质量计划概念

开展任何一项工作前,都需要有计划,实施卫生项目,需要制订项目活动计划,以保证各项活动都有章可循,要保证项目能实施高质量地实施,同样需要制订项目质量计划,以保证项目活动和产出能达到相应的质量标准。

卫生项目质量计划是指为确定项目的活动和产出应该达到的质量标准和如何达到这些项目质量标准而做的项目质量的计划与安排。项目质量计划主要包括质量目标和质量标准,如何达到这些标准,如何开展质量监测,由谁及何时应使用哪些程序和相关资源。项目质量计划是否合适将直接影响到项目活动的实施并将影响到项目的最终产出的质量。

二、项目质量计划的目标和原则

(一)项目的质量目标

卫生项目的质量目标包括对项目产出的质量要求和项目实施过程的质量要求两个方面。

1. 项目产出的质量要求　首先要明确项目产出是什么,不同的项目产出,具有不同质量要求。卫生项目的产出一般通常包括面向个体或人群的医疗卫生服务、卫生新技术新产品、居民健康、卫生政策和相关规范等。应根据具体的项目内容和主要产出,制订相应的质量目标。总体上,应该满足有利于改善人群健康,卫生服务技术、产品或服务要符合成本效益和成本效果原则。

2. 实施过程的质量要求　一般情况下,项目实施过程质量对项目产出会产生直接的影响,而对于卫生项目,由于卫生服务特殊性,健康产出有时与服务过程并不完全一一对应,因此,关注卫生项目过程质量与结果质量同样重要。卫生项目实施过程的质量要求主要包括:项目活动按计划进行,项目活动按规范开展,项目预算和相关资源保障,活动成本控制,卫生服务、技术或产品的提供或生产按规范要求进行,各部门间的协调配合情况等。在制订计划时,应根据具体的项目类型,制订相应的过程质量控制目标。

(二)项目质量计划的原则

项目质量是通过项目质量计划的实施所开展的质量保障互动达到的,而不是通过质量检查达到的。一般来说,制订项目质量计划需遵循有以下几个原则:

1. 目的与目标明确原则质量计划的目标和目的一定要清晰。目的必须能够清楚地传达出将在什么环境中、根据何种标准、执行何事。

2. 全员参与原则项目质量管理必须要全员参与,赋予每位管理者和项目参与者的主人翁意识,使其更有动力地实现计划。质量是每一个人的责任,因此人人都要依据计划参与质量改进活动。

3. 协调的原则质量计划必须与项目的总计划相一致,要与项目内容、活动类型相适应,不能与项目其他相关部门的计划发生冲突。

4. 现实主义原则所有质量目标的设计要体现必要与可能,所有质量总目标和阶段性目标都应基于现有水平,不能提出超过现有能力的质量目标,这样才能保证质量目标的实现。

5. 监测和评价的原则要对项目实施质量开展持续监测,以保证获得及时准确的项目质量信息,并开展质量评价,以便根据情况及时调整计划,解决出现的质量问题。

三、编制卫生项目质量计划

(一)基本流程

1. 了解项目的基本概况,收集项目的有关资料 应重点了解卫生项目的内容、项目主要活动、项目质量目标和拟定的实施方案等具体内容,为有针对性地制订质量计划提供依据。

2. 确定项目质量目标树,绘制项目质量管理组织机构图 按照项目质量总目标和项目的内容与阶段性划分,进行逐级分解,建立项目的质量目标树。根据项目的规模、特点、进度计划和质量目标树,配备各级质量管理人员和设备等资源,确定各级人员的职责,建立项目的质量管理机构,绘制项目质量管理组织机构图。

3. 制订项目质量控制程序项目的质量控制程序主要包括项目计划审查、项目实施过程中的质量检查程序、不合格项目活动与产出的控制程序、各类项目实施质量记录的控制程序和交工验收程序等。

4. 计划批准实施 项目质量计划编制后,经相关部门审阅、项目技术负责人审定和项目经理的批准后颁布实施。

由于卫生项目的特殊性和环境条件不断变化,在项目计划实施的过程中,必须持续加强对项目质量计划执行情况的检查,发现问题,及时调整。

(二)质量计划的主要内容

一个好的卫生项目质量计划应该包括如下主要内容。

1. 项目概况 这是制订项目质量保证计划的前提,质量计划制订者要明确项目的内容、性质、范围、对质量的要求等,这样所做的质量计划才可能是适宜的和可实现的。

2. 质量目标　质量目标是为各相关部门和责任人明确其努力目标。要明确项目质量总目标和具体目标,包括阶段性目标和最终目标,要确定评价质量的具体指标和质量标准。

3. 组织体系　组织体系建设是项目质量的重要保证。要建立质量管理组织,设计质量控制及管理组织的协调机制,明确质量责任。

4. 质量控制手段与方法　计划用什么方法测量质量,如何收集质量信息,包括质量监测的流程、规范等。

5. 质量改进计划　质量管理的根本目的不是发现质量问题,而是保证质量并实现质量的持续改进。质量计划必须包括如何改进质量,包括质量标准和目标的调整程序,质量改进措施,激励机制等。

6. 实施质量保证计划的策略　在制订质量计划时必须明确如何保证质量保证计划得以良好实施,以指导项目执行者更有效地实现质量目标。

第三节　质量保证体系

一、质量保证概述

(一)质量保证的概念

项目质量保证是指在执行项目质量计划过程中,经常性地对整个项目质量计划执行情况所进行的评估、核查与改进等工作,这是一项确保项目质量计划能够得以执行和完成的工作,是使项目质量能够最终满足项目质量要求的系统性工作。其作用在于从外部向质量控制系统施加压力,促使其更有效地运行,以便及时采取改进措施,将问题在早期加以解决,以避免可能造成的更大的经济损失以及其他损失。项目质量保证包括两个方面:一是向项目组织机构和执行机构的管理层提供的内部质量保证;二是向用户和有关人员提供的外部质量保证。

(二)质量保证的内容与方法

1. 质量保证的内容

(1)制订项目质量标准:根据项目的具体内容和特点,确定各种定性、定量的指标、规则、方案等质量标准,作为项目质量管理的依据,并力求在质量管理过程中达到或超过质量标准。

(2)制订质量控制程序:质量保证应贯穿于项目实施的全过程和各个环节,是项目生命周期内的一个过程体系,项目质量控制程序应结合项目的具体实际,确定项目质量控制的内容、方法、流程等。

(3)建立项目质量保证体系:项目质量保证体系是实施项目质量保证所需的组织结构、工作程序、质量管理过程、所需资源等构成的一个系统。建立完善有效的质量保证体系,全面开展质量保证活动是项目质量保证最重要的一项工作。

（4）配备必要的资源：要保证项目质量，必须配备必要的资源，包括人力资源、物力资源、信息资源和财力资源等，没有必要的资源保障，期望得到良好的项目质量也是不可能的。

（5）持续开展有计划的质量改进活动：质量持续改进是项目质量管理根本目标。通过对项目实际质量的评估，并根据质量状况和主要问题，采取有效措施开展持续的质量改进，是质量管理计划必须包括的内容。

2. 质量保证的方法

（1）质量计划：质量计划亦称为质量保证计划，是项目质量管理运用事前控制思想的重要体现。在编制质量计划时，会根据项目活动内容预测项目质量方面可能存在的问题，并制订出相应的处理措施，最大限度避免质量问题的出现。

（2）质量检查：质量检查，也称为质量审计，是指对项目的质量管理活动和结果进行系统的独立审查，确定项目活动是否符合组织和项目的政策、过程和程序。质量检查的目标在于识别项目中使用的那些低效率和低效力的政策、过程和程序，并及时采取改进措施。

（3）质量活动分解：根据项目的质量目标，将与项目质量有关的活动逐级分解，直到最基本的质量活动，并落实到具体部门或岗位，以便实施质量保证。

（4）过程分析：过程分析指按照项目质量计划中列出的步骤，从组织和技术的角度对各项目活动进行分析，发现问题、查找问题的根源，并提出解决措施。

二、质量保证体系的建立

（一）质量保证体系构成

项目质量保证体系的建立是项目质量管理的基本保证。通常质量保证体系包括内部质量保证体系和外部质量保证体系。所谓内部质量保证体系指实施卫生项目执行机构为保证质量而建立的质量保证体系，对卫生项目质量管理负有直接责任；外部质量保证体系则指卫生项目执行机构的主管部门（如上级或同级卫生行政部门）为保证项目质量而建立的领导、管理、协调、控制、监督的体系。在这里，我们主要讨论内部质量保证体系的构成。项目质量保证要贯穿项目实施的全过程和项目活动的各个环节，项目质量保证同样也会涉及参与项目实施各个单位和部门。因此，项目质量保证体系的组成也几乎涉及参与项目实施的所有单位和部门。

以医院服务质量保证体系为例，院长是全院质量的总负责人，各分管院长、各科室负责人、各级种类岗位工作人员，根据服务内容、质量要求和产生质量问题的主要环节，明确各级各类人员的质量责任，分工协作，各司其职，共同实现医疗服务质量的提升。医院质量保证体系示意图见图10-1。

（二）项目质量保证体系的运行

一个良好的质量保证体系，不仅仅在于建立了合理的组织结构和明确了各部门的责任，同时，还应该建立有效的运行机制，以实现质量保证体系的有效运转。质量保证体系的构建与运行，有几个重要岗位和环节需要关注，包括质量保证责任人、项目活动过程控制、员工技能培训、材料采购供应等。

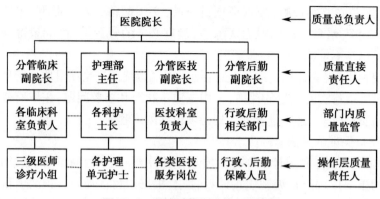

图 10-1 医院质量保证体系示意图

1. 质量保证负责人 质量保证负责人是建立质量保证体系的关键。作为项目质量保证负责人，首先，其在组织内要具有权威性，可以保证项目各项职能的正常运行；其次，对医疗卫生相关产品和服务质量特性和规律具有充分的了解，可以较好地指挥、协调项目的质量管理和质量改进活动，并能有效地开展质量监督。一般情况下，项目质量保证责任人多是由项目负责人（项目经理）或项目单位负责人承担，对卫生项目质量负总责。决策者对质量保证的关注，将直接影响项目的质量产出。

知识链接

趣闻轶事

据说，戴明博士曾受到世界 500 强之中的某企业邀请，帮助其组织进行质量改进。这家企业派了一辆豪华轿车，专车把他载到公司的私人飞机那里，再从戴明博士家乡洛杉矶出发，飞抵公司位于芝加哥的办事处，在公司门前戴明博士受到高级副总裁和西装笔挺的随行人员的欢迎。这位高级副总裁在会议室中介绍了他手下所有的重要人物，戴明也礼貌的回应。此番介绍之后，戴明博士要求会见 CEO 或总裁，可是这位高级副总裁说总裁向戴明博士致以最深刻的歉意，因为他必须去外地参加另一个重要的会议。戴明博士随后很遗憾地说道，自己不能协助该企业实现质量改进。说完，他就离开了会议室。

2. 项目活动过程控制项目实施过程中，任何环节出现质量问题，都将影响到项目的质量，加强项目实施过程中对各项活动规范把握和控制是实现质量目标的基础。卫生项目实施过程中的各项活动都要严格按计划方案和相关的质量标准要求开展，并及时与质量计划进行对照，以及时发现并解决问题，保证项目按计划高质量地完成。

3. 员工培训员工是质量的直接形成者，参与服务的员工素质是质量的基础。要根据卫生项目的内容和各岗位的技术要求，加强对员工的培训，切实提高

笔记

员工的技能，这是实现质量保证的先决条件。如某医院要开展医疗服务质量改进项目，制订质量标准和操作规范、加强质量管理和监督固然都非常重要，但如果医务人员素质不高，对规范的医疗服务掌握和应用能力不足，那么要指望这些员工来实现医疗服务质量改进，首先必须加强培训，让所有员工都能熟练掌握和运用所在岗位的服务规范。

4. 采购供应遴选要重视对项目物品、材料供应商的选择和评价，提高关键设备、材料、药品的质量，是建设卫生项目质量保证体系的外部因素。一个医院采购了劣质甚至假药为病人治病，是不可能实现医疗服务质量的改进。

第四节　质量控制

案例 10-1

某医院手术室质量改进活动

为了更好地服务于患者，某医院在全院开展了医疗服务质量提升活动，提出了完善服务流程、改善服务态度、提高服务质量的活动目标，并对每个科室和岗位提出了具体要求。为了响应医院的要求，手术室员工想要了解在手术室是否有可能的服务改进之处。他们组织了一个质量改进团队，决定利用手术机会调查外科医生。团队将两台手术转换的交接时间作为手术室质量改进的重点，开展了如下活动：

（1）制定改进目标工作表。

（2）概览流程图和详细流程图。负责交接手术的团队绘制了概览的和详细的流程图，描述了交接过程的实际情况。

（3）发现。通过展示工作流程图，团队发现几处工作中出现的延迟现象。

（4）测定计划。手术室交接团队利用收集到的信息制定出一个监测计划。他们先列出希望收集到的资料能够回答的问题。

团队设计了一系列观察记录以分析手术室交接中出现延迟的地方。然后使用检查表总结出结果。以下观察记录持续了 3 个月：

记录 1：识别患者离开手术室的时间。

记录 2：识别下一位患者进入手术室的时间。

记录 3：识别在新的病例中开始手术的时间。

（5）手术日服务调查。手术室交接团队还想从患者处收集资料。他们制订了一个调查计划，希望获得患者对手术日服务质量的意见。

（6）手术室交接运作图。收集好资料之后，总结信息并将其以一种易于分析的格式显示出来。

一、概述

质量控制是一个管理过程，是对照预期质量即质量目标要求，对实际质量进行测定，并对差异之处采取行动的管理活动。因此，项目质量控制即是监测、评

笔记

价项目活动的质量结果,确定其是否符合项目的质量标准,并对产生质量问题的原因进行分析。其目的在于通过选择特定的方法来发现项目质量产出是否符合质量要求,通对分析找出不符合要求的原因,并采取相应的措施来消除质量因素,以确保项目实施过程符合标准的要求。

质量管理是一个循环,我们称其为质量循环(quality circle),包括质量设计、质量控制(QC)和质量改进(QI),其循环活动过程见图10-2。质量设计过程(图中1~3步)即是建立质量保证体系的过程,是预防质量问题产生的重要环节,属于事前控制,而质量控制(图中4~5步)则是监测和纠偏的过程,属于事后控制。因此,质量控制与质量保证总是互补的,目的都是为了保证产品或服务的质量。质量改进(图中6~10步)则是在发现问题的基础上,通过改进工作,以减少实际质量与质量标准的差距。

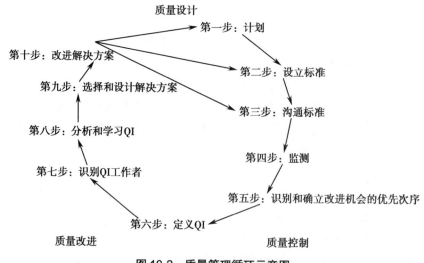

图 10-2 质量管理循环示意图

通常,对卫生项目质量控制与对卫生服务质量控制有相似之,但也存在很多不同之处。卫生服务质量控制,主要对卫生服务的基础、过程和结果质量开展,如提供卫生服务人员的资质、卫生服务操作的规范性、卫生服务结果是否达到预定目标要求等。卫生项目质量控制,除了控制与卫生服务相关的质量指标外,还需要控制项目运行与管理的相关指标,如项目进度、活动是否达到预期目标要求、项目的预期产出完成情况等。

卫生项目质量控制的主要任务包括:制订质量控制计划和质量控制标准;严格按质量计划和项目活动设计开展项目实施,并在项目实施过程中进行连续的质量监测和评价;将测量结果与质量标准进行对比,确定质量问题,及时采取有效措施对质量问题进行纠偏,以保证项目实施结果符合质量要求。

二、质量控制活动基本内容

(一)监测与质量标准符合情况

开展项目质量控制,首先需要依据质量保证计划,掌握项目活动和产出的质量标准；其次，确定与质量标准相关的质量数据信息；最后，要制订监测活动计划并开展数据收集。通过质量监测，可以发现项目活动与相关质量标准符合，进而查找产生质量差距的原因，为质量改善提供依据。开展质量监测包括两个基本步骤，即收集所需要的质量数据和对收集到的质量数据进行分析。

在开展质量数据收集前，需要制订监测计划，必须明确几个关键问题：①要测量什么，即监测指标是什么？②这些监测数据由谁负责收集？③什么时候收集数据？④从哪里收集所需要的数据？⑤怎么样收集数据？即数据收集工具。⑥要收集多少数据？即满足质量测量要求需要测量多少样本（品）。⑦怎么样记录数据？即质量数据的表达形式，如定量还是定性。⑧使用什么抽样方案？⑨在整个项目活动过程中哪里需要收集数据？

质量数据收集完成后，需要对收集到的数据进行分析，以发现与质量标准的差距和产生差距的原因。分析通常需要考虑几个问题：①项目服务对象（客户）的要求是否得到了满足？②对象质量标准是否存在问题？③质量指标变化的分布。④出现错误产出的频率有多高？⑤发生的质量缺陷是什么？⑥发生的质量问题是否严重，能否得到有效的解决？⑦哪一部分操作流程在改进之后会对我们产生最大的影响？

通过收集和分析项目活动过程和结果的相关质量数据，我们可以对项目的运行质量作一准确的判断，及时纠正不符合预期质量要求的错误活动，为进一步的质量改进提供依据。

（二）发现改进质量的机会

质量管理的根本目的是保持和改进质量。开展卫生项目质量监测，就是测量项目活动质量状况，发现产生质量问题的主要原因，从而为进一步改进项目质量提供依据。对质量监测的结果进行深入分析，尤其是出现质量问题的活动或产出，进而按下面的标准选择优先需要改进的活动：

1. 活动执行者、顾客或管理者都认为重要的活动。

2. 能够有效控制并对质量变化起决定作用的活动。

3. 改进的收益大于或等于花费的成本和精力。

4. 选择小而重点明确的活动，活动执行者能够从改进中得到利益，这样成功的可能性就更大。

5. 其他人看到价值/影响的潜在可能。

6. 能够较容易地获取准确数据的活动。

当某个或某些有质量问题的活动能全部或大部分符合上述条件时，则表示这一活动可以作为优先改进的切入点。选择优先改进的活动时，常用的方法包括：头脑风暴法、专题调研、优先次序排序、利益相关者投票等。

三、质量控制常用方法

开展质量控制和质量改进的方法很多（表10-1），这些工具功能都很强大，但是在改进过程中，有时候简单的工具和技术往往是非常有用的。

笔记

表 10-1　质量测量工具概览及其用途

质量测量工具	数据收集工具	数据分析工具	数据显示工具
调查			
•调查问卷	+++	–	–
•访谈	+++	–	–
•专题小组讨论	+++	–	–
•观察	+++	–	–
头脑风暴法	+++	++	
书面讨论法（brain-writing）	++	++	+
日志	++	+	+
检查表	+++	+++	++
流程图	++	+++	++
因果图（鱼骨图/石川图）	+++	+++	++
问题分析图	+++	+++	++
饼图	–	+++	+++
帕累托图	–	+++	+++
柱状图	–	+++	+++
直方图	–	+++	+++
散点图	–	+++	+++
线形图	–	+++	+++
控制图	–	+++	++
思维图	+++	+	+
力场分析	–	+++	+

注：+++ 常常使用　　++ 偶尔使用　　+ 很少使用

（一）书面讨论法

1. 方法介绍　书面讨论法（brain-writing）是采用书面方式开展讨论的一种形式，类似于头脑风暴法，小组成员聚集在一起就某个主题在纸上写下自己的观点。这些观点将被其他小组成员评估利用，以扩展他自己的观点。在持续性改进的任何阶段，书面讨论能够产生用于评估的主题清单，程序步骤，数据收集，可发现用于改进的问题或机遇，以及可能的解决方案。

通常，在确定用于改进的问题或机遇，产生用于改进的观点或知识，数据分析、解决方案计划和结果评估阶段，可以应用书面讨论法。书面讨论法的基本使用方法如下：

（1）每一个小组成员都在纸上写下他/她的观点。

（2）将所有的纸黏在桌子中间或放在投影上供大家观看。

（3）小组成员阅读这些纸张，并在必要时添加或修改观点。

（4）阐明、修正、删除重复的观点，并将观点按类别分类。

（5）采用最终形成的观点列表，投入使用。

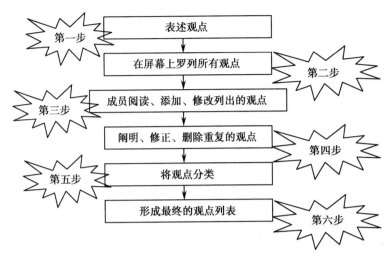

图 10-3　书面讨论法操作流程示意图

2. 书面讨论法优缺点

优点：①可以设计成匿名进行；②由于没有面对面讨论和争论，减轻了权威者的影响；③每个小组成员有平等的机会来参与并给出观点，并能排除未经过深思熟虑的观点。

缺点：因为需要书面表达，不适用于没有受过教育的参与者。

（二）流程图法

1. 方法介绍　所谓流程图（flowchart），是一种对进程如何操作的图解表达方式，它逐步显示进程和子进程的顺序，用图画方式展示事件、反应或决策。是工业生产中最常用的工作流程表达方法。在卫生项目质量管理中，通过绘制项目活动流程图，可以帮助质量管理者和活动参与者：识别工作流程的实际路径；发现冗余、无效率、误解、等待循环和监察步骤；改善或提高效率；促进参与者间的交流，对工作流程建立一致的理解。图 10-4 是构建流程图的一般步骤。

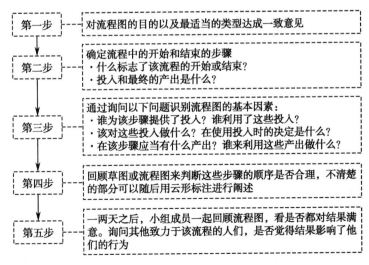

图 10-4　构建流程图的基本步骤示意图

笔记

2. 流程图的应用 当我们要对某一项目制订质量保证计划时,可以根据项目活动计划和内容编制一个活动流程图。一方面,可以为按计划执行项目活动提供依据,从而提高活动质量,减少问题的发生;另一方面,当出现质量问题后,通过分析流程图,为识别问题、数据分析和寻找解决计划提供参考。在这些应用中,流程图可以:

(1)阐明事件一般如何发展。

(2)阐明如何改进工作过程。

(3)有利于发现操作流程的关键因素。

(4)避免多余的过程或重要过程的缺失。

(5)确定适当的团队成员,这些成员能够提供投入或资源。

(6)建立重要的用来监测工作流程的领域。

(7)检验患者流、信息流、物资流、临床服务流以及这些过程组合的流动过程。

图 10-5 是以医院门诊病人就诊为例,绘制了患者就诊流程图。

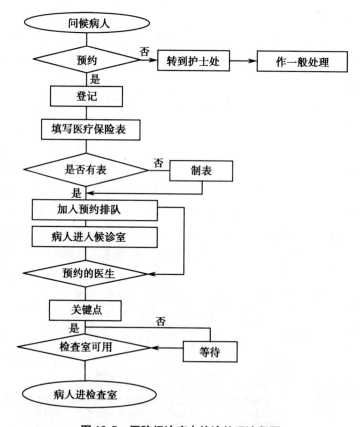

图 10-5 医院门诊病人就诊处理流程图

(三)因果分析图法

因果分析图亦称为因果图(cause and effect diagram)是以图示的方法描述质量问题与导致质量问题原因之间关系和一种方法。使用因果分析图可以帮助团队识别或定义某项产出或问题,确定某特定产出或问题的原因,或者识别过程中变异的原因。

因果图绘制有两种不同的方法,所表达的意思也有一定的区别。

(1)按因素的种类分,将因素分成主要因素、次要因素、直接因素、间接因素等,按不同种类的因素与结果的关系,绘制成的图被称为鱼骨图(fishbone diagram)或石川图(Ishikawadiagram)。

(2)按原因链的方式排列因素,所绘制成的因果图被称为树状图。该图汇聚了一系列原因,以结果和主要原因为开始,对每一个分支都询问"为什么发生了?""原因是什么?"。这是一个以绘图的方式展示"五个为什么"的简单方法,它显示了原因的各个层面,能够深入地探讨根本原因。

绘制因果图的基本过程请见图10-6。

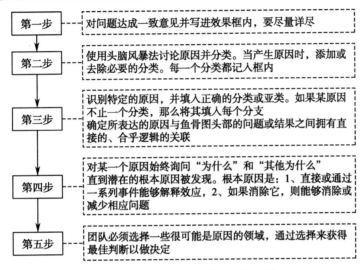

图10-6 因果分析图构建一般流程

通常,在下列情况下,我们需要使用因果图:①对问题进行确认和分析数据时;②为了对某些原因达成一致意见;③为了将注意力集中于正发生的问题上;④通过质量事件的分析报告所提示的事实可以发挥建设性的用途。

图10-7所示为某医院针对患者打电话咨询无应答的情况所开展的原因分析的鱼骨刺图,通过绘图展示各种因素,我们可以很清楚地知道,为什么该医院的电话无应答,从而为解决问题提供向导。

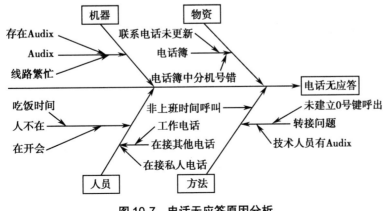

图10-7 电话无应答原因分析

（四）帕累托图法

1. 方法介绍　帕累托图法（Pareto chart）又叫主次因素排列法。其基本思想即是重要的少数和次要的多数。帕累托图是以被研究事件频率的降序绘制的图，它提供了需要优先解决的重要的少数原因，组织和展示了不同问题或原因的相对重要性。该图以帕累托原理为基础，即当一些因素共同影响某一情境时，有些因素能够起到大部分的影响。帕累托原理描述了这样一个现象，在每天各种过程中可观察到的 80% 的变化可仅仅由 20% 的原因来解释。

2. 绘制帕累托图的方法步骤　帕累托图有 2 个纵坐标，1 个横坐标，左边的纵坐标表示频数，右边的纵坐标表示频率，以百分数表示。横坐标表示影响质量的各个因素，按影响从大到小从左到右排列。曲线表示各影响因素大小的累计百分数，通常把累计百分数分为：0~80% 为 A 类因素，称为主因素；80%~90% 为 B 类因素，称为次要因素；90%~100% 为 C 类因素，称为一般因素。将因素进行分类后，应将质量控制的重点放在 A 类因素上。帕累托图的绘制可以按下图流程进行（图 10-8）。

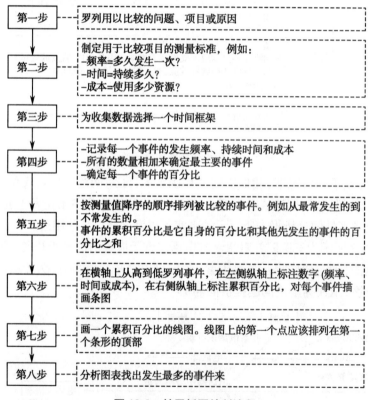

图 10-8　帕累托图绘制流程

（五）控制图

1. 方法介绍　控制图（control chart）是对项目活动过程的关键质量特性值进行测定、记录、评估并监测过程是否处于控制状态的一种图形方法。它是统计质量管理的一种重要手段和工具。控制图的纵坐标表示质量特性值，而横坐标为取样时间或子样号。一般以均值为中心线，中心线上下各有 3 条线，分别表示距离中心线1、2、3倍标准差,将中心线上下各分割成 A、B、C 3 个区,距离 3 倍标准差的那条线称为控制限。请见图 10-9。

作为一种持续监测过程的工具,控制图展示了随时间变化的质量情况,并提供了一些有关需要关注的过程变化的信号。

控制图也展示了过程中的变化并暗示了引起变化的原因类型。当质量变化在上下限之间时,变化原因被称为普通原因或随机原因;当变化超出上下限时,其原因被称为特殊或非机遇原因,需要引起管理者注意。

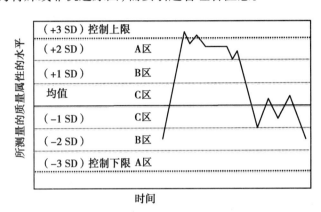

图 10-9　控制图的基本形式

2. 控制图结果判断　当控制图出现以下结果时,提示我们质量可能出现了"失控"状态:

(1)一个或多个点落在控制上下限之外。

(2)连续 3 个点中的 2 个点位于 A 区均值同侧或两侧。

(3)连续 5 个点中的 4 个点位于 B 区均值同侧或两侧。

(4)连续 6 个点上升或下降。

(5)连续 9 个点避开 C 区的(避开 C 区)。

(6)15 个点一排,位于中线上方和下方。

本 章 小 结

1. 质量是一组固有特性满足要求的程度。卫生项目质量包括了卫生项目各项活动的实施规范性、实施结果与项目计划的符合程度。

2. 开展卫生项目质量管理的基本活动包括制订项目质量计划、建立质量保证体系、开展项目质量评价和促进质量持续改进持,是一个不断上升的循环活动过程,即质量循环。

3. 制订质量计划是贯彻全面质量管理思想,针对项目质量的重点环节,制订系统化的质量保证、质量控制和质量改进工作计划。

4. 质量保证体系的建立即是要根据卫生项目实施过程特点,明确各级、各类参与质量活动的部门和人员的质量责任,有效保证项目的执行过程和项

笔记

目产出的质量。

　　5. 质量控制是一个管理过程，是对照预期质量即质量目标要求，对实际质量进行测定，并对差异之处采取行动的管理活动。

　　6. 质量控制活动包括监测质量发现与质量标准的差异，并发现改进质量的机会，为质量改进活动提供依据。

　　7. 质量控制手段根据质量指标的不同，有定性方法，如书面讨论、因果分析图，也有定量方法，即统计质量方法，如帕累托图、控制图等。

关键术语

项目质量管理 project quality management

质量计划 quality planning

质量控制 quality control，QC

质量改进 quality improvement，QI

"零缺陷"zero defects

全面质量管理 total quality management，TQM

质量保证体系 quality assurance system，QAS

质量循环 quality circle

书面讨论法 brain-writing

流程图 flowchart

因果图 cause and effect diagram

帕累托图法 Pareto chart

控制图 control chart

讨论题

1. 针对我国正在实施的基本公共卫生服务项目，如果开展质量管理？

2. 您所在的医院 3 年前开始实施一个优质医疗服务项目，并制订了质量改进方案。管理层对方案的实施情况不满意。作为一位质量管理者，您被要求查明何事做得正确、何事做得不正确，以及应当做什么才能使该方案更快地实现目标。你将如何开展工作？

思考题

（一）填空题

1."质量三元论"说是由＿＿＿提出的，它包括质量＿＿＿、＿＿＿、＿＿＿三个基本步骤。

2. 项目质量管理的内容主要包括：＿＿＿、＿＿＿、＿＿＿、＿＿＿。

3. 根据卫生项目的特点，卫生项目质量目标通常包括＿＿＿、＿＿＿两个主要内容。

笔记

4. 卫生项目质量保证的主要方法包括：____、____、____、____。

5. 质量控制图是对项目活动过程的关键质量特性值进行测定、记录、评估并监测过程是否处于控制状态的一种图形方法。它是____的一种重要手段和工具。

（二）选择题

1. 下面哪一个不是全面质量管理的基本思想

    A. 以质量为核心   B. 全员参与

    C. 全社会动员   D. 顾客受益

2. 制订卫生项目质量计划是卫生项目质量被处理重要环节，在制订计划时需要考核下列哪个因素

    A. 项目概况   B. 项目影响

    C. 项目主管的偏好   D. 少数参与者的特殊情况

3. 用帕累托图开展质量控制的基本思想是

    A. 质量问题发生服从正态分布   B. 质量问题具有偶发性

    C. 重要的少数和不重要的多数   D. 产生质量问题的原因多样性

4. 关于项目质量保证负责人，下面哪个描述是错误的

    A. 对项目质量负总责   B. 一定是项目单位负责人

    C. 质量负责人要有权威性   D. 项目质量负责人是项目的决策者

5. 质量的特性不包括下面哪一条

    A. 经济性   B. 安全性

    C. 规定性   D. 稳定性

（三）简答题

1. 请简述项目质量管理的特点。

2. 戴明提出的质量管理循环内容是什么？

3. 什么是质量保证体系？

4. 什么是质量控制？

5. "零缺陷"的质量管理思想是什么？

（四）问答题

1. 一个完整的项目质量计划应该包括哪些内容？

2. 卫生服务项目质量与卫生服务质量有哪些区别？

（陈家应）

笔记

227

第十一章

卫生项目风险管理

学习目标

通过本章的学习,你应该能够:

掌握　卫生项目风险管理的相关概念、目标和内容。

熟悉　卫生项目风险识别、评估和应对的主要任务、过程以及风险应对的主要措施。

了解　卫生项目风险管理所涉及的技术方法。

章前案例

2001年,当人们还在为北京成功申办2008年奥运会而欢呼的时候,北京市政府就已经紧锣密鼓地开始筹备各项工作了。作为奥运会的举办城市,北京不仅将吸引全球人的目光,更重要的是肩负着保障奥运会顺利、安全、有序召开的重任。届时突发公共卫生事件、恐怖袭击、电力事故、交通事故、基础设施故障等任何一件突发事件的发生都将直接威胁到奥运会的成功举办。为了有效预防和应对奥运会期间可能遭遇的风险,2006年北京市奥组委开始实施奥运会风险管理的有关措施,制订风险管理计划,并要求各区县、各行业、各种社会团体开展风险识别、风险排查、风险评估、风险应对等工作,将可能发生的突发事件的影响降到最低,确保奥运会的顺利召开。

北京市卫生局承担了北京奥运会公共卫生风险管理的重要使命。经过系统有效的研究,项目组总结出了奥运会期间所可能面临的主要公共卫生风险,并全面部署和落实相关部门的责任,切实做好了预防与应对重大公共卫生风险事件的准备。事实证明,这项工作的有效开展对北京奥运会的顺利召开发挥了重要作用。

那么这项公共卫生风险管理工作究竟是怎样开展的呢?

第一节　概　　述

一、卫生项目风险管理概念

(一) 项目风险

1. 风险的概念　目前,学术界对"风险(risk)"还没有一个统一的定义。美

笔记

228

国学者阿瑟威廉姆斯等在《风险管理与保险》一书中认为："风险是在给定的条件下和特定的时间内，那些可能发生的结果间的差异。"以研究风险问题著称的美国学者 A. H. 威雷特提出："风险是关于不愿发生的事件发生的不确定性的客观体现。"中国台湾地区学者郭明哲认为："风险是指决策面临的状态为不确定性所产生的结果。"

综合部分学者的理论，风险是指在一定条件下和一定时期内，由于结果的不确定性而导致行为主体遭受损失以及损失发生的可能性。风险主要包括两方面的含义：一是不确定性事故发生的概率；二是实际情况与预期结果的偏离。

风险由风险因素、风险事件和风险结果 3 个要素组成。风险因素和外部环境变量相互作用，诱发风险事件的产生，导致一定的风险结果。

2. 项目风险的概念　项目风险是指由于项目所处的环境、条件具有不确定性和不稳定性以及项目团队不能准确预见或控制影响因素，使项目的最终实施结果与项目相关利益主体的期望背离，带来损失的可能性。

3. 项目风险的分类

（1）按风险与外界的关系，可将项目风险分为系统风险和非系统风险。

系统风险是项目所处的外部环境产生的风险，此类风险是项目组无法回避的，只能被动应对，力求减少风险损失。

非系统风险是项目组内部原因产生的风险，此类风险是项目组能主动预防和控制的。例如"非典"疫情导致异地交流项目终止属于系统风险，而组织防疫措施不力导致病毒扩散则属于非系统风险。

（2）从项目团队对风险的主观认识角度来看，项目风险可以划分为认识风险、决策风险和控制风险。

认识风险是指那些难以预见的风险，它考验的是组织的学习能力。

决策风险是指那些难以预防的风险，它考验的是组织的管理能力。

控制风险是指那些难以应对的风险，它考验的是组织的执行能力。

以 2003 年"非典"事件为例，初期人们尚未发现"非典"病毒，仅当做一般肺炎病毒进行防治，这是认识风险；随着时间的推移，人们发现了"非典冠状病毒"，但并没有有效的防控措施，这是决策风险；当人们找到了防控的对策，但未能控制住疫情蔓延，则是控制风险。又如，扁鹊家行医的三兄弟中，兄长能在病症还没表现出来的时候就把病治好，仲兄是在病情初起时就把病人治好，扁鹊擅长治危重病人，因此扁鹊兄弟三人擅长处理的风险分别是认识风险、决策风险和控制风险。一般来说项目的系统风险造成的危害大于非系统风险；处理好认识风险比处理好决策风险和控制风险在减少风险损害方面的作用更大。

4. 项目风险的特征

（1）风险发生的随机性：风险事件往往是偶然的，如果事件的发生都有规律性，就不是风险。不过，风险一旦被识别并量化，则项目的风险性就大大降低了。

（2）风险后果的相对性：风险后果在一定程度上是相对于风险主体的承受能

力而言的。例如，一个卫生项目在执行中因人员流失损失了十万元，对于一个年营业额为一百万元的咨询团队是巨大的风险，但对于一个年收入上千万的咨询公司而言则算不上什么大风险。

（3）风险发展的渐变性：导致风险事件产生的风险因素都有一个从量变到质变的过程。有些项目风险表面上看是突发的，而实际上却可能是对潜伏特征长期熟视无睹造成的。例如，卫生项目的质量事故看起来是突发的，但其实可能是项目团队内部长期管理松懈所造成的。

（二）项目风险管理

1. 项目风险管理的基本理论　通过风险要素之间的函数关系可以更清晰地了解风险产生和管理的基本理论。

（1）风险 =f（事件，不确定性，影响）。其中不确定性是指特定风险事件发生的概率，影响是指特定风险事件发生后果的严重程度。也就是说，每个事件的风险都可定义为不确定性和影响的函数，不确定性和影响程度越大，风险就会越大。

（2）风险 =f（事故，安全措施）。也就是说风险随着事故的增加而加大，随着安全措施的增加而减少。事故往往是因为某一因素而产生的，我们将产生风险的因素称为"风险源"。人们了解风险源并采取相应的行动办法，可以在相当大的程度上克服这种引起风险的因素。优秀的项目风险管理措施首先应该识别风险源，并采取安全措施克服事故。如果采取了足够的措施，风险是可能被减少到可接受水平的。

因此，项目风险是可以通过一定的手段和方法进行管理，从而有效控制和应对风险。

2. 项目风险管理的概念　风险管理（risk management）是通过系统识别和排查可能存在的风险，科学分析各种风险发生的可能性与后果及风险承受力，评估风险级别，明确风险控制对策，及时发布风险预警并做好应急准备的全过程，目的是将可避免的风险、成本及损失极小化。项目风险管理是指项目管理组织对项目可能遇到的风险进行规划、识别、估计、评价、应对、监控的动态过程，是以科学的管理方法实现最大安全保障的实践活动的总称。项目风险管理的实质就是尽力降低某些事件发生的概率，如果事件已发生则尽力缩小其影响范围。

（三）卫生项目风险管理

1. 卫生项目风险管理的概念　卫生项目在复杂的自然和社会环境中，受众多因素的影响同时充满了各种风险。卫生项目风险有些是和项目自身特点密切关联，有些可能是项目团队管理混乱引起的，有些则可能是外部环境变化所致。为避免和减少损失，了解项目的风险源，在评估基础上，建立风险防范预案十分重要。

卫生项目风险管理（health project risk management）就是对卫生项目活动中涉及的风险进行识别、评估并制订应对政策和监控方案，以最少的成本，最大限度地避免或减少风险事件所造成的负面影响，从而实现卫生项目总体目标的

笔记

过程。

2. 卫生项目管理的常见风险　随着卫生项目管理生命周期所处的阶段不同,项目风险也呈现出不同特点(表11-1)。

表11-1　卫生项目生命周期各阶段的常见风险

项目管理阶段	常见风险
启动阶段	目标不明确,项目范围不清,项目内容不全面,技术条件不足等
计划阶段	计划草率,资源分配不当,成本预算不科学,进度安排不合理,计划沟通不具体、角色定义不明确、团队缺乏经验等
实施阶段	领导犹豫不决,没有高层管理者的支持,团队成员没有合作精神,重要成员变动,沟通不当,通信设施阻碍工作,资源短缺,项目范围变更、进度受阻等
控制阶段	项目计划没有机动性,不能适应变化,管理不灵活,外部环境不断变化等
结果	项目中断,未达到预期目标,资金超出预算等

二、卫生项目风险管理目标和内容

(一)卫生项目风险管理的目标

按照风险潜伏、发生和产生后果3个阶段,可将卫生项目风险管理的目标分解为以下3个子目标:

1. 风险潜伏阶段的目标是尽早识别项目的风险,掌握控制风险的主动权,建立避免风险的预防共识。

2. 风险发生阶段的目标是最大限度地降低风险造成的损害。

3. 风险发生并产生后果阶段的目标是总结风险带来的教训,并形成文档,为将来的项目管理提供借鉴,提高组织应付各种风险的能力。

(二)卫生项目风险管理的内容

依据上述目标,卫生项目风险管理的内容又可归纳为以下3个方面:

1. 在卫生项目风险潜伏阶段,其主要内容是识别潜在的风险、规避和转移风险、准备风险应对方案和危机处理预案。因为此时风险发生的可能性存在于各种征兆之中,风险管理重在预防。

2. 在卫生项目风险发生阶段,其主要内容是选择和实施风险应对预案、采取权宜措施缓解风险、采取补救措施抵消损失。此时风险已经来临,风险将带来的损失已不难预料,风险管理重在应对。

3. 在卫生项目风险的后果阶段,其主要内容是选择和实施危机处理预案、实施灾难救助措施、存档资料并总结教训。此刻风险造成的损失已经成为事实,形势危急,风险管理重在应急和善后。

三、卫生项目风险管理过程

卫生项目风险是由相互作用甚至是相互依存的若干项目子风险按一定规律复合而成的。因此,卫生项目风险管理要通过对卫生项目风险的特殊性进行分

笔记

析,辨识子风险,分析其作用关系、作用途径及其复合规律,从而实现对项目风险的评价、控制与管理。卫生项目风险管理的一般过程由规划风险、识别风险、估计风险、评价风险、应对风险和监控风险几个部分组成(图 11-1)。

1. 规划风险是对如何实施项目风险管理活动的过程进行定义。

2. 识别风险是判断哪些风险会影响项目并记录其特征的过程。

3. 评估风险是估计已识别风险的发生概率和影响,对风险进行优先排序,综合评价风险总体形势,从而为后续行动提供基础的过程。

4. 应对风险是针对目标,制订降低风险威胁的方案和措施的过程。

5. 监控风险是在整个项目中,实施风险应对计划、跟踪已识别风险、监测残余风险、识别新风险和评估风险过程有效性的过程。

本章将对卫生项目管理过程中的卫生项目风险识别、评估和应对 3 个主要过程进行介绍。

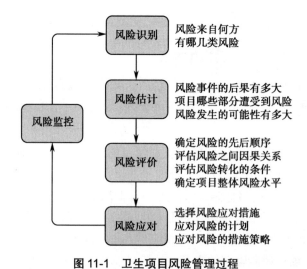

图 11-1　卫生项目风险管理过程

第二节　卫生项目风险识别

一、卫生项目风险识别含义和任务

(一)卫生项目风险识别含义

卫生项目风险识别(health project risk identification)是卫生项目风险管理的基础性工作,是指识别卫生项目可能存在的风险及其产生的原因,描述风险的特征并对风险进行归类的过程。风险识别是卫生项目风险管理中一项经常性的工作,不是一次就可以完成的,应当在卫生项目的整个过程定期进行。

(二)卫生项目风险识别主要任务

1. 识别并确定卫生项目的潜在风险　识别和确定卫生项目可能遇到的风险,是进一步分析这些风险的性质和后果的基础。在卫生项目风险识别工作中,首先要全面分析卫生项目发展变化的各种可能性,从而识别出项目潜在的各种风险并汇总成项目风险清单。

2. 识别引起卫生项目风险的主要因素　清楚地识别项目风险的主要影响因素,进而把握项目风险的发展规律,才有可能对项目风险进行正确的评估。在项目风险识别工作中,要全面分析项目风险的主要影响因素及其影响方式、影响方向、影响力等,并且清晰描述风险和风险主要因素之间的关系。

3. 识别卫生项目风险可能引起的后果　为全面地认识项目的风险,除了识别项目风险及其主要影响因素外,还必须全面分析项目风险可能带来的后果及其严重程度。项目风险识别的根本目的是找到项目风险并减小、清除风险带来的不利后果。

二、卫生项目风险识别过程

卫生项目风险识别的基本任务是将项目的不确定性转变为可理解的风险描述,作为一种系统过程,风险识别有其自身的活动过程。识别项目风险过程共分为四步:收集信息、识别潜在的卫生项目风险及特征、估计卫生项目风险形势、形成卫生项目风险管理识别的成果。

1. 收集信息　风险识别需要大量的信息,要对卫生项目系统以及环境有十分深入的了解。风险识别不仅需要收集足够的信息,还要判断信息的准确性和可信度。

2. 识别潜在卫生项目风险及特征　这是卫生项目风险识别的一个重要目标。只有确定了可能会遇到哪些风险,才能够进一步分析这些项目的性质和后果。所以在卫生项目风险识别工作中,首先要全面分析项目的各种影响因素,从中找出可能存在的风险,并整理汇总成卫生项目风险识别表,为下一步估计卫生项目风险形势做好充足的准备。

3. 估计卫生项目风险形势　风险形势估计是要明确项目的目标、目标实现的战略、项目所处的内外环境、项目资源状况、项目的前提和假设,以确定项目及其环境的不确定性。进行卫生项目风险形势估计,可以使卫生项目管理团队换一个角度重新审查项目计划,认清项目形势,揭露原来隐藏的假设、前提和以前未曾发觉的风险,抛弃所有个人的良好愿望,只承认项目现有的能力。通过卫生项目风险形势估计,判断和确定项目目标是否明确,是否具有可测性、现实性,有多大不确定性;分析保证项目目标实现的战略方针、步骤和方法;根据项目资源状况,分析战略目标存在的不确定性,彻底弄清项目有多少可以动用的资源来实施战术,进而实现战略意图和项目目标。

4. 形成卫生项目风险识别的成果　识别风险过程的主要成果是最初的风险登记册。最初的风险登记册的信息包括:①已识别的风险清单;②卫生项目存在的风险因素;③风险因素引发项目风险的大小;④风险的归纳分类和排序;⑤潜在应对措施清单。随着其他风险管理过程的实施,风险登记册还将包括其他过程的成果,其中所含的信息也就逐渐增加。

笔记

三、卫生项目风险识别依据和结果

（一）卫生项目风险识别依据

1. 制约因素与假设条件　项目的建议书、可行性研究报告、设计或其他文件一般都是在若干假设、前提的基础上作出的。这些前提和假设在项目实施期间可能成立，也可能不成立，因此分析项目的制约因素和假设条件可以找出其中可能隐含的风险。

2. 风险管理计划　风险管理计划为风险识别过程提供重要的依据，包括角色和职责分配、已列入预算和进度计划的风险管理活动以及风险类别。

3. 活动成本估算　活动成本估算是对各活动可能需要的成本的量化评估。通过审查成本估算，可以发现因预算不足导致的项目风险。

4. 历史资料　历史资料可以是以前亲身经历过的项目的经验总结，也可以是通过公共信息渠道获得的他人经历项目的历史文档。类似项目及其经验教训对于识别本项目的风险具有非常重要的借鉴意义。

（二）卫生项目风险识别结果

卫生项目风险识别的主要产出结果包括：

1. 风险的识别　形成风险识别清单，尽可能全面地列出风险，并描述出风险事件发生的概率大小、风险可能影响的范围、风险发生的可能事件和损失大小。

2. 风险的分类　为了便于风险管理以及其他步骤的进行，应该将识别出来的风险进行分组或分类。

3. 风险的征兆　风险的征兆是风险事件的各种外在表现。如卫生项目管理者不及时交换彼此间的不同看法，就是项目进度出现拖延的一种症状；项目执行现场混乱，材料、工具随便乱丢，无人及时回收整理就是成本超支风险的症状。

4. 对项目管理其他方面的要求　在风险识别的过程中，可能会发现项目管理其他方面的问题，需要完善和改进。如发现项目有超支的风险，但又未制订防止超支的措施时，就必须向有关人员提出要求，让他们采取措施防止项目超支。

案例 11-1

北京奥运会观众中暑风险识别

项目组将北京奥运会观众中暑风险识别的目标确定为：识别观众发生中暑的风险来源、确定风险发生条件和描述风险特征。

具体做法是：①收集和分析国际大型集会观众中暑情况的材料，对比北京与亚特兰大奥运会观众中暑发生的情况。分析发现，在亚特兰大奥运会上，观众到医疗站就诊的第一位病因是中暑，占所有观众就诊病例的 21.6%。导致观众中暑的主要风险来源有天气、赛事组织和观众自身。②分析北京地区大型国际性体育比赛观众中暑事件案例，探讨奥运会观众中暑的风险因素和风险条件。针对风险源，项目组找出所有可能的风险因素；并将这些因素放到观众中暑事件发生率较高和较低的几次赛事中进行对比,发现在人体舒适度等级、赛程、观众流量、有无遮阳伞、观众来源等风险因素上差异较大。③形成奥运会观众中暑风险识别结果如下。

奥运会观众中暑风险识别结果表

风险源	风险因素	风险发生条件	描述指标
天气风险	高温闷热天气	赛事经过高风险时段	人体舒适指标与等级
竞赛组织风险	人群状态	无遮阳设计的露天赛场	高风险时段的比赛时长
	观众规模	观众规模大于1000人	观众流量
观众自身风险	观众对中暑的知识态度行为水平	文化程度较低者	有待风险评估阶段深入研究
	观众自身健康状况	中暑高风险人群	
	观众对防暑服务的需求	不能满足观众防暑服务需求	

四、卫生项目风险识别技术和方法

在卫生项目风险识别过程中一般要借助于一些技术和工具,来提高效率,避免遗漏。在具体应用过程中要结合卫生项目的具体情况,选择适宜的技术和方法。在识别过程中常用到的主要技术有:情景分析法、过程跟踪分析法、检查表、预先分析法、头脑风暴法、德尔菲法、SWOT分析法等。

知识链接

1. 头脑风暴法 也称集体思考法,是以专家的创造性思维来索取未来信息并直观预测和识别风险。头脑风暴法一般在一个专家小组内进行,通过专家会议,发挥专家的创造性思维来获取未来信息。主持专家会议的人在会议开始时通过发言激发专家们的思维"灵感",促使专家们感到急需回答会议提出的问题;之后通过专家之间的信息交流和相互启发,从而诱发专家们产生"思维共振",以达到互相补充并产生"组合效应",获取更多的未来信息,使预测和识别的结果更准确。

2. 德尔菲法 又称专家调查法,是依靠专家的直观能力对风险进行识别。现在此法的应用已遍及经济、社会、工程技术等各领域。用德尔菲法进行项目风险识别的过程是由项目风险小组选定一定数量的项目相关领域专家,并与这些专家建立直接的函询联系,通过函询收集专家意见,然后加以综合整理,再匿名反馈给各位专家,再次征询意见。这样反复经过四至五轮,逐步使专家的意见趋向一致,作为最后识别的根据。

3. 情景分析法 是通过有关数字、图表和曲线等,对项目未来的某个状

235

态或某种情况进行详细的描绘和分析，从而识别引起项目风险的关键因素及其影响程度。它注重说明某些事件出现风险的条件和因素，并且还要说明当某些因素发生变化时，会出现什么样的风险，产生什么样的后果。

4. 过程跟踪分析法 是识别风险最简单的方法。基本步骤就是召开一个全体成员会议，把项目的运行流程图画出来，让大家跟踪流程的每一个环节，集思广益，展开充分讨论，看什么地方可能发生风险，以及发生什么样的风险。

第三节 卫生项目风险评估

一、卫生项目风险评估含义和任务

（一）卫生项目风险评估含义

卫生项目风险评估（health project risk assessment），指的是在风险识别的基础上，确定卫生项目风险发生的可能性及其后果的严重程度，并量化卫生项目风险发生的概率及其影响范围，评估该风险对社会、经济影响的过程。卫生项目风险评估是项目风险管理的重要步骤，为采取风险应对和控制措施提供参考依据。

卫生项目风险评估包括卫生项目风险估计与卫生项目风险评价两个内容，它们既有联系又有区别。

1. 在任务方面 风险估计主要任务是确定风险发生的概率与后果；风险评价则是确定该风险对社会、经济的影响以及处理的费用/效益分析。

2. 在对象方面 风险估计是进行风险评价的基础，风险估计的对象是项目的单个风险，而风险评价则是针对项目的整体风险。

3. 在目的方面 风险估计的目的是加深对项目和环境的理解，进一步寻找实现项目目标的可行方案，明确不确定性对项目各个方面的影响并估计和比较项目各种方案的风险大小。风险评价的目的是帮助合理选择风险应对策略，形成最佳风险对策组合。

（二）卫生项目风险评估主要任务

1. 确定项目整体风险水平 项目风险的起因是由多种不确定因素造成的，需要对全部风险因素进行综合分析，得出项目的整体风险水平。

2. 确定影响风险发生的关键因素及概率 根据二八原理，20%的风险产生了项目80%的威胁，即项目所有风险中只有少数风险对项目的威胁最大。因此找出关键因素，针对性的采取措施能在最小成本范围内有效控制风险。

3. 确定风险优先等级 对项目风险进行定性和定量分析，根据量化的项目风险清单对项目风险进行排序，确定项目风险的优先级。

4. 确定风险管理的有效途径 对于各个优先级的风险需要做相应的处理，对高或中等优先级的风险应列为重点风险，并作出更详尽的分析和评价，以确定

笔记

风险管理的有效途径以及风险应对计划。

（三）卫生项目风险评价准则

1. 风险回避准则　风险回避是最基本的风险评价准则。特别是对项目目标有重要影响的风险因素，应采取措施有效控制和完全回避风险。

2. 风险权衡准则　前提是项目中存在一些可接受的、不可避免的风险。风险权衡原则需要确定可接受风险的限度。

3. 风险处理成本最小原则　前提是项目中存在一些可接受的风险。这类风险一般分两类：一类是小概率或小损失风险；一类是付出较小的代价可避免的风险。由于在处理成本最小化操作过程中，很难达到代价降至最小的理想状态，因此只要定性的认为处理成本足够小，就可以接受该风险。

4. 风险成本/效益比准则　开展项目风险管理的基本动力是以最经济的资源消耗来高效地保障项目既定目标的达成。项目管理人员只有在收益大于支出的条件下，才愿意进行风险处置。在实际的项目活动中，项目风险水平一般与风险收益成正比，只有风险处理成本与风险收益相匹配，项目风险管理活动才是有效的。

5. 社会费用最小准则　组织承担风险须付出代价，同时也能获得回报。同样，社会承担风险也应获得回报。因此在考虑风险的社会费用时，也应与风险带来的社会效益一同考虑。

二、卫生项目风险评估过程

对项目风险评估过程和方法的研究一直是风险管理领域的热门课题，卫生项目风险评估的一般过程如下：

（一）卫生项目风险估计过程

1. 系统研究卫生项目风险背景信息，确定卫生项目中的主要风险。

2. 使用风险评估方法确定单个卫生项目风险发生的概率和影响。风险影响评估旨在调查风险对项目目标的潜在影响，既包括威胁所造成的消极影响，也包括机会所产生的积极影响。

3. 根据项目利益相关人对风险的承受能力，对各类风险水平作出主观判断。

4. 排列风险优先顺序，并对影响关键路径的风险重点监测。

（二）卫生项目风险评价过程

1. 分析各单个风险之间的关系、相互作用及转化条件。

2. 确定风险评价基准。风险评价基准是针对项目主体每一种风险后果确定的可接受水平。例如时间段、成本最小、风险损失最小等目标经过量化后都可以作为风险评价基准。

3. 从风险的可预见性、发生概率和后果大小确定项目的整体风险水平。

4. 作出卫生项目风险的综合评价，确定风险状态和管理策略。结合卫生项目风险评价准则，将项目整体风险水平同整体评价基准、各单个风险水平同单个评价基准进行比较。进而确定风险是可以接受的、不能接受还是采取对策后方可接受。

三、卫生项目风险评估依据与结果

（一）卫生项目风险评估依据

1. 风险管理规划。

2. 风险识别成果　已识别的风险及其对项目的潜在影响是风险估计的主要依据。

3. 项目进展状况　风险的不确定性与项目所处的生命周期阶段有关。项目初级阶段往往风险症状不明显，而越到项目后期风险的可预见性会越强。

4. 项目类型　一般而言重复率越高的项目，风险程度越低；技术含量越高，复杂性越强的项目，风险程度越高。

5. 数据的准确性和可靠性。

（二）卫生项目风险评估结果

卫生项目风险评估的结果有：确定项目的综合风险水平，各种风险的优先序列，说明各种风险的发展趋势，指出需进一步跟踪、分析和识别的风险。

四、卫生项目风险评估技术和方法

（一）卫生项目风险评价指标

卫生项目风险通常用以下6个指标来描述和评价：

1. 风险发生的可能性　通常用概率分布统计法来测算。

2. 风险后果的危害性　由于经济损失具有最强的可比性，因此常用货币为单位来衡量风险带来的损失。但因为卫生项目的影响常常涉及人群健康和满意度等问题，因此货币不是衡量卫生项目风险损失的唯一标准。

3. 对风险的预测能力　人们对特定风险往往会经历一个从完全不可能预测到可以准确预测的学习过程。风险预测能力的强弱将决定项目管理者对项目风险的认识能力和控制能力。

4. 风险发生的时段　在很多情况下，风险发生概率和成本受时间影响。如地震发生在凌晨3点所带来的人员伤亡和经济损失比发生在下午3点时扩大了数倍。

5. 风险承受能力　风险承受能力建立在对收益的期望值和对损失的容忍底限两个主观变量的基础之上。

6. 风险可换取的收益　这是测量项目风险的砝码。投资者愿意冒多大风险，在很大程度上取决于收益有多大。

（二）卫生项目风险评价方法

1. 风险概率评估法　卫生项目风险概率是量化卫生项目风险的主要手段。评估卫生项目风险概率用到的主要方法是概率分布法。在历史资料充分的条件下，可以统计出各潜在的风险在历史上发生的次数，计算出相应的概率。当历史资料不够充分和可信的条件下，人们一般采用理论概率分布法，即根据理论上的某些概率分布，如正态分布、离散分布等来建立风险分布图，估算风险事件的发生概率。

2. 风险综合评估法　由于风险水平可以用不同的指标从不同角度来体现，而通过设立多指标的综合风险值，则可以更全面的帮助风险管理者理解风险水平。风险综合评估法利用风险发生的可能性、风险后果的危害程度以及对风险的预测能力3个指标，来综合评价某一事件的风险值。其具体过程是将某一已识别风险按上述3个指标进行分级，每一指标均分为10级，可能性、危害程度和不可预测性越高，则等级数越高。然后将每个风险的3个指标分别相乘，得出风险综合值。对比各风险综合值就能大致了解卫生项目的关键风险，并明确处理风险的优先次序。表11-2是奥运会期间部分已识别的公共卫生事件发生风险的综合值。

表11-2　奥运会期间部分公共卫生事件风险综合值

已识别风险	发生可能性	危害程度	不可预测性	风险综合值
观众高温中暑风险	6	3	4	72
食源性疾病风险	5	6	5	150
重大传染病疫情风险	2	8	8	128

通过对比3个风险的综合值，我们就可以了解各类风险的程度，并在制订风险应对计划中将资源更多分配到预防食源性疾病风险控制中。

3. 概率-影响矩阵法　概率-影响矩阵法可以对风险事件发生的可能性和危害程度进行描述，计算其风险等级，并将卫生项目风险根据风险等级进行排序。其应用步骤是：

（1）列出所有风险。

（2）应用定性或定量的方法，确定各风险的影响等级和发生概率（图11-2）。

概率水平	解释说明
A	几乎肯定发生
B	很可能发生
C	有可能发生
D	不太可能发生
E	很罕见

发生的概率

	可忽略	微小	一般	严重	关键
A	中	高	高	高	高
B	中	中	中	中	高
C	低	中	中	中	高
D	低	低	中	中	高
E	低	低	低	中	中

产生的结果

影响等级	定义或说明
关键	一旦风险事件发生，将导致项目失败
严重	一旦风险事件发生，会导致经费大幅增加，项目周期延长，可能无法满足项目的二级需求
一般	一旦风险事件发生，会导致经费一般程度的增加，项目周期一般性延长，但仍能满足项目一些重要的要求
微小	一旦风险事件发生，经费只有小幅增加，项目周期延长不大，项目需求的各项指标仍能保证
可忽略	一旦风险事件发生，对项目没有影响

图11-2　概率-影响矩阵法的构建

笔记

（3）将风险影响等级和发生概率代入风险矩阵，确定风险等级，表 11-3 是评价奥运会期间北京肠道传染病风险发生分析矩阵。

（4）应用 Borda 序值法，进一步区分处于同一风险等级当中的各类风险的重要程度。

表 11-3　肠道传染病风险发生分析矩阵

	可忽略	微小	一般	严重	关键
A	M 散发感染性腹泻	S 散发菌痢	H	H	H
B	M	M 散发戊肝/甲肝	M	M	H
C	L	M	M 暴发甲肝	M 霍乱个案；突发菌痢；感染性腹泻	H
D	L	L 散发伤寒	M 暴发戊肝	M 突发甲肝/戊肝	H 霍乱聚集性发病
E	L	L	L 散发 O157/H7	M 暴发 O157/H7	M

4. 加权平均量化表　加权平均量化表也是一个常用的风险综合指标评估工具，它常用于项目立项时的效益和风险评估，用到的指标是风险发生的概率、风险的权重以及对风险的承受能力。其中风险的权重代表该风险影响项目成败的重要性，可以视为风险的危害程度。其过程是首先将每项已识别风险的权重和概率相乘，得出各个风险的综合值，再将所有风险综合值相加，得出风险加权综合值。最后将求出的风险加权综合值与预设的风险承受底线进行比较。如果低于基线，说明项目预期风险可以承受，批准立项；如果高于底线值，则说明项目的综合风险太大，超出投资者或立项者的承受能力，项目不可行。

用于卫生项目风险评估的方法和工具还有很多，例如专家访问法、故障树分析法、蒙特卡洛模拟分析法、决策树法、层次分析法、费用风险/WBS 仿真模型、盈亏平衡点分析法以及要素敏感性分析法等。这些方法都有各自适用的风险管理周期和评估重点，因此在进行实际的卫生项目风险评估时，应根据项目风险的类型、项目利益相关者的关注重点以及现有的时间、资金和人力来选用评估工具和方法。

第四节　卫生项目风险应对

一、卫生项目风险应对含义和任务

（一）卫生项目风险应对含义

卫生项目风险总是客观存在的，因此必须在系统分析的基础上，积极采取措施，确保将风险后果控制在可接受的水平。卫生项目风险应对（health project risk response)是根据卫生项目风险识别和估计的结果,在对卫生项目风险综合权衡的基础上,提出项目风险的管理措施和处置方法,以有效地消除或控制卫生项目风险。卫生项目风险应对与上一阶段卫生项目风险评估之间的关系如图 11-3 所示。

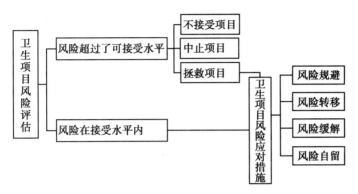

图 11-3 卫生项目风险评估与风险应对的关系

(二)卫生项目风险应对的任务

1. 进一步提炼卫生项目风险背景 根据卫生相关法律法规和当前国家的卫生政策,明确卫生项目的目的、意义以及预期目标,结合卫生项目的特点,分析卫生项目管理风险、政策风险、技术风险、市场风险等,全面掌握卫生项目风险背景。

2. 为可能发生的风险作好准备 为了从容不迫地应对卫生项目风险,可以从 3 个方面进行准备:

(1)预防:有针对性地预防损失的发生,降低损失发生的概率,一定程度上降低损失的严重性。预防的内容广泛,具体措施多样,如组织措施、经济措施、技术措施等。

(2)突发事件应对:突发事件应对是经由一套事先制订好的、目的明确的操作流程和具体措施,为项目人员提供明确的行动指南。目的是使其在突发事件发生后,可以及时妥善地处理风险事故,减少人员伤亡以及财产和经济损失。

(3)应急方案:在卫生项目进行前准备好若干种替代计划方案,当遇到某些风险事件时,能够根据应急方案及时对项目实施路径作出调整,使之适合当时的情况,从而使中断的项目能够继续进行,减少损失。

3. 确定风险管理的成本效益 风险的发生必然会影响卫生项目目标的实现,使实际情况发生偏差,减少项目收益。确定风险管理的成本收益是确定风险应对策略的重要步骤,需要量度的对象包括风险转移成本、风险缓解成本、风险自留成本等。

4. 制订风险应对的有效策略 根据风险管理的成本收益,将各种策略成本与风险损失进行比较,选择适合该卫生项目的有效策略。常用的风险应对策略有风险规避、风险转移、风险缓解、风险自留等。

5. 系统地管理项目风险 根据已完成的工作,对卫生项目进行整理、分析、总结,确定风险管理计划,明确风险管理措施,为项目的进行做准备。

笔记

二、卫生项目风险应对过程

1. 确定风险影响 要进行卫生项目风险应对,首先要明确该项目风险等级等信息,确认风险对于本项目将会产生的影响以及带来的损失,计算风险损失。

2. 制订风险应对策略 在明确风险损失之后,应计算出不同风险策略的成本,如风险规避成本、风险转移成本等,通过比较分析,选出最适合当前项目的策略措施,并制订具体实施步骤。

3. 研究风险应对技巧和工具 在确定所选风险的应对策略后,需要对策略进行深入研究和分析,充分掌握策略的内涵、实施方法、具体步骤,制订详细执行计划,且该计划要尽量贴合本项目。

4. 执行风险行动计划 根据制订出的计划,实施具体的人事安排,并且在实施过程中不断总结发现新的问题,并及时提出改进方法,根据项目实施的具体情况及时对计划进行调整。

5. 提出风险防范和监控建议 在执行计划之后,进行行动总结,查缺补漏,对计划中存在的漏洞进行分析和完善,提出合理建议,完善风险应对计划,更好更合理地进行卫生项目风险应对。

三、卫生项目风险应对依据和结果

(一)卫生项目风险应对依据

1. 风险识别清单 主要包括风险的性质和特点描述、原因分析和后果判断,以便有针对性地选择应对方案。分析定义、审查时间安排,以及关于低、中、高风险的风险临界值等。

2. 风险排序 将风险按其可能性、对项目目标的影响程度、缓急程度等进行分级排序,说明要抓住的机会和应对的威胁。

3. 风险认识 包括对可放弃的机会和可接受风险的认识。

4. 风险主体 项目利益相关者中可以作为风险应对主体的名单。

(二)卫生项目风险应对结果

卫生项目风险应对的主要产出是风险应对计划。它一般包括以下内容:

1. 风险识别,风险特征描述,风险来源及对项目目标的影响。

2. 风险主体和责任分配。

3. 风险评估及风险量化结果。

4. 单一风险的应对措施,包括回避、转移或接受。

5. 战略实施后,预期的风险自留。

6. 具体应对措施。

7. 应对措施的预算和时间。

8. 应急计划和反馈计划。

四、卫生项目风险应对措施

应对风险,可从改变风险后果的性质、风险发生的概率或风险后果大小三个

笔记

方面,提出多种应对措施。这些措施包括风险规避、风险缓解、风险分散、风险转移、风险自留等。每项措施都有各自的侧重点,具体采取哪一项或几项取决于卫生项目的风险形势。

1. 风险规避(risk avoidance) 是指通过变更卫生项目计划,消除风险源,以完全消除风险发生的可能,回避风险发生的影响。从风险管理的角度看,风险规避是一种彻底消除风险影响的方法。当某项活动的风险导致的损失较大,但消除风险的代价不是太高时,可以使用本方法。比如在奥运会期间,为防止精神病人肇事肇祸风险的发生,有关部门将精神病人统一收入精神病医院看护就是风险规避的一种。但风险规避也并不是在任何场合、任何项目和任何条件下均可采用,它具有以下几方面的局限性:①在某些条件下,规避风险会丧失机会或阻碍创新;②在卫生项目实施中,通常不能因为存在风险而放弃或彻底改变原有计划,导致无法应用风险规避的策略;③风险规避策略的选择受到信息不完整的制约,若对风险的识别和估计没有充分把握时,风险规避的策略就没有任何意义;④在卫生项目实施中,风险规避的策略实际上不可能完全回避风险,变更项目计划后有可能出现新的风险。

2. 风险缓解(risk mitigation) 又称减轻风险,是指通过采取行动降低风险发生的概率和(或)风险对项目的影响,从而使风险影响降低到项目可接受的范围。风险缓解既不是清除风险,也不是避免风险,而是减轻风险,包括减小风险发生的概率和控制风险的损失。为了控制卫生项目的风险,风险缓解的具体措施有:在风险发生之前,根据风险因素的特性,采取各种预防措施,以降低风险发生的可能性,如为降低奥运会现场观众的中暑风险,在进行奥运宣传的同时做好防暑知识的传播;在风险正在发生之时,采取事先考虑的后备应急方案,遏制风险损失,减少风险影响。在风险发生之后,及时采取各种挽救措施,将风险发生后造成的损失修复到可接受的程度。

3. 风险分散(risk diversification) 是指增加承受风险的单位以减轻总体风险的压力,从而使项目管理者减少风险损失。在具体操作上,它可以把一个大风险分解后各个击破,也可以把一个集中的危机分时间阶段化解,使风险的一次性冲击力得以降低,分担压力,避免全军覆没。比如若北京奥运会所有场馆都集中在朝阳区的风险很大。因为如果朝阳区政府工作不利,就会影响所有奥运会赛事的举行;如果将比赛场馆分散到各区县,一旦某个区县出现问题,总损失会减小。另外,"不把鸡蛋放在一个篮子里",抗洪抢险时的分洪减压等都是风险分散的措施。

4. 风险转移(risk transference) 又叫合伙分担风险,是指把风险的部分或全部可能的消极影响连同责任转移给第三方,但风险本身并没有消失。实行这种策略要遵循两个原则:一是必须让承担风险者得到相应的回报;二是对于各具体风险,谁最有能力管理就让谁分担。采用这种策略所付出的代价大小取决于风险大小。当项目的资源有限不能实行缓解和预防策略,或风险发生频率不高,但潜在的损失或损害很大时可采用这种策略。

风险转移可分为非财务型风险转移和财务型风险转移。

(1)财务型风险转移:就是指项目组通过购买保险或寻求商业合作伙伴担保,将本应由自己承担的卫生项目风险转移给保险公司或合作伙伴,从而使自己免受风险损失。

（2）非财务型风险转移：是指项目组通过合同的形式将自己本应承担的部分职能连同风险一起转移出去的做法。例如，当某一项目团队无法按时保质完成项目时，可以将部分合同订单外包给其他承包商，虽然项目团队为此失去了一部分利益，但保证了项目的及时完成，保住了项目团队在委托方的信誉。

5. 风险自留（risk retention） 亦称风险接受（risk acceptance），是一种由项目主体自行承担风险后果的风险应对策略。这种策略意味着卫生项目主体不改变项目计划去应对某一风险，或项目主体不能找到其他适当的风险应对策略，而采取的风险应对措施。采用风险自留应对措施时，一般需要准备一笔费用，风险发生时将这笔费用用于损失补偿。如果不发生，则这笔费用可以节余。在卫生项目风险管理中，风险自留有主动自留和被动自留之分。主动自留是指在对项目风险进行预测、识别、评估和分析的基础上，明确风险的性质及其后果，风险管理者主动承担某些风险，将这些风险自留；而被动风险自留是指没有充分识别风险及其损失的最坏后果，在没有找到其他处置风险措施的条件下不得不由自己承担损失后果的处置风险的方式，这样往往会造成严重的后果。提前制订应急计划能够大大减少风险发生时应对行动的成本。如果风险有很大的影响，或所选择的战略可能并不完全奏效，那么就要采取放弃。

案例 11-2

北京奥运会观众中暑风险对应方案

北京奥运会公共卫生风险管理项目组经过一系列风险评估之后，针对北京市奥运会观众中暑风险制订了以"一级预防"为指导思想，建立中暑风险等级预报制度的应对计划，并确定了北京奥运会观众防暑方案如下：

中暑风险等级	舒适度等级	广播发布	健康教育形式	防暑宣传内容	防暑物资和形式
I 级	1 级	不会中暑	海报	介绍北京气候特点，中暑症状判别、简单医疗急救原则和措施，呼叫医疗急救人员的方式	张贴防暑宣传海报
II 级	2 级	不易中暑	海报	同上	在观众可能停留在日光下的地方设立遮阳伞，例如安检口、简易厕所门口、奥林匹克中心区的道路两旁
III 级	3 级	较易中暑	现场广播	"今天为较易中暑天气，请您注意防暑，避免太阳久晒"	1. 发放免费饮用水，补充水分 2. 发放免费遮阳帽和扇子，避免日光暴晒和降温

笔记

中暑风险等级	舒适度等级	广播发布	健康教育形式	防暑宣传内容	防暑物资和形式
Ⅳ级	4级	易中暑	1. 现场广播 2. 观众服务志愿者口头提醒	"今天为易中暑天气，请您注意防暑，尽量待在阴凉处"	1. 对中暑高风险人群发放防暑药物 2. 医疗志愿者在看台上加强巡视
Ⅴ级	5级	极易中暑	1. 现场广播 2. 观众服务志愿者口头提醒	"今天为极易中暑天气，建议在看台上不要停留过长时间，出现中暑症状请向医疗服务人员求助"	1. 流动医疗人员、医疗志愿者和观众服务人员应加强巡视，并随身配备饮用水和防暑药品 2. 搭建具有空调系统的帐篷，为轻微中暑患者提供休息场所

需要指出的是卫生项目风险监控，也就是对风险识别、评估和应对的全过程进行监管和控制，也是保证风险管理达到预期目标重要过程。由于风险监控的主要过程与使用工具与第五章中阐述的卫生项目监控基本一致，因此本章不再赘述。

本 章 小 结

1. 卫生项目风险管理就是对卫生项目活动中涉及的风险进行识别、评估并制订应对的政策和监控方案，以最少的成本，最大限度地避免或减少风险事件所造成的负面影响，从而实现卫生项目的总体目标。按风险与外界的关系，卫生项目风险分为系统风险和非系统风险；按项目团队对风险的主观认识程度，卫生项目风险分为认识风险、决策风险和控制风险。一般来说卫生项目的系统风险造成的危害大于非系统风险；处理好认识风险比处理好决策风险和控制风险在减少风险损害方面的作用更大。

2. 卫生项目风险管理的一般过程由规划风险管理、识别风险、评估风险、应对风险和监控风险几个部分组成。规划风险是对如何实施项目风险管理活动的过程进行定义；识别风险是判断哪些风险会影响项目并记录其特征的过程；评估风险是估计已识别风险的发生概率和影响，对风险进行优先排序，综合评价风险总体形势，从而为后续行动提供依据的过程；应对风险是针对目标，制订提高机会、降低威胁的方案和措施的过程；监控风险是在整个项目中，实施风险应对计划、跟踪已识别风险、监测残余风险、识别新风险和评估风险过程有效性的过程。

笔记

3. 卫生项目风险识别、评估和应对过程都有特定的依据(输入)、技术工具和结果(输出)。卫生项目风险评估的准则有风险回避、风险权衡、处理成本最小、成本/效益比最佳以及社会费用最小等。卫生项目风险应对的主要措施有风险规避、风险缓解、风险转移和风险自留等。

关键术语

卫生项目风险管理 health project risk management
卫生项目风险识别 health project risk identification
卫生项目风险评估 health project risk assessment
卫生项目风险应对 health project risk response
风险规避 risk avoidance
风险缓解 risk mitigation
风险转移 risk transference
风险自留 risk retention

讨论题

假设你是北京奥运会公共卫生风险项目管理的专家组成员,结合本章所学知识,你将如何对奥运会公共卫生风险进行识别、评估和应对?

项目组的实际工作过程如下:

(1) 根据 1994 年至 2005 年北京地区和国内外相关传染病重大疫情及群发性公共卫生事件,预测 2008 年北京奥运会期间可能发生的最大传染病疫情、病媒生物影响、食源性疾病、环境卫生及饮用水卫生事件和高温中暑群发事件等五个方面。

(2) 采用经验判断、头脑风暴、风险矩阵法和德尔菲专家咨询法,分析判断奥运会期间各类公共卫生风险事件发生的可能性、后果的严重程度及其风险水平,并分别对奥运会期间可能发生的重大疫情及公共卫生事件风险因素及其危害程度进行识别与排序。

(3) 研究结果按照风险水平进行排序,以确定风险防控重点;学习和借鉴重大国际赛事公共卫生保障的经验和教训,控制关键环节,降低风险影响因素,并开展动态评估,制订风险规避行动,开展各项应急预案的研究和制订,有针对性地开展防控工作,达到最终控制风险的目的。

思考题

(一)填空题

1. 风险是指在一定条件下和一定时期内,由于结果的不确定性而导致____及____。

笔记

2. 项目风险的主要特征有____、____、____。

3. 卫生项目风险管理的一般过程由____、____、____、____及____几个部分组成。

4. 卫生风险识别是卫生风险管理的基础性工作，是指识别____和____的过程。

5. 卫生项目风险识别的结果一般包括____、____、____及对项目管理其他方面的要求。

6. 卫生项目风险评估的主要任务有____、____、____及对卫生项目风险进行定性和定量研究。

7. 通常用来评价卫生项目风险的指标有____、____、____、____、____及风险可换取的收益等。

8. 风险承受能力是建立在____和____两个主观变量的基础之上。

9. 卫生项目风险转移要遵循的两个原则是____和____。

（二）选择题

1. 在卫生项目生命周期的哪个阶段，项目的不确定性最高
   A. 启动阶段   B. 计划阶段
   C. 实施阶段   D. 收尾阶段

2. 风险规避、风险转移和风险缓解属于风险的
   A. 突发事件   B. 不确定性
   C. 应对   D. 期望

3. 下列哪项不是进行项目风险管理的合理原因
   A. 使遇到风险的可能性最小
   B. 使遇到风险的不利性最小
   C. 使风险的有利结果最大化
   D. 提供一个尽可能早的风险警报系统

4. 以下哪项不属于项目风险估计的目标或内容
   A. 主要任务是确定风险发生的概率与后果
   B. 估计的对象是项目的单个风险
   C. 主要是确定风险对社会、经济的影响和处理的费用/效益分析
   D. 目的是加深对项目和环境的理解，进一步寻找实现项目的可行方案

5. 在不改变项目其他目标的情况下，尽量减少风险的概率及风险的破坏程度的应对措施叫做
   A. 风险自留   B. 风险规避
   C. 风险缓解   D. 风险转移

（三）简答题

1. 简述卫生项目风险的类型。

2. 简述卫生项目风险管理的内容。

3. 简述卫生项目风险评价的准则。

4. 风险估计与风险评价之间有何异同？

笔记

5. 简述卫生项目风险应对的主要措施。

（四）问答题

假设你是某一社区卫生服务中心建设工作的负责人，你将如何实施社区卫生服务中心建设项目风险管理？

（胡红濮　陈　荃）

笔记

卫生项目沟通和冲突管理

通过本章的学习,你应该能够:

掌握 卫生项目沟通管理的定义和卫生项目沟通规划的制定;项目冲突管理的含义和过程;项目冲突的来源与解决方式。

熟悉 卫生项目有效沟通的技巧方法;卫生项目利益相关人群信息需求分析。

了解 卫生项目信息发布、项目报告和项目会议管理的有关内容。

黄珊带领的团队获得了某国际基金的支持,在 Y 省的 2 个民族自治县开展传统民族医药与新型农村合作医疗相结合推广项目。项目包括 3 项主要内容:一是在省、州、县各级,推动有关传统民族医药与新型农村合作医疗相结合的政策;二是通过乡村两医疗卫生网络,在行医者之间推行传统民族医药;三是通过建立年轻人的同伴教育网络,在项目社区推行传统民族医药知识。

黄珊带领的团队经过前期调查及同资助方和当地组织的沟通,初步确定了项目点,随后撰写了项目计划书并同资助方签订了协议。之后,项目组开始按照计划书实施项目。当完成了一个项目点的基线调查后,开始第二个项目点的基线调查时,项目出现了障碍。该项目县的卫生局长认为该项目风险太大,项目经费不够充分,不愿意在当地实施该项目。经过慎重考虑和权衡之后,黄珊决定更换项目点,并通过电话向资助方汇报和征得其同意,项目周期因此延长了半年。但是随之发生的事情让黄珊始料不及,资助方不再同意之前达成的可以追加经费预算的口头协议,项目组内部个别成员认为临时更换项目点将耗费很长时间,会导致项目实施时间上的冲突。事实上,项目组很快就确定了另一个项目县,完全符合项目选点要求,而且更具有地理优势,交通成本更低。

反思冲突产生的原因,黄珊认为资助方同项目组成员间存在着文化背景的差异,以及项目组成员间没有及时沟通项目信息,都是冲突发生的原因。如何将这一变化导致的负面影响减少和消除,需要借助项目沟通知识。在地的领导下,项目团队充分分析了资助方、合作伙伴、目标群体、政策制订者等

笔记

各方人员的需求,制订了一个项目沟通规划,提交了项目点变更的书面报告给资助方,并建立了项目信息收集系统和月报制度,明确了项目信息发布渠道(即项目信息以会议和定期项目简报、项目进度报告、备忘录等形式发布)、时间、负责人员、发放人群等,取得了资助方和项目组成员的理解,起到了很好的效果。随后的2年多时间,项目按计划有条不紊的开展,顺利结题,实现了预期的目标,得到了资助方、当地合作伙伴、项目组的认可。

第一节 卫生项目沟通管理概述

有效的项目沟通是项目成功的关键和保障。项目管理活动同其他任何活动一样,如不能进行有效的沟通,好的项目计划也会以失败而告终。只有项目团队成员之间、项目利益相关者之间进行有效的信息沟通,才能确保项目各项任务的顺利完成和项目目标的实现。

一、卫生项目沟通概述

(一)沟通

沟通(communication)的含义丰富而复杂。用最简单的方式表达,沟通就是信息的交流。是人与人之间传递信息的活动过程,这一过程是一个双向、互动的反馈和理解过程,包括沟通者、内容、接受者三个重要沟通要素。沟通效果不仅取决于如何说,还取决于说的话如何被别人理解。所以成功的沟通,信息不仅需要被传递,还需要被理解。

(二)卫生项目沟通

由于项目是以团队的方式开展工作,多数情况下团队工作除信息的沟通外,还需要更多思想、情感的沟通,所以卫生项目沟通即是项目实施过程中信息、思想和情感的沟通。项目沟通包括人际沟通和组织沟通两方面的内容。人际沟通是指一个人与另一个人或一群人的沟通,组织沟通是指组织之间的沟通。

项目人际沟通强调的是人与人之间沟通的技巧性,项目组织沟通则是这些技巧在项目组织结构之间的综合体现。卫生项目的人际沟通主要包括如何认识和把握各种人际沟通的形式和媒体的优劣势,从而能做到熟练运用人与人之间沟通的技能,如倾听、非言语沟通、口头表达等。卫生项目的组织沟通则主要讨论特定项目环境下的沟通形式,包括纵向沟通、横向沟通、团队沟通、会议沟通、项目报告、会见和面试、冲突处理、谈判技巧、跨文化沟通等。如政府开展的"降消"项目,是国家为了提高孕产妇住院分娩率、降低孕产妇死亡率、消除新生儿破伤风而投入经费实施的一个卫生项目。这个项目的实施需要卫生行政部门、医疗机构、产妇家庭及其家人的密切配合。但在部分项目县的评估中,乡村医生不知道项目配备的设备如何使用。产妇家庭对于项目信息缺乏必要的了解,不知道项目补助政策,甚至不知道孕期应该接受多少次产前检查。在这个案例中,产妇告诉评估人员,提供服务的医生同她们交流很少,而医生则认为这些知识在宣传材料里都有,项目经理也承认没有就项目实施的过程与医生进行必要沟通。如果项目经理通过会议或其他方式与医生进行充分沟通,医生在提供服务时,能够面对面的就保健相关内容作口头交流,也许会产生截然不同的结果。该案例涉及医生同病人的人际交流及项目的组织交流。

(三)卫生项目沟通的原则

1. 准确性原则　沟通的目的就是要使发送者的信息准确地被接收者理解。沟通过程中必须保证所传递信息准确,数据真实、充分。卫生项目涉及的信息往往具有专业性,甚至关乎生命的存亡,必须保证沟通信息的准确。如告知产妇有分娩先兆时,必须讲清什么是规律宫缩,而不能只说肚子痛。

2. 完整性原则　沟通尤需注意信息本身及沟通过程的完整性,既不能断章取义,也不能以偏概全。

3. 及时性原则　项目的时限性要求项目沟通必须快速、及时,以便及时发现和解决问题。重视这一原则,还可以使新近制订的规章制度等尽快得到项目人员的理解和支持,同时可以使项目经理及时掌握团队成员的思想和态度,从而提高管理水平。如传染病预防控制项目,疫情信息如不能及时上报,将导致该传染病的传播而不利于疾病控制。

4. 有效性原则　真正实现沟通的目标,信息发送者必须以通俗易懂的方式清晰表达信息,接收者必须积极倾听,并提供反馈意见,才能有效沟通。如在社区艾滋病防治项目中,医务人员同社区人群的交流时,应该使用"艾滋病"这一通俗易懂的语言替代"人类获得性免疫缺陷综合征"这一专业词语,才能实现有效的交流。

(四)沟通的方式

由于沟通的普遍性和复杂性,可以根据不同的标准对沟通进行分类(图12-1)。

1. 正式沟通与非正式沟通　正式沟通是指在组织系统内部,根据组织原则和组织制度进行的信息传递与交流。正式沟通一般以书面沟通为主。比如组织规定的汇报制度及与其他组织的公函来往等;非正式沟通是指在正式沟通渠道之外进行的信息传递和交流。比如组织成员私下交谈、小道消息等。

2. 单向沟通与双向沟通　单向沟通是指发送者和接收者之间的地位不变更,比如做报告,一方只发送信息,另一方只接收信息。双向沟通是指发送者和接收者两者之间的位置不断交换,且发送者信息发出以后还需要及时听取反馈意见,如交谈等,必要时双方可进行多次重复商谈,直到双方共同明确和满意为止。

3. 言语沟通和非言语沟通　言语沟通是利用语言、文字、图画、表格等形式进行的沟通。言语沟通通常包括书面沟通和口头沟通两种形式。书面沟通是指以报告等书面形式进行的信息传递和交流。口头沟通是指以电话等口头表达的形式进行的信息交流活动。非言语沟通不是通过讲话或文字来传递信息,而是通过身体语言沟通、语气语调等非词汇的声音信号沟通和物体的运用进行沟通。如医生在听病人主诉时能面带微笑或用目光注视或点头示意等,病人的依从性

笔记

一定能大大提高。

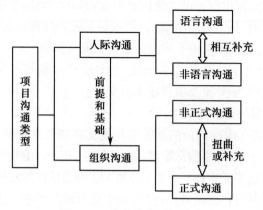

图 12-1　沟通的类型与方式

沟通的形式取决于沟通所借助的媒介,一般包括:电话、传真、电子邮件、面对面、会议、备忘录、文件、正式报告等。不同的沟通形式有不同的优势和劣势。

知识拓展

信息层次:信息的沟通是人际沟通最基本层次。

1. 情感层次　在交往中,人们通常要安排一些联络感情的活动,如参加聚会和郊游,一起运动或进餐等。

2. 行为层次　交往中,双方要根据沟通对象对自己的期望调整自己的行为,以建立心理相容的关系。该层次是人际沟通的最高层次,是以信息层次和情感层次为基础进行的行为互动。

二、卫生项目沟通管理

(一)卫生项目沟通管理的定义

卫生项目沟通管理(health project communication management)是指为确保卫生项目信息的沟通、思想和情感的交流,对卫生项目信息的内容、信息传递方式、信息传递过程和交流活动等进行的全面管理活动。人际沟通是组织沟通管理的基础。因此,认识和考察沟通管理首先要全面把握人际沟通的形式、特点和对策,然后再考察于组织特定环境下发生的组织沟通的形式、特点和对策。

卫生项目沟通管理是对人际沟通的应用和发展,它既研究组织沟通的规范性、程序性等科学的内容,又结合个体和情景考察了管理沟通的风格和模式,还包括卫生项目沟通中利益相关人群所需信息的内容。

(二)卫生项目沟通管理的作用

项目经理如果没有良好的信息沟通,就无法实施科学的管理。项目经理只有通过各种途径将安排传递给项目团队成员才能使成员理解和执行。总体而言,卫生项目沟通管理在一个项目组织体系中发挥以下基本的作用。

1. 降低卫生项目实施过程的模糊性 有效管理是项目实现目标的基本前提,而有效管理则需要完善、高效的沟通作为保障。因为太多因素会诱发卫生项目组织内部模糊和不确定性的产生,稍纵即逝的信息、社区环境的变化、突发公共卫生事件等,这些都可能造成项目经理在一个极其模糊的状况下作出决策,最终导致项目管理混乱甚至失败。

2. 实现有效管理 合理准确的沟通可以保证项目按预定计划进行,同时可能缩短项目周期,按确定目标交付项目成果。沟通技能是所有项目管理技能中不可或缺的技能,因为所有重要管理职能的履行有赖于管理者和下属间进行的有效沟通。项目管理层要想制订科学的计划,必须以准确、完整和及时的信息作为基础,通过项目内外部环境之间的信息沟通,获得众多的信息,从而为科学计划及正确决策提供依据。因此,项目经理在作出重要决策前,有必要从各参与人员处获得信息,以执行决策,并通过各种途径将意图传递给项目团队成员并使成员理解和执行。如果沟通不畅,成员就无法正确理解和执行项目经理的意图,从而无法使项目顺利进行下去。

3. 满足团队成员对信息的需要 团队成员需要获得有关项目的更多信息以实施项目。这种对信息的需求只有通过组织内畅通的沟通渠道来实现。如果沟通的需要不能通过正式渠道得到满足,它必然会通过非正式渠道获取信息,从而产生信息失真。

4. 构建良好工作关系 信息沟通是人们用以表达思想、感情,并建立和改善人际关系的重要手段。良好的信息沟通,可以减少人与人之间不必要的冲突,改善人与人之间、人与组织之间的关系,并激发他们的工作积极性,在沟通过程中迸发出创意的火花。

总之,卫生项目沟通实际上主要承担两个职能:一是帮助支持项目成员完成项目目标;二是促使项目成员结合成一个统一的整体。

(三)卫生项目沟通管理过程

卫生项目沟通管理的对象是项目进展中的全部沟通活动。关键是确定利益相关者对信息与沟通的需求,主要包括谁需要何种信息、何时需要及应如何传递,以及保证及时与恰当地生成、搜集、传播、存储、检索和最终处置项目信息所需的过程。虽然所有的项目都需要交流项目信息,但信息的需求和分发方法却不大相同。

项目沟通贯穿了项目生命周期的始终。一般而言,卫生项目沟通管理的工作过程包括:卫生项目沟通规划、卫生项目信息发布、卫生项目执行报告和管理收尾(图12-2)。建立组织之间的沟通管理,有利于项目的整体协调和按预定目标交付项目成果。

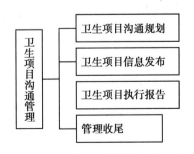

图 12-2 卫生项目沟通管理的工作

第二节 卫生项目沟通计划

卫生项目沟通计划(health project communication planning)是指对项目全过程的沟通工作,沟通方法以及沟通渠道等各个方面的计划和安排。编制沟通计划就是确定并记录分析项目利益相关人群所需要的信息和沟通需求,即确定谁需要信息、需要什么信息、何时需要以及信息分发的方法。并以此形成文件,作为沟通计划。毫无疑问,每个项目都需要充分的信息交流。项目沟通计划在项目早期阶段就应该完成。但是为了提高沟通的有效性,项目沟通计划应该根据项目实施情况和沟通计划进行定期检查,并在必要时加以修改。

一、编制卫生项目沟通计划的依据

(一)沟通需求

沟通需求是项目利益相关者的信息需求总和。确定项目沟通需求所需的信息包括:

1. 项目组织和项目利益相关者的责任关系。

2. 项目涉及的技术领域、部门和行业。

3. 项目所需的配备人员。

4. 项目组织与外部的关系。

5. 外部信息需求(如与媒体进行沟通)。

(二)影响项目沟通方式的因素

信息沟通的方式很多,采用何种沟通方式,主要取决于下列因素:

1. 对信息需求的紧迫程度 如果项目要求不断更新信息,可以采取一些沟通速度较快的沟通方式,如口头沟通或非正式沟通;如果项目对信息的需求不是很紧迫,就可以采用书面沟通或正式沟通的方式。

2. 沟通方式的可行性 某些沟通方式在特定的情况下可能是不适用的。如某传染病控制项目,制作了一些光碟准备发放,但因目标人群家庭贫困,缺乏DVD机及电脑等设备而搁置。

3. 项目团队成员的能力 根据项目团队成员的经验和能力来选择不同的沟通方式。

4. 项目本身的规模与内容 如果项目的规模小、工作量不大、生命周期很短,而且内容不复杂,一般可以选用传统的、人们习惯和便于实施的沟通方式;而如果项目规模大、生命周期长和内容复杂则需要采取一些先进而有效的项目沟通方式。

5. 项目的假设条件 在编制沟通计划时,未来的不可预测的一些情况,需要假设一些条件来代替并依此制订沟通计划。

二、卫生项目沟通计划的编制

在卫生项目沟通管理中,首要的工作是制订科学合理的卫生项目沟通计划。

笔记

项目沟通计划涉及项目全过程的沟通工作、沟通方法、沟通渠道等各个方面的计划与安排。编制项目沟通计划需要对项目利益者进行分析，了解他们对信息及信息沟通的需求。项目沟通计划是项目计划工作的一个组成部分，是一项贯穿于项目全过程的管理工作，需要根据实际情况进行定期的检查和必要的变更与续订。

（一）卫生项目沟通计划编制的准备工作

1. 收集与项目沟通计划有关的各种信息　在编制项目沟通计划之前，首先要完成收集、整理各种相关信息。

（1）项目沟通需求与内容方面的信息。在编制项目沟通计划之前，应通过对项目相关利益者的调查，了解他们对项目信息及信息沟通的需求，使项目沟通计划能够满足这些需求。

（2）项目沟通方法和手段方面的信息。在收集项目沟通信息需求的同时，还需要收集有关项目沟通方式、方法、手段和渠道等方面的信息，包括哪些信息需求需要使用口头沟通的方式去满足，哪些需要使用书面沟通的方式去满足；哪些需要使用面谈的方法，哪些需要使用会议的方法，哪些需要使用书面报告和报表的方法，哪些需要使用电子信息工具；哪些需要使用大众传媒，哪些需要使用组织内部的沟通渠道和媒介，等。这些信息必须收集齐全才能够制订出切实可行的项目沟通计划。

（3）项目沟通时间和频率方面的信息。在明确了项目组织的信息需求和沟通手段要求之后，还必须确定项目沟通的具体时间和频率。其中，项目沟通时间要求是指一次项目沟通所持续的时间长短，如某种会议一次开多长时间，项目沟通频率则是指同一种项目沟通多长时间进行一次，如某项目报表是季报还是月报，是旬报还是日报。同时要注意收集各种项目沟通活动是定期举行的，还是不定期举行的。如果没有项目沟通时间和频率的合理安排，项目沟通计划就不可能成为有用的项目管理计划。

（4）项目信息来源与最终使用者的信息。项目沟通计划的编制还需要各种关于项目信息来源和最终使用者方面的信息，这些信息涉及他们的义务和责任。需要回答谁是信息的生成者、谁是信息的发布者以及谁是信息的最终接受者等。

（5）项目沟通的各种限制和约束信息。制订项目沟通计划必须充分考虑这些项目沟通中的约束和限制条件，所以在制订项目沟通计划时需要收集这方面的信息。包括国家或主管部门对各种项目沟通活动的法律规定及规章制度、项目合同对项目沟通的规定和要求。在制订项目沟通计划中必须全面收集各种确定和不确定性的项目沟通限制条件，使项目沟通计划能符合实际情况。

2. 加工处理收集到的各种相关信息　人们必须加工和处理收集到的信息，以便使这些信息能够对项目沟通计划编制中的决策提供支持和服务。对信息的加工处理工作需要遵循准确、系统和可靠的原则。信息加工处理主要指整理、汇总和提取等工作，目的是去粗取精，去伪存真，由表及里，以便使信息能很好地为编制项目沟通计划服务。

3. 项目沟通需求的分析与确定　项目沟通需求的分析与确定是在上述项目沟通计划相关信息收集与加工处理的基础上，对项目各方面的信息需求所作的全面计划安排和决策。项目沟通需求是项目各利益相关者在项目过程中的各种信息需求总和。包括项目资助方、项目团队、目标人群、社区和政府部门等各方面对于项目的周期、进度、成本、环境影响、资源需求、预算控制、经费结算等各种信息的全面需求。在进行项目沟通需求分析时，需明确以下 3 点：谁需要什么样的信息；谁什么时候需要信息；如何将信息发给不同的人。

项目沟通需求的确定，涉及所需信息的内容、格式、类型、传递渠道、更新频率、信息质量要求等许多方面，必须确定的内容应包括如下几个方面：①项目组织管理方面的信息需求；②项目内部管理方面的信息需求；③项目技术管理方面的信息需求；④项目资源管理方面的信息需求；⑤项目实施管理方面的信息需求；⑥项目公众关系方面的信息需求。应特别注意项目团队、项目资助方和项目目标人群的信息需求，因为他们是项目成败的关键。

4. 项目沟通方式与方法的确定　在项目沟通中不同的沟通需求需要采取不同的沟通方式和方法，而不同的沟通方式和方法会直接影响到项目沟通中信息或思想传递的准确性、可靠性和完整性。因此在编制项目沟通计划的过程中，还必须依据对信息需求的紧迫程度、沟通方式的可行性、项目团队成员的能力和习惯、项目本身的规模与内容，明确各种沟通所需的方式和方法。

（二）卫生项目沟通计划的编制

在完成了上述项目沟通需求的信息收集、项目沟通需求信息的加工处理和确定，并选定了项目沟通方式、方法以后，就可以编制项目沟通计划了。编制项目沟通计划与一般的计划工作有许多相同之处，它同样需要确定项目沟通工作的任务、责任、时间、办法、应急措施和预算等内容。一般而言，项目沟通计划编制的结果是给出一份项目沟通计划书。卫生项目沟通计划书一般包括如下内容。

1. 信息收集和加工处理方法的规定　这是根据项目沟通的需求确定的有关项目沟通中的信息收集与加工处理的任务和方式方法的规定。项目沟通计划中相关的规定应包括信息的结构、信息收集和存储的分类、信息收集和加工处理的程序与步骤、信息更新和修订的办法与步骤等。

2. 信息存贮和使用方法的相关规定　这也是根据项目沟通需求确定的，但它是专门针对项目信息的存储和使用方法的相关规定。项目沟通计划中相关的规定应包括：信息存储的格式、内容和方法等方面的规定，信息使用的权限和保密等方面的规定，信息传递中的规定和要求等。

3. 信息的收集和处理的归档格式规定　项目沟通计划书中要规定采用何种格式去收集和存储项目沟通所需的各种不同类型的信息、采用何种文档化管理的办法对已经发布的信息进行管理和保持，以及这些工作的基本程序和方法等。

4. 信息的发布格式与发布权限的规定　项目沟通计划书中还需要规定出各种信息的流向、信息的最终用户和信息发布的权限以及各种不同类型信息的发布方式等。项目信息发布格式与权限的要求和项目组织结构图所表述的权限、责任要一致。

5. 对所发布信息的规定和描述　卫生项目沟通计划书中还要对发布信息进行必要的规定和描述，这包括所发布信息的格式、内容、详尽程度，信息的来源，信息生成时参考的文献,信息相关术语的定义,获得信息的方法,信息存储的要求等。

6. 卫生项目沟通活动的时间和行动方案　在项目沟通计划书中还须安排和规定出各种项目沟通活动的时间与具体行动方案。例如,有关项目会议的时间和行动方案、有关项目管理规章制度发布的时间和行动方案、有关项目绩效报告的编制和上报时间与行动方案等。

7. 卫生项目沟通活动的预算安排　项目沟通活动需要耗费资源,因此项目沟通计划书也应包含开展项目沟通活动所需的资源和资金预算的计划安排。

卫生项目沟通计划可以极其详细,也可以十分简要。例如,在章前案例中,项目管理者制订出针对不同利益相关者的项目沟通计划(表12-1)。

表12-1　卫生项目沟通计划示例表

沟通对象	内容	时间	频率	方法	责任人	备注
项目资助方	项目进展情况	项目启动的第3个月开始	季报	项目绩效报告	项目经理	
	……	……	……	……	……	
项目经理	项目进展情况	项目启动的第2个月开始	月报	项目报表	李某某	
	……	……	……	……	……	
项目团队成员	项目进展情况	项目启动开始	1次/月	电话或电子邮件	张某某	
	……	……	……	……	……	
目标人群	项目进展情况	项目启动第3个月开始	双月	项目简报	张某某	
	……	……	……	……	……	
项目合作伙伴	项目进展情况	项目启动第2个月开始	双月	电话或会议	张某某/项目经理	
其他相关机构	项目进展情况	项目启动第3个月开始及结束时	双月	项目简报和信息发布会	张某某	
……	……	……	……	……	……	

第三节　卫生项目的有效沟通

一、卫生项目沟通中的主要障碍

在实际的卫生项目沟通过程中,沟通过程中的每一个环节都有可能造成信息的丢失。由于卫生项目具有临时性的特点,项目团队可能聚集了一些相互之间以前并不熟悉的成员,这无疑会增加项目早期沟通失误的可能,加上项目涉及的不同学科及所使用的专业术语,又会加剧沟通的难度。要实现有效的沟通,就必须识别并排除沟通过程中可能存在的障碍。沟通中的障碍大致可以分为3类:信息传达过程的问题、信息编码问题及沟通参与者本人的问题。

1. 信息传达过程的问题　信息传达过程中,嘈杂、吵闹的环境会使沟通的正确性降低。沟通方式不当及由于沟通层级过多,造成的时间过长,信息失真,均会降低沟通的有效性。如章前案例,当项目点变更后,项目团队在第一时间与资助方进行了电话沟通,信息层层传递到项目助理、项目经理、项目高层管理者后,沟通的效率就降低了。

2. 信息编码问题　同样的词汇对不同的人来说含义是不一样的。语言的含义并不在语言中,而在说话者的心中。一般而言,年龄、教育和文化背景是这方面的 3 个最主要的影响因素,它们影响着一个人的语言风格以及对词汇的界定。另外,专业分化使得专业人员发展了各自的行话和技术用语,可能导致沟通的参与者对此产生不同的理解,限制了沟通的有效性。例如某省一个艾滋病防治项目,社区普通人群的参与式培训是项目主要活动之一。培训者在介绍抗病毒治疗时,使用了病毒载量、CD4 细胞等大量专业术语,听众理解不了。经过调整,使用通俗的语言解释和替换了这些专业术语后,培训达到了预期的效果。

3. 项目参与者本人的问题　通常人们认为项目参与者就是项目团队成员,其实从整体影响出发,站在更加广阔的沟通角度看,项目参与者包含了更多的项目关系人,如项目资助方、项目经理、目标人群、政策制订者、项目合作伙伴等。他们的需要、态度、情绪、地位、背景和立场等均对沟通产生影响。如某卫生项目由于项目需要,外聘了一位从事临床工作的医学专家到社区培训妇科病筛查技术。由于该专家本身更重视治疗而对预防控制关注较少,培训过程中虽然按计划完成,但预防的作用没有得到强化,对项目目标的实现产生了一定的影响。

二、卫生项目中的有效沟通方法

知识拓展

积极有效地倾听

积极主动地倾听,是最重要的沟通技巧之一。可以有效地提高沟通效率。积极地倾听应做到以下几点:

1. 目光接触,既集中了注意力又联络了感情,还表明你的诚意、直率和坦诚。

2. 恰当使用肢体语言。表情要丰富,展现赞许性的表示。这可以向说话的人表明你在倾听,而且明白对方的真实含义并乐意进一步听下去。

3. 要听懂弦外之音。不仅要听到人说了些什么,还要看他是怎么说的,这样才可以获得更多的信息。

4. 适时合理地提问,一个好的聆听者会分析自己所听到的信息和思想内容,并适时合理地向对方提出问题。

5. 正确有效的复述,按照你的理解把对方的话重复一遍,确保你已听懂他人的意思。

6. 避免随便打断对方。

沟通问题是很多项目失败的根本原因。日常工作中出现的沟通失误可关乎项目的成败。项目团队如何在项目环境中有效沟通,需要注意以下事项:

(一)建立良好的沟通环境

有效的项目沟通,首先必须充分认识到沟通中的困难,不要简单指望自己发出去的信息会完全地被对方接收和理解。项目沟通各方之间关系的好坏会直接影响到沟通的有效性。在项目沟通管理中,应该以项目目标为核心,在项目各利益相关者之间建立和维护良好的工作关系,即把项目各利益相关者整合在项目目标之下,避免他们片面追求自己的目标,并因此而损害项目的整体目标。必要时可对部分利益相关者进行项目管理方面的培训,促进他们在项目工作中的有效沟通。随着社会的发展,卫生项目变得越来越复杂,需要多专业、多部门合作才能完成。在卫生系统内部,多专业、跨学科形成的项目团队也变得更加常见,如在儿童保健、心理卫生、临床服务等。如果没有充分有效的沟通做基础,很难实现项目既定目标。

(二)履行自己的沟通责任

信息的发送方有责任正确地进行信息编码,选择正确的沟通媒介,发送完整、准确的信息,并有责任确认信息已经到达接收者并被接收者正确理解。

信息的接收方有责任完整接收信息,对信息进行正确解码,并把自己接收和理解的情况及时反馈给发送方。

如果沟通中出现了问题,要首先从自己方面找原因,人们比较容易将错误归结于别人,但这往往无助于解决问题。相反,如果每个人都能首先从自己身上找原因,就会在相互沟通的各方之间形成一个良性循环,使沟通的效率与效果不断提高。例如,在世界卫生组织实施的结核病防治项目中,对发现的传染性肺结核病人施行直接面视下服药的全程督导管理是项目的核心内容之一。然而,该项目的执行在许多地方却存在执行难以普遍落实的情况,一个主要的原因是医生认为,向病人介绍了抗结核药物的使用方法后,是否服药就是病人自己的事了。事实上,部分病人并不知道自己应该服用多长时间的抗结核。该案例中,医生有责任明确病人是否准确理解和掌握了项目信息。

(三)使用双向沟通

有效的交流只能在全体成员有活跃的双向交流气氛时才能体现,所以必须改变传统的单向、由上而下的传达方式,建立灵活的双向沟通机制。通畅的沟通渠道是顺利实现双向沟通的保证。如某一民族社区开展的妇幼卫生项目,拟提高孕产妇的住院分娩率。项目假设了该社区的群众住院分娩的障碍是经济因素和保健知识的缺乏,于是提供贫困孕产妇住院分娩补助及发放宣传材料开展社区动员。但是该项目没有取得预期的效果,原因是项目没有倾听社区的声音,了解社区的实际情况。事实上,该社区存在出门看日子的民族风俗,这个风俗对产妇临产前出门住院同样产生影响。

(四)使用"反馈"作为沟通质量控制的重要手段

沟通作为一个信息发送与接收的过程,如同生产过程一样,需要进行质量控制,以保证产生出令人满意的结果。及时反馈既是双向沟通的重要保证,又可作

笔记

为沟通质量控制的重要手段。通过反馈，可以知道信息接收者有没有收到信息，有没有以及在多大程度上理解了信息的内容，所作出的理解与发出者的本意之间有没有差别，如果有，差别有多大。如果反馈表明，沟通结果不能令人满意，就需要及时采取补救措施。

（五）运用灵活多样的沟通方式

项目沟通应该以多种形式进行，包括正式的、非正式的、书面的、电子的、口头的等。正式的、书面的沟通是非常重要的，但仅有这些却是远远不够的。项目各利益相关者之间，尤其是项目团队内部，还需要大量的非正式的、口头的沟通。当今，电子网络的发展为项目沟通提供了必要的条件。可以为项目建立一个专用的网站或聊天群，公布有关的项目信息，寻求项目各利益相关者对项目的反馈意见等。如章前案例中，除会议和定期项目简报、项目进度报告、备忘录等沟通形式，项目经理还创建了一个 QQ 群，为项目团队内部成员的沟通提供平台，后期资助方也加入了该 QQ 群，有时会询问一些餐饮、气候、购物等方面的非项目信息。

（六）重视并做好项目利益相关者的分析与管理

1. 高层管理者的沟通管理　项目中与高层管理者进行有效沟通的第一步是理解沟通对象。沟通对象的不同，决定了沟通的方式和方法的差异。在项目中与高层管理者的沟通，主要就是项目成员要理解管理者对项目的期望，要执行理解高层管理者的指示和指令，并确保指示得以执行，并确定高层管理者什么时候希望看到什么形式的结果报告。

项目成员在执行指示和指令之前，必须正确地理解指示的含义。一般来说，任何来自管理者的指示都可以划分为 3 个基本成分：需要做什么；如何来做；何时必须完成任务。在与高层管理者进行沟通时，要确保指示中的这 3 项要素清晰明了。在不少情况下，任务中"什么"与"何时"两个成分是明确的，下属常常要做的是在"如何做"方面花费精力。对于项目成员来说，要在一定范围内提出自己的意见，在资源方面与高层管理者获得一致意见。

2. 与目标群体的沟通管理　除了与高层管理者的沟通外，与目标群体的沟通也是项目成员重要的工作。在很多情形下，项目成员需要亲自通过电话或其他通信手段与目标群体进行联系沟通，这种联系沟通一般涉及以下内容：目标群体对服务的要求；目标群体对项目或服务的抱怨等。项目人员必须理解目标群体的问题，并采取行动来解决问题。如社区卫生服务项目，项目经理应注重与目标群体的沟通，倾听服务利用方对卫生服务的需求及利用存在的障碍，才能改进卫生服务，满足群众的需求。

3. 与项目资助方的沟通管理　一般而言，卫生项目资助方对于项目会以项目协议的形式作出明确的要求，但项目团队难免会碰上协议条款中没有规定的问题，如何解决问题并得到资助方的理解和支持，必须同其进行有效的沟通。上述与高层管理者的沟通管理同样适用于此。此外还需关注资助机构的愿景、文化差异等，项目经理需清楚涉及跨文化的沟通。

笔记

（七）组织高效的项目会议进行沟通

项目会议沟通是卫生项目沟通管理的一个十分独特的部分，同时它也是项目利益相关人群沟通与协调的重要方式，利益相关人群之间通过项目会议沟通了解项目的进展、协调各方利益、对各种重要变更作出决策、对各种管理计划进行更新。为确保会议沟通的有效性，必须做好项目会议的管理。会前应提前选择和布置好项目会议场所，并确定项目会议的议程；精心选择与会者，选择的最佳原则是少而精，控制会议规模，仅邀请必需人员参加。提前发放会议通知，目的是便于参与者安排自己的工作，有准备、按时参加会议。按时开会，按时结束，控制会议进程，不拖拉。会议中坚持会议主题，与会议议题不相关的问题，不在会议上讨论。项目会议结束之后应尽快整理出会议记录，并在一定的时间之内分发项目会议的结果和项目会议纪要文件。

第四节　项目冲突

一、冲突概述

冲突（conflict）是两个人或两个以上的团体或组织在某个争端上所产生的纠纷。对于冲突的看法，存在着两种观念。传统的观念认为冲突是无益的，会影响正常的群体活动和组织的秩序与效率。目前，人们改变了对冲突的看法，认为冲突是项目组织不可避免的，而且适度的冲突能使项目组织保持旺盛的生命力和积极创新的态度。

二、项目冲突管理

项目冲突管理（project conflict management）是指识别冲突、分析冲突并解决冲突的过程（图 12-3）。项目冲突管理的作用是引导项目冲突的结果向积极的、合作的、而非破坏性的方向发展。在这个过程中，项目经理是解决冲突的关键，他的职责是在项目冲突发生时，分析冲突的来源和强度，并运用正确的方法来化解冲突。

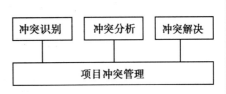

图 12-3　项目冲突管理的过程

（一）项目冲突的识别

认识冲突的起因和来源有助于更好地解决冲突。项目冲突的识别就是分析项目冲突的来源。常见的冲突来源有：①管理程序上的冲突，来源于项目应如何管理，也就是项目经理的责任、权限等；②技术意见和性能权衡上的冲突；③资源分配的冲突；④进度计划冲突，冲突可能会来源于对完成工作的次序及完成工作所需时间长短的意见不一；⑤费用冲突，项目实施进程中，经常会由于工作所需费用的多少而产生冲突；⑥项目优先权的冲突；⑦个性冲突。

卫生项目中常见的冲突有：

（1）人力资源的冲突：卫生项目成员很多情况下是来自其他职能部门或者支

持部门,这些人需要接受本部门的调度,而这些部门很有可能为多个项目提供人力资源支持。因此,在人力资源的调配和任务的分配上会出现冲突。

(2)进度冲突:这往往与支持部门有关,项目经理对这些部门只有有限的权力甚至无权进行控制,但是他们对工作优先权的考虑往往存在着差异。例如,基于社区的卫生项目,往往要取得社区的支持,但是一件对项目经理来说十万火急的事,在社区支持部门处理时却只是较低的优先级,他们会说,健康固然重要,但是我们当前的首要任务是发展经济,资源的分配也要优先满足这一要务,项目进度会因此受到很大影响。

(3)个性冲突:这种冲突经常集中于个人的价值观、判断事物的标准等个性差别上,这并非是技术上的问题。加之卫生项目往往涉及多个部门多个领域的活动,很多项目成员也来自不同的专业领域,他们的工作方式也迥然不同,往往加剧个性冲突。

(二)项目冲突的分析

为了进行有效的管理,使项目经理能够预见到冲突的出现,了解冲突的性质,从而了解冲突的负面影响,项目管理专家把项目冲突和项目的生命周期结合起来,主要研究两个问题:①在项目生命周期中主要冲突的平均强度;②在项目生命周期的特定阶段冲突的强度。

1. 项目生命周期中主要冲突的平均强度 项目进程中冲突源的平均冲突强度,从大到小依次为项目进度冲突、优先权冲突、人力资源冲突、技术冲突、管理冲突、队员个性冲突和成本费用冲突(图 12-4)。项目进度冲突强度最大,而队员的个性冲突、费用冲突通常被项目负责人认为是较低强度的两种冲突。

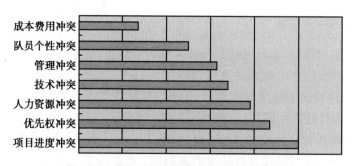

图 12-4 项目进程中冲突源的平均冲突强度

2. 项目生命周期不同阶段冲突的变化 在项目生命周期的不同阶段,以上这七种冲突的强度也不尽相同。如果项目经理理解了项目冲突的来源和不同项目阶段冲突的主要原因,冲突的性质和冲突的强度,就很可能避免或减少潜在冲突的有害方面。有学者就工程项目生命周期每一阶段冲突的频率与冲突的重要程度进行了统计(图 12-5)。

在卫生项目生命周期的不同阶段,冲突源和冲突强度也是不同的。如某省卫生厅获得国际人口服务机构的资助,拟开展一项加强农村卫生服务建设的项目。卫生厅让曾经负责过国际项目的李处长负责此项工作。然而,李处长却由于之前的项目工作正处于收尾阶段,一直不能全身心地投入该项目工作,以致出现了差错。后来经过人员调整,解决了这一人力资源的冲突。再如,随着项目的进展,团队成员在项目实施中的个性冲突却逐渐显现出来。项目经理需要进行详细的分析并提前采取防范措施。

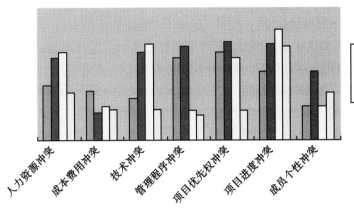

图 12-5　项目生命周期中各冲突强度的分布图

(三)项目冲突的解决

项目通常处于冲突的环境中,但冲突并不可怕,如果处理得当,反而能促进项目工作的完成。冲突能帮助项目团队尽早发现项目所存在的问题并引起有关人员的注意;冲突有利于项目团队的建设,能激发团队成员进行讨论,这样形成一种比较民主的工作氛围,从而促进项目团队的建设,从而实现项目创新。

1. 解决冲突的 6 种基本策略　冲突管理就是创造性地处理冲突的艺术。虽然导致冲突的因素多种多样,且同一因素在不同的项目环境及同一项目的不同阶段会呈现不同的性质,但是,解决各种各样的冲突,还是有一些常用的方法和基本策略。

(1)回避或撤退:回避或撤退的方法就是让卷入冲突的项目成员从这一状态中撤离出来,从而避免发生实质的或潜在的争端。采用回避方式的效果一般不大,因为这种方式未触及冲突的根源。冲突可能依然存在,只不过被群体间的相互交往掩盖了,这种方法可能会使冲突积累起来,当被回避的冲突在另一个地方或时间再次出现时,冲突可能会加剧。

(2)竞争或强制:这种方法的实质就是"非赢即输",它认为在冲突中获胜要比勉强保持人际关系更为重要。这是一种积极的冲突解决方式,冲突越厉害,就越容易采取这种方式,一方的获胜以另一方的失败为代价。但是,这种方法也存在一些弊端,可能会导致团队成员之间产生怨恨,恶化工作环境。

(3)缓和或调停:"求同存异"是这种方法的实质,通常的做法是忽视差异,在冲突中找出一致的方面。这种方法认为,团队成员之间的关系比解决问题更为重要,强行解决问题可能会伤害团队成员之间的感情,降低团队的凝聚力。尽管这一方式能缓和冲突,避免某些矛盾,但它并不利于问题的彻底解决。

(4)妥协:这是一种通过协商使冲突双方在一定程度上获得满意的折中方法,以权衡和互让为特征。当冲突双方势均力敌时,妥协也许是较为妥当的解决方式,妥协是为了寻求一种解决方案,使得各方在离开时都能够得到一定程度的满足,但是这种方法并非永远可行。有些人认为妥协是一种"平等交换"的方式,能够导致"双赢"结果的产生;另一些人认为妥协是一种"双败"的结果,因为任何一方都没有得到自己希望的全部结果。

(5)正视:这种解决问题的方法是冲突的各方面对面地的沟通,尽力解决争端。此项方法应当侧重于解决问题,而不是变得好斗。它既要求有效地解决问题,又要求维持良好的人际关系。是一种解决冲突的有效方式。

(6)防范:这种方法的本质是防患于未然,项目经理在充分分析冲突源和冲突强度的基础上,最大可能的减少冲突的发生及其负面影响。

有学者通过对项目负责人解决冲突方法进行调查,总结出冲突解决模式的使用情况(图12-6)。防范方式是每个项目经理都采用的方法,正视方式也是比较常用的解决方法,70%的项目经理喜欢这种冲突解决方式;其后是妥协方式,然后是缓和方式,最后是竞争和回避方式。可见,项目经理经常使用的是防范、正视和妥协的解决方式。

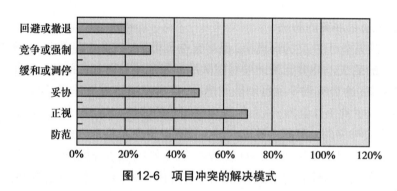

图12-6 项目冲突的解决模式

2. 项目中的冲突管理

(1)加强沟通,培养团队精神,形成有益的项目文化氛围。通常,工作范围内的冲突都可以接受,但实际上项目经理往往很难把握该何时介入冲突调解之中,因为人的外在行为有时并不一定能反映其内心世界。例如,一个小组成员在与项目经理发生冲突后,最终可能会表现出服从,但内心可能是完全的反对与不支持,甚至在以后的工作中表现为消极应付。从根源上说,在日常工作、生活中创造出一种和谐、愉悦的项目文化氛围,培养出正确的工作态度与冲突理念,有助于利用冲突的有利面,抑制冲突的不利面,实现冲突的有效管理。

(2)深入分析可能的项目冲突源,减少有害冲突的发生。对于前述项目生命周期中的冲突分布,项目经理必须了解,并能在事前通过计划对可能发生的冲突予以考虑或安排处理方案。

(3)正确对待冲突。既然冲突是不可避免、也必不可少的,就应当将其保持在适当的水平,既不能过高、过多,也不能过少,使组织缺乏必要的生机与活力。项目经理必须善于引导、刺激,甚至制造矛盾,让团队成员在现实中保持进取心,保持清醒的头脑,为项目积极出谋划策。当冲突发生后,项目经理要善于根据冲突的程度,采用不同冲突解决模式的组合,防止冲突的激化。一般而言,只要冲突限于工作范围内，不带有强烈的个人爱憎、喜恶、中伤、攻击等倾向，就是可以接受的。如果冲突由最初的工作转移到私人之间，或带入私人生活中，这时项目经理就必须介入。

（4）冷静面对冲突项目。冲突发生时，项目经理要做的第一件事就是保持冷静。切不可轻易卷入冲突。更不能感情冲动，甚至失去理智，随意压制冲突，其结果只能导致冲突的进一步恶化。冷静并不意味着沉默，冷静是为了让头脑在高度清醒状态下作出有效的决策。只有保持冷静的头脑才能对冲突进行细致的调查和分析，抓住冲突的要害，从而提出有效对策或采取有效解决方式。

（5）原则性与灵活性相结合。虽然大多数项目经理都认为正视是最有效的解决冲突办法，它不会为未来的工作生活留下太多"后遗症"。然而，现实中正式冲突并不易于操作，它需要项目经理掌握较多的沟通技巧和策略，将原则性与灵活性相结合，讲求一些变通与灵活，这会大大有助于冲突的解决。

知识拓展

冲突管理中的第三方干预

如何解决冲突？无论是解决个人之间还是解决部门之间的冲突，往往需要有第三方的干预。冲突解决的第三方包括3种不同角色，即调解者、仲裁者和干预者。调解者不控制冲突的最终结果而只对冲突双方提供建议，仲裁者则能控制冲突的最终结果。干预者虽然不能控制冲突的最终结果，但不一定像仲裁者那样作出最后裁决，也不支配最终结果。

第三方用来调解冲突的四种基本策略包括：强制，采用给予惩罚相威胁的方式迫使冲突双方让步或达成一致；补偿，允许给予冲突双方某种奖励或利益使双方让步或达成一致；整合，使双方各让一步达成双方基本满意的协议，又称双赢式协议；无行动，即由冲突双方自行解决，第三方不加干预。

本 章 小 结

1. 沟通就是信息的交流，沟通交换的是信息和思想。有效的项目沟通是确保项目信息合理收集、传输和处理所需而实施的一系列过程。卫生项目沟通涉及信息、思想和情感的沟通，在沟通中要懂得运用有效的沟通技巧。卫生项目沟通管理是指为了确保项目信息的合理收集和传递，对项目信息的内容、信息传递方式、信息传递过程等进行的全面管理活动。为此需要在项目沟通需求分析的基础上编制项目沟通规划。在进行项目沟通需求分析时，需明确以下3点：谁需要什么样的信息；谁什么时候需要信息；如何将信息发给不同的人。并据此实施项目信息的收集、加工、处理及发布。项目沟通计划书的内容一般包括如下内容：信息收集和加工处理方法的规定、信息存贮和使用方法的相关规定、信息的收集和处理的归档格式规定、信息的发布格式与发布权限的规定、对所发布信息的规定和描述、项目沟通活动的时间和行动方案、项目沟通活动的预算安排、修订项目沟通计划书的规定、计划的约束条件与假设前提条件。

2.冲突是两个人或两个以上的团体或组织在某个争端上所产生的纠纷。冲突是不可避免的。适度的冲突能使组织保持旺盛的生命力和永不满足、坚持创新的态度。项目冲突管理是指识别冲突、分析冲突并解决冲突的过程。解决项目冲突的六种基本策略是防范、回避或撤退、竞争或强制、缓和或调停、妥协、正视。

关键术语

沟通 communication

卫生项目沟通管理 health project communication management

沟通计划 communication planning

冲突 conflict

项目冲突管理 project conflict management

讨论题

1.下面两种关于冲突的解决方式,你支持还是反对,为什么?

(1)如果你和项目团队中的另一个成员因为工作发生了冲突,为了维护和谐的工作环境,应该采用妥协的冲突解决方式。

(2)项目经理在某项工作任务的成本预算中与成员小王发生了分歧,小王应该采取回避的方式。

2.在本章案例的沟通管理中,你认为还存在哪些问题?该如何完善?

思考题

(一)填空题

1.项目沟通管理是指为了确保项目信息的合理收集和传递,对____、____、____等进行的全面管理活动。

2.非语言沟通包括____、____和____沟通。

3.采取何种沟通方式,取决于____、____和____因素。

4.针对项目利益相关人群沟通需求分析,主要包括____、____、____、____。

5.卫生项目沟通管理的作用有____、____、____、____。

(二)选择题

1.从潜在的冲突中解脱出来的解决方式是

    A.妥协   B.缓和

    C.竞争   D.回避

笔记

2. 现代的观点认为冲突

    A. 是破坏性的

    B. 如果处理得当，可能是有益的

    C. 可能是有异议，但取决于和谁发生冲突

    D. 以上皆是

3. 项目经理最常用的冲突解决方式是

    A. 正视　　　　　　　　　　B. 缓和

    C. 竞争　　　　　　　　　　D. 回避

4. 非正式沟通的优点是

    A. 灵活方便　　　　　　　　B. 约束力较强

    C. 速度慢　　　　　　　　　D. 可以使沟通保持权威性

5. 项目经理不可以通过以下哪项促进项目沟通

    A. 运用多种沟通渠道　　　　B. 进行信息的追踪与反馈

    C. 回避　　　　　　　　　　D. 主持有效的会议

（三）简答题

1. 卫生项目沟通的原则有哪些？

2. 项目沟通计划应包含哪些内容？

3. 卫生项目实施过程中，通常有哪些冲突？

4. 卫生项目中的有效沟通方法有哪些？

5. 简述项目冲突的6种基本策略。

（四）问答题

为使会议有效，召开或主持会议的人在会前应采取哪些措施？

（黄　莹）

笔记

第十三章

卫生项目集成管理

学习目标

通过本章的学习,你应该能够:

掌握 项目集成管理与项目集成计划的概念;项目集成的基本原理;项目要素集成的方法。

熟悉 项目集成管理的主要内容和特点;卫生项目集成管理特点;项目集成计划制定工作的主要内容;项目集成计划执行与控制管理工作的主要内容。

了解 项目集成管理的作用;项目集成计划的作用。

章前案例

为了落实省卫生厅提出的在明年年底前完成全省基层卫生院全科医生的培训工作,东方市卫生局在 5 月初成立了以科教处马处长为组长的本市全科医生培训项目工作组,并要求项目组在 5 月底前提出可行的计划方案。该项目的财政预算资金为 100 万元,全市约有 200 名医生要参加培训,全科医生的培训时间要有 12 个月,要求培训结束后的省统一考试通过率达到 95%以上。

根据以上项目的目标要求,项目组成员分别进行了本项目的范围、时间、成本和质量的初步计划。在进行初步计划汇总讨论时,马处长发现了其中的主要矛盾。如果按初步方案提出的全程集中到市所在地培训,质量和时间都能很好保证,而且便于监管,但培训费用要超出预算的 20% 以上;如果分散到县所在地培训,费用能够节省很多,时间也应该没有问题,但质量保证的工作不好做。如何解决这个矛盾,马处长想到了项目集成管理中的要素计划分步集成法。根据这个方法的要求,项目组首先对立足于市或县的培训方案分别进行质量分析与求证,确定可行的质量层次目标,按质量层次对其他要素进行反复计划集成,最终形成了市县结合的各方面要素要求都能达到的可行的培训计划方案。

第一节 概　述

项目的集成(project integration)是指在项目的计划阶段对项目的各个方面进行综合考虑和统筹安排的过程。项目集成管理(project integration management)

笔记

是项目管理中的一项系统性、整体性、综合性和全局性的管理活动,它是根据项目全过程各项活动、项目各专项管理和项目利益主体的要求与期望等方面的配置关系而展开的一项集成性的管理工作。在项目的实现过程中,项目的很多方面存在着"明确"和"自在"的关联与影响。例如,一个项目范围如果发生改变,通常会直接造成一个项目的成本发生变化。这种项目实施与管理活动之间的相互影响和关联,要求在项目管理中必须充分、积极地开展项目集成管理。通过项目集成管理对项目的各种实施与管理活动和目标进行协调与控制。

一、项目集成管理的概念

项目的集成管理是指为确保项目各项工作能够有机地协调和配合所开展的综合性和全局性的项目管理工作。它包括为达到甚至超过项目相关利益者要求和期望,去协调各种相互冲突的项目目标,去选用最佳或满意的项目备选行动方案,以及集成控制项目的变更和持续改善项目工作与方法等方面的内容。项目的集成管理,从本质上就是从全局的观点出发,以项目整体利益最大化作为目标,以项目各专项管理(包括:项目时间管理、项目成本管理、项目质量管理、项目采购管理等)的协调与整合为主要内容,所开展的综合性管理活动与过程。

二、项目集成管理的原理和主要内容

根据项目管理的目标要求,在项目目标实现过程中要求项目整体价值最大化和项目价值分配合理化;另一方面,项目各项活动之间以及项目的各要素之间也存在着配置关系。这两个方面是项目集成管理展开的基本依据,也是项目集成管理的原理所在。

项目集成管理的主要内容包括项目集成管理的主要方面和项目集成管理的主要工作。

项目集成管理如果从总体方面集成,主要体现在以下3个方面:

1. 项目全过程活动的集成管理 这是人们按照项目全过程各项活动的配置关系对它们所进行的集成管理,以防止项目活动缺少、脱节、乱序、错误,从而保证项目目标的实现。

2. 项目全部要素的集成管理 这是指按照项目各专项管理之间的配置关系对它们所开展的集成管理,以防止人们只考虑单方面的最优而造成项目整体的巨大损失,使项目整体利益实现最大化。

3. 项目全体相关利益主体要求与期望的集成管理 这是指对于项目相关利益主体的不同要求和期望,按照项目价值最大化和项目价值分配合理化的基本原则所进行的集成管理。这可以防止由于项目相关利益主体之间的利益和要求的冲突而造成项目的损失或失败。

项目集成管理如果从周期阶段方面集成,则不同阶段的集成管理重点是不一样的。在项目启动阶段,项目集成管理的重点在于项目目标的集成,通过对风险与收益要素的集成确定项目的成果目标;在项目计划阶段,项目集成管理的重点是项目各专项要素计划的集成;在项目的实施阶段,项目集成管理的重点是项

笔记

目要素变更后的集成，以及在实施过程各个方面管理的协调；在项目的收尾阶段，项目集成管理的重点是产出物验收和档案方面的集成。

项目集成管理的主要工作：

1. 项目集成计划的制订　这是一项综合考虑项目各种专项计划工作结果（如工期进度计划、质量计划、成本计划、采购计划等），通过综合平衡编制出能够协调和综合各个专项计划的项目集成计划（或叫综合计划）管理工作。

2. 项目集成计划的实施与控制　这是将项目集成计划付诸实施，保证项目集成计划完成，保证项目整体目标实现，使项目集成计划转变成项目产出物的项目管理工作和过程。这一个工作是一项贯穿项目全过程的综合性和全局性的项目实施与控制工作。

三、项目集成管理的特点

项目集成管理的主要特点是由这种管理的综合性和全局性所决定的。由于项目集成管理涉及项目各项活动、项目各要素、项目利益主体的各种诉求之间的协调与整合，在管理的很多方面不同于某一专项管理。与项目专项管理比较，项目集成管理的主要特点有：

1. 基于配置关系的协调管理　项目集成管理是基于项目各方面特定配置关系的一种综合性和全局性的管理工作，这是其最为主要的特点。所谓的"配置关系"是指项目的主体利益诉求与目标之间、目标与产出物之间、各项活动之间、项目各要素之间等的相互匹配关系，这是一种客观存在的匹配关系。人们只有依此匹配关系去开展项目集成管理，才能实现项目各方面的协调，才能减少项目的矛盾与冲突。

2. 基于优化处理的系统管理　项目活动是一种系统化的活动，这就要求项目的各个方面之间关联成一个有机整体，从而发挥出系统的力量。项目集成管理就是按照这样的要求展开的管理活动，其目标是要把项目的各个方面集成一个有机的系统整体。在集成管理过程中，要对项目系统的各个方面进行优化处理，以实现系统的整体优化。一个没有进行优化处理的项目系统，就不可能成为一个统一协调的系统。所以说，集成管理是一种基于全面优化的系统管理。

3. 基于内外统一的组织管理　项目活动由于受到内外部因素的影响，它是一种复杂多变的活动。在这种错综复杂的环境中，如果没有一个强有力的项目组织对项目活动实施统一管理，就会造成各自为政和漏洞百出的局面，从而影响项目目标的实现，项目集成管理的一个很重要方面就是要防止这种局面的出现。项目集成管理通过统一内外部关系、统一授权、统一计划与审批等实现组织的统一管理。如项目时间计划，只有经过集成后，由项目组织统一发布后才能生效。

四、卫生项目集成管理的特点

卫生项目集成管理有一般项目集成管理的特点，也有自身的集成管理特点。

笔记

卫生项目集成管理的重点在于项目的启动阶段,因为卫生项目通常都是解决问题型项目,因此通过集成方法达成对目标的统一和方法的选择显得尤其重要。在卫生项目的收尾阶段,卫生项目集成管理的重点在于对卫生项目的综合评价。很多卫生项目都有两个以上的子项目,而且这些子项目开展的时空都很有可能不一样,所以卫生项目的集成还要基于子项目相互协调的集成。例如一个由卫生系统主导的疾病防控项目,各级行政区域都可以有一个以上相关的子项目立项,其项目集成管理就首先要在子项目层面上进行集成。

五、项目集成管理的作用

项目集成管理的作用主要有以下几个方面:

1. 保证项目顺利进行 集成后的项目计划将更加完善,按照集成计划进行项目的实施,计划将得到更好的执行。也就是说,一个好的计划是项目顺利进行的基础,而好的计划都是集成管理的结果。通过项目的集成管理,势必会减少项目实施过程中的矛盾和冲突,矛盾和冲突的减少又能促使项目顺利进行。很难想象,一个矛盾重重和冲突很多的项目能够顺利进行。

2. 保证项目结果最优 项目系统各个方面有机协调的结果,是项目结果最优的前提。集成管理就是从系统和全局的角度分析和解决问题,努力使项目的各个方面协调配置与有机组合,从而保证项目结果最优。如果只进行项目的专项管理,不进行项目的集成管理,可能会造成项目的某一方面是成功的,而有的方面又会是有缺陷的,有缺陷的结果就不是最优的结果。

3. 保证项目总目标的实现 项目活动总是多目标的,项目的成功是指项目总目标的实现,而不是指单个目标的实现。项目的专项管理是保证项目单个目标的实现,只有项目的集成管理才能保证项目总目标的实现。项目的集成管理,就是使项目各个方面的目标合理化,并保证项目各个方面目标的实现,从而促使项目总目标的实现。无论是成果目标,还是约束目标,只要有其中某一方面的目标没有实现,项目都不认为成功。如果不进行项目的集成管理,项目目标在实现过程中就会顾此失彼,也就很难保证项目总目标的实现。

案例 13-1

计划不周的后患

滨海区有一家等级为三乙综合性地方医院,建院时间较长,随着该区经济的发展和人口的增长,医院的硬件已经满足不了医疗的需求,况且,在该区还有一家更大的综合性医院在两年前就已经开工建设了。于是,在年前该院决定进行全面内部装修,而且要求营业照常,装修的计划时间为半年。

对于在营业中的医院实施内部装修,其工程受到各方面的影响较大,在项目开工前一定要对成本、工期、质量、风险等方面进行集成计划,但该院的基建办公室没有这样去做。装修公司在做工程方案时,主要考虑的是工期。于是装修开始后,医院就成了一个大工场,医生与患者叫苦连天。在这期间,很多患者为了免受这种装修干扰,只好到其他医院就诊。半年时间过去了,室内装修虽然完成了,但装修所带来的后遗症还不少,如室内空气不好等。而且该区的新医院也已经开张。于是,原来在该医院就诊的很多患者都流失了。

第二节 项目集成计划的制订

项目集成计划在有的项目管理教材中也被称为项目主计划(main plan)或叫项目综合性计划,它是一个项目的全面集成性计划。项目集成计划(project integration plan),是指通过使用项目其他专项计划过程所生成的结果(即项目的各种专项计划),运用集成和综合平衡的方法所制订出的,用于指导项目实施和管理的集成性、综合性、全局性、协调统一的集成计划文件。它是项目集成管理的依据和指导性文件。

一、项目集成计划的定义和作用

在项目管理中,计划工作是最为重要的一环。项目管理中有很多计划工作,从项目的进度计划到项目的资源计划和项目沟通计划,都是项目管理中重要的计划工作。但是,项目管理中最为重要的计划管理工作是项目的集成计划的制订工作。

（一）项目集成计划的定义

项目集成计划是一种先用于指导项目专项计划制订,后通过使用项目各个专项计划工作所生成的结果,运用集成和综合平衡的方法所制订的,用于指导项目实施和管理控制的集成性、综合性、全局性的计划文件。通常,这种集成计划的编制需要通过多次反复的优化和修订才能完成,其工作贯穿于项目规划阶段的始终。根据项目集成计划的作用,项目集成计划可分为用于指导项目专项计划制订的初始集成计划和用于指导实施的最终集成计划。

（二）项目集成计划的作用

在项目集成计划工作中,通过反复优化而编制出的项目集成计划的主要作用有如下几个方面:

1. 初始计划是专项计划制订的纲领 项目集成的初始计划是根据项目相关利益主体要求的优先序列和项目要素间的匹配关系,对项目专项计划的总体方面和相互关系进行的一种限定性的安排。它对项目专项计划的编制要求和有关的总量范围进行了相应的规定,因此,初始计划对项目专项计划的制订有纲领性的作用。

2. 指导项目实施的依据 项目集成计划是项目组织为了达到项目的整体目标,建立和健全项目的综合管理与控制系统,完善和提高项目组织的实施与管理功能,及时地发现项目工作中的偏差,积极采取各种纠偏措施,从而保证项目有效实施的根本依据之一。在所有的项目实施依据文件中,初始计划是专项计划制订的纲领,项目集成计划是最主要的和第一位的管理依据性

笔记

272

文件。

3. 度量项目绩效和进行项目控制的基准 项目集成计划中最主要的内容是项目的目标和计划要求,这些项目计划指标是人们制订项目绩效考核和项目管理控制标准的出发点和基准。通常,项目控制工作都需要根据项目集成计划去建立各种项目的控制和考核标准。这包括两个方面标准:其一是考核项目工作的标准;其二是考核项目产出物的标准。这两方面的管理与控制标准主要是根据项目集成计划制订的。这种项目绩效度量与管理控制的标准主要涉及数量、质量、时间、成本和效益等方面的标准,而这些方面的标准都必须是根据项目集成计划,通过进一步分解而得到。所以可以说,项目集成计划是度量项目绩效和开展项目控制的基准。

4. 项目相关利益者之间沟通的基础 项目集成计划也是项目相关利益者之间进行有效沟通的基础。因为在项目集成计划中给出了项目主要目标,给出了对于项目沟通计划的集成和对于项目相关利益者在信息获得和提供信息方面的权利与责任的规定与说明,从而使项目集成计划成为了全体项目相关利益者进行有效沟通的基础。项目的相关利益者能够通过项目集成计划而协调它们的利益,所以项目集成计划使他们具备了共同开展相互开展沟通的基础和平台。因此,项目集成计划的一项很重要的功能就是规定和协调项目相关利益者之间的利益和信息沟通工作,并作为整个项目全体相关利益者沟通的基础。

5. 统一和协调项目工作的指导文件 项目集成计划还是对项目各个专项、项目各个部分或不同群体的工作进行协调、调配和统一的指导文件,是指导项目各个专项计划管理工作的纲领性文件。项目集成计划是通过对于项目各专项计划进行综合与集成而获得的一份集成性、全局性的项目计划文件。这一文件规定出了协调和统一项目各个方面、各种工作的目标、任务、方法、范围、工作流程等内容,因此它可以用于指导对于项目各个专项和局部工作的协调和统一。这种协调和统一十分有利于整个项目的实施与管理工作顺利进行,特别是有利于在项目实施过程中避免多头的、矛盾的指挥和命令,防止项目组织或项目团队不同群体或不同专项管理者的"各自为政"。

二、项目集成计划编制的工作过程

项目集成计划的编制工作是一项复杂而艰巨的项目集成计划管理工作,这一项目计划管理工作包括如下几个步骤:

1. 项目初始集成计划的编制 根据项目起始阶段的相关信息,如项目章程和项目范围的初步说明等,结合相关利益主体对项目质量、工期、成本等的优先排序情况,利用要素间的匹配关系,对专项计划提出总体安排和编制要求的说明。

2. 指导项目专项计划的形成 在项目初始集成计划编制完成后,就要利用这个计划文件指导项目各专项计划的编制。项目初始集成计划是项目专项

笔记

计划编制的指导性和限制性的文件,它是项目专项计划编制的重要纲领,项目专项计划的结果不能与之相违背。在进行项目专项计划编制时,要与项目初始集成计划反复对照,根据初始计划的总体要求不断修正专项计划的结果。

3. 项目最终集成计划的编制　这是根据项目专项计划的结果,运用项目集成计划的方法与工具,通过综合平衡和反复优化的过程,编制项目最终集成计划,生成项目最终集成计划文件的项目集成计划管理工作。这一工作需要运用项目管理者的计划技能和知识,使用各种项目集成计划的特定方法和工具,通过反复优化和综合平衡,最终编制出一个项目的集成计划及其相应的支持细节文件。

三、项目要素集成的主要方法

项目集成计划制订的关键是项目要素的集成,无论是项目初始集成计划还是最终集成计划的编制都要进行项目要素的集成。项目要素集成的技术方法是现代项目管理研究的一个重要领域,所以至今尚未建立起适合项目集成管理所有应用领域的全套解决方案和有效的技术方法,甚至在很多方面还仅仅是原理和思想。如下介绍的是现有的主要的要素集成方法。

(一)项目两要素集成方法

项目两要素集成法是通过分步对两两要素相互集成,最终确定项目要素范围的一种方法。在进行两要素集成时,首先要确定项目的首要确保要素,这个首要确保要素是根据项目相关利益主体的要求确定的,一般项目的首要确保要素为质量要素;第二步就是要进行项目质量与项目成本的集成;第三步是进行项目工期与成本的集成。

1. 项目质量与项目成本的集成计划方法　在项目质量与项目成本集成计划的方法中,首先要根据价值工程原理对项目质量进行价值分析。根据价值分析原理的公式:$V = F/C$ 可知,任何项目产出物的质量都可以用它的功能(即公式中用 F 表示部分)来表示,而项目产出物价值(即公式中用 V 表示的部分)的增加,可以通过增加项目产出物的功能(F),和降低项目成本(公式中用 C 表示)这两种基本方式来实现。所以在项目集成计划过程中首先要应用价值工程的原理去综合考虑和安排项目质量与项目成本的集成计划安排,编制出项目质量与项目成本的集成计划。

> **知识拓展**
>
> 价值工程(value engineering, VE):是以提高产品(或作业)价值和有效利用资源为目的,通过有组织的创造性工作,寻求用最低的寿命周期成本,可靠地实现使用者所需功能的一种管理技术。我国的国家标准《价值工程基本术语和一般工作程序》(GB8223-87)中是这样定义的:"价值工程是通过各相

笔记

关领域的协作,对所研究对象的功能与费用进行系统分析,不断创新,旨在提高所研究对象价值的思想方法和管理技术"。价值工程中"工程"一词的概念与日常习惯上讲的土木工程等的"工程"概念不一样。这里"工程"的含义是指为实现提高价值的目标,所进行的一系列分析研究的活动。价值工程中所述的"价值"是指作为某种产品(或作业)所具有的功能与获得该功能的全部费用的比值。也可以这样说是指某种产品(作业或服务)的功能与成本(或费用)的综合反映,是功能与成本的比值,它表明产品(作业或服务)中所含功能的数量(或可满足用户的程度)与支付费用之间的量值关系。它不是对象的使用价值,也不是对象的交换价值,而是对象的比较价值,是作为评价事物有效程度的一种尺度提出来的。

价值工程(VE)是一门新兴的科学管理技术,是一种谋求最佳技术经济效益的先进而有效的方法。

2. 项目工期与成本的集成计划方法 在完成项目质量与项目成本的集成计划安排以后,项目质量与项目成本计划就基本确定了,接下来就是要需要进行项目工期与项目成本的计划集成。实际上,在确定了项目质量后,项目的工作范围也就能确定下来了。确定了工作范围,再按照成本的要求,就可以进行各项工作的方法确定。确定了工作方法,自然也就确定了工作时间,根据关键路径法则,就可以确定项目的合理工期。当然这里的工期和成本都要成约束条件的范围之内,否则就要重新进行调整。如果是要进行工期调整,就要进行方法调整,在调整幅度不大的情况下,成本不一定会发生变化。如果工期调整的幅度很大,就要进行成本或质量的调整。

(二)项目的三要素集成法

项目的三要素集成,是指项目的质量、工期、成本在一个集成模型中进行综合集成。它是一种系统优化的集成方法,比两要素集成法更具有整体性。项目的三要素就如同三角形的三个边,其中角度关系就是相互间的匹配关系,那么三角形中的某一个边发生长度变化,其他两个边的长度都要发生变化。这种方法主要在两要素集成后形成了项目三要素三角形,如果项目质量或者其他要素发生变化,就要利用这种三角形的关系进行其他要素的再次集成。

这种方法在应用时,一般采用先确定某一要素的计划指标值的变化情况,然后在三角形上大体确定其他两个要素变化的方向和大体增量,最后通过逐步试算和优化的办法,最终找到一个最优或满意的项目质量、工期和成本三要素集成计划方案。如图 13-1 所示:a 边表示质量,b 边表示成本,c 边表示工期,它们在经过两要素集成后形成了三角形 abc;现项目质量要提高,原来的 a 边变成了更长的 A 边,而且是首要保证的因素。如果原有的匹配关系不变,也就是相互间的角度关系不变,则原来的 b 边与 c 边变成了更长的 B 边与 C 边,且三角形 ABC 与三角形 abc 是相似三角形。

笔记

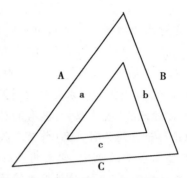

图13-1 项目质量、工期与成本的关系三角形

（三）项目要素分步集成法

项目要素分步集成法就是先确定所需要集成的要素的顺序，然后按照要素间的配置关系分步按顺序关系对相关要素进行集成。这是一种最为重要的集成方法，可以用于三要素以上的集成。现以项目质量、范围、时间和成本4个要素的集成为例进行说明。

在四要素分步集成时，首先要确定的是集成的首要要素。一般来说，确定质量为集成的首要因素，因为项目质量在多数情况下是放在第一位的；然后根据项目质量要求确定项目范围，因为项目产出物和项目的工作范围都是根据项目质量确定的；进一步根据项目范围确定项目成本，因为项目成本是根据项目质量按价值工程法则确定的；进一步确定项目工期，因为项目工期是根据项目质量与成本所确定的工作方法所确定的；如果此时的项目对工期的需求要更短或更长，人们就要调整项目的范围；然后根据新的项目范围调整项目的质量，因为项目范围变动后需要重新调整项目质量；在新的项目质量基础上，按配置关系重新确认项目的成本与工期。如此反复，最终人们一定能找出项目全部要素的目标计划值，然后就可以根据要素目标计划进行计划的细化。

四、项目集成计划的制订

项目集成计划编制的工作主要包括如下3个方面：项目初始集成计划的制订；基于集成的项目专项计划的完成；项目最终集成计划的编制。

（一）项目初始集成计划的制订

项目初始集成计划是一种指导专项计划制订的方案。计划的主要内容应该包括专项计划要素排序的说明；首要要素目标的确定；各要素间配置关系的确立；各要素专项计划编制的方法和要求。

项目初始集成计划制订的依据为项目前期的相关文件信息和数据，主要包括：项目章程、项目初步范围说明书、项目管理过程的方法和要求、相关历史项目的信息和数据、项目相关利益主体的要求和政策规定、项目的限制条件和假设条件等。

在进行项目初始集成计划编制时，首先要根据主体的利益诉求，确定项目的首要要素。所谓首要要素就是一定要优先保证实现的目标要素，如项目主体对质量有特别要求，则把质量作为首要要素，如对时间有特别要求，则把时间作为首要要素。首要要素在形成计划时，要进行目标量化和可视化，以便于其他要素计划的展开。在首要要素确定后，按照要素间的相互关系规律，确定要素的计划顺序，如以质量为首的要素计划顺序应该是质量——范围——成本——时间——人力资源——采购——沟通——风险。至于要素间的配置关系，就是一个要素变化后引起另外要素的变化关系，这种关系是客观存在，但要在计划中进行说明，如时间的减少会引起成本的增加和质量降低。在以上关系确定的基础上再提出各专项计划内容和集成方法的要求，就可以进行专项计划的编制了。

（二）基于集成的项目专项计划的完成

基于集成的项目专项计划是指在经过集成后形成的要素目标基础上形成的项目专项计划。基于集成的项目专项计划编制的依据是项目初始集成计划、前期与该专项有关的文件和信息。在进行项目专项计划时，对计划结果与其他要素目标要进行反复集成，直到计划结果符合各集成后要素计划目标要求。如在进行成本专项计划时，其计划结果要符合成本的约束要求，又要符合在其之前形成的质量、范围、时间的计划要求。总之，在进行要素的专项计划时，一定要在目标集成的条件下进行，每个专项计划都不能孤立展开，要与其他专项进行有机的协调，只有这样形成的专项计划才能有效和顺利实施。

（三）项目最终集成计划的编制

在上述基于集成的专项计划编制完成后，把这些专项计划进行集合，并加以相应的说明，就可以得到项目最终集成计划。项目最终集成计划统一发布后，就可以成为项目实施的指导文件，项目控制和验收的基准文件。项目最终集成计划包括项目集成的综合计划与专项计划。

1. 项目集成综合计划　项目集成综合计划，又称项目集成主计划，是项目集成计划编制工作最主要的成果，它是一种正式的并获得批准的项目计划文件，是用来管理和控制整个项目实施全过程的综合性、全局性的计划文件。一个项目集成的综合计划通常包括如下几方面的内容：项目的批准与特许情况的说明。这是有关项目何时、由何人或组织予以批准以及项目涉及的各种特许情况的描述与说明。它是对于项目背景、条件和依据等方面最为重要的说明和描述；项目集成管理方法与策略的说明。这是有关项目集成计划编制、修订、更新和审批等管理办法以及项目集成管理策略与大政方针方面的说明与描述，有时还会包括一些关于项目集成计划的概略性描述；项目范围的综述。这是有关整个项目范围的综述，这包括对于项目产出物的说明与描述，对于项目各项目标的描述和说明，以及对于项目整体范围的界定和描述；项目重要里程碑与目标日期的描述和说明。这是有关项目阶段的划分和项目各阶段重要里程碑以及每个里程碑的具体目标日期的描述和说明。项目的重要里程碑是指一个项目阶段所要给出的标志性成果；项目专项计划方面的描述和说明，这是有关项目主要专项计划的说明和描述。这包括：项目范围计划、进度计划、成本计划、质量计划、人力资源计划和资源与采购计划等项目专项计划的描述和说明。

2. 项目集成的专项计划　项目集成专项计划指的项目各要素的具体计划。项目集成专项计划包括了有关项目集成计划的支持细节信息和基准文件。这种支持性细节信息包括了项目的各种条件信息,相关的技术性文件,相关的政策文件和相关的标准文件。项目专项计划的基准文件是一些要素总量按时间和工作基准进行分配的文件,它是一种指标性文件。

第三节　项目集成计划的执行与控制管理

项目集成计划的执行与控制是项目实施的主要内容,它决定着项目产出物能不能很好实现,因此,对项目实施过程的管理也是项目管理的重要内容。在这个过程中,人们要对项目集成计划的实施实行全面管理,以保证项目集成计划的完成。项目集成计划实施过程中的管理工作主要包括项目集成计划的执行管理与项目集成计划的控制管理。

一、项目集成计划的执行管理

项目集成计划的执行管理就是对项目集成计划进行分解、落实,并保证各工作单位顺利完成各项目工作的过程。

（一）项目集成计划的分解与落实

项目集成计划是总体计划与专项计划的结合,它确定的是一种基准与范围。而计划的执行是由各作业单位完成的,因此,项目集成计划必须分解为各作业单位的工作任务与工作计划。项目组首先要根据项目集成计划要求确定各项目工作单位,并与项目工作单位签订项目工作合同;在项目工作合同的基础上,结合项目集成计划的基准目标与要求,给项目工作单位下达项目工作任务书。项目工作任务书的内容主要为任务名称、工作范围、产出物范围、成果验收标准、时间等专项目标要求;项目工作单位根据项目合同和任务书要求,结合各项工作的实际条件,编制项目工作的具体计划。各项目工作单位要严格根据项目工作的具体计划要求展开项目工作。

（二）工作单位计划执行的保证

在项目工作单位开始执行计划前,项目管理部门要做好相应方面的保证。如果相关方面的条件不能保证到位,则项目工作单位的工作计划就不能正常执行。与项目工作单位计划执行相关的保证工作内容,主要为计划执行的资源保证,如资金要到位;开工条件保证,如前期工作要按时完成,现场施工的场地要符合施工要求;信息保证,如提供相关的完整的准确的文件和数据信息,信息沟通渠道顺畅,沟通机制健全。

二、项目集成计划的控制管理

控制是管理的重要方面,控制之道如同治病,最高明的莫过于防患于未然,我们可以从扁鹊关于医术水平的判断来体会。

> **知识链接**
>
> 　　魏文王问名医扁鹊说：你们家兄弟三人，都精于医术，到底哪一位最好？扁鹊说：长兄治病，是治病于病情发作之前；仲兄治病，是治病于病情初起之时；扁鹊治病，是治病于病情严重之时。虽然我的名气最大，但应该是长兄最为高明。

　　项目集成计划的控制是项目实施过程的一项重要管理工作，其目的是保证项目工作计划的顺利进行和各项目目标的实现。项目集成计划的控制就是对各项目工作单位的计划执行实际情况进行跟踪检查，寻找实际执行结果与计划目标的偏差，并对偏差原因进行分析，最后进行偏差结果处理的活动过程。

　　（一）项目执行情况的跟踪记录

　　项目集成计划控制管理的首要工作任务就是对各项目工作单位的计划执行情况进行跟踪记录。"跟踪"就是利用人员及其相应的工具，对项目执行关键时点及关键成果情况进行及时跟进反映或检测。"记录"就是如实记载在项目集成计划执行过程中每个项目阶段和每个项目活动的开始日期、工作进度和完工日期以及整个过程中的各种重要事件。项目执行情况的跟踪与记录工作是项目计划控制的基础工作，一定要做到及时、准确、全面，当然与跟踪记录有关的控制点的确定也是十分关键。控制点的设定不在于多，而是在于精准，要把那些关键工作环节、关键工作事件、与计划基准联系的关键方面设定为控制点，并且控制点的情况一定要可衡量的和可记录的。

　　（二）项目执行偏差的认定与分析

　　在很多时候，项目计划执行的结果与项目计划要求都有一定程度的偏差，所以，要把项目执行过程的跟踪记录情况与项目计划进行比对，以便偏差的认定。项目执行偏差的认定就是把执行过程中的各项记录情况进行综合处理，其结果与项目的各项计划指标进行比对，从而确定项目偏差程度的过程。项目偏差的结果有3种情况：与计划要求一致；达不到计划要求；超出了计划要求。对于与计划要求不一致的这两种情况，都要进行原因分析。具体的要素计划执行偏差与原因分析的方法，在专项要素管理的章节中已经有所介绍，在这里就不再重复。

　　（三）项目执行偏差的结果处理

　　对于项目执行偏差的认定和分析结果，无论是什么样的偏差情况都要向上级部门汇报和项目工作单位反馈，这个过程就是项目执行偏差结果的报告过程。有关单位和部门在接到项目偏差的报告后，对各种类型的偏差结果要分别对待，并提出相应的措施。如果项目执行的结果与计划要求是一致的，则保持原计划

笔记

方案不变。如果项目工作计划执行的结果要好于预期的，可以对原计划方案进行调整，或者是对资源等富余的部分进行调剂。如果项目执行的结果达不到计划要求，则要向项目的工作单位提出整改的措施，或者是调整原计划方案。项目工作单位对不达标的方面进行整改的过程就是项目偏差的纠正过程，也是项目计划控制的关键所在。对于那些项目工作单位在计划范围内已经没有办法校正的偏差，肯定会影响到整个项目集成计划和相关的专项计划的执行，如果不进行计划方案的调整，就容易造成后续计划执行的混乱，针对这种情况的出现，项目组就要提出修订和更新项目的集成计划。

本 章 小 结

项目集成管理是项目管理的主要内容之一，本章主要介绍了项目集成管理的基本概念、基本原理和要素集成的主要方法，分别从项目集成计划的制订、项目集成计划的实施、项目集成计划的控制这几个方面进行内容的展开。

1. 有关项目集成管理的基本概念有项目集成、项目集成管理、项目集成计划。项目的集成是指在项目的计划阶段对项目的各个方面进行综合考虑和统筹安排的过程。项目的集成管理是指为确保项目各项工作能够有机地协调和配合所开展的综合性和全局性的项目管理工作。项目集成计划是指通过使用项目其他专项计划过程所生成的结果（即项目的各种专项计划），运用集成和综合平衡的方法所制订出的，用于指导项目实施和管理的集成性、综合性、全局性、协调统一的集成计划文件。

2. 项目管理认为，在项目目标实现过程中要求项目整体价值最大化和项目价值分配合理化；另一方面，项目各项活动之间以及项目的各要素之间也存在着配置关系。这两个方面是项目集成管理展开的基本依据，也是项目集成管理的原理所在。

3. 项目要素集成的主要方法有多要素集成法和分步集成法，本章主要介绍两要素和三要素集成法以及四要素分步集成法。质量与成本要素的集成是根据价值工程原理进行；项目工期与成本的集成是根据相互间的配置关系进行；质量、成本与工期的集成是根据项目要素三角形的原理进行；质量、范围、成本与工期的集成是分步进行反复集成，第一步是确定项目的质量，其后根据配置关系分别先后确定项目的范围、成本与工期。如果第一次集成后其中有一要素不能达到目标要求，则要进行第二轮集成，直到全部要素都达到目标要求。

关键术语

项目集成 project integration

项目集成管理 project integration management

项目集成计划 Project Integration Plan

讨论题

1. 有一个县卫生局人教科长，在带队参加某一卫生项目培训计划时，发现这个培训计划在实施过程中在很多方面显得"乱糟糟"。讨论让他感觉"乱糟糟"的方面会有哪些？

2. 项目集成目标要求之一是要实现整体价值最大化和价值分配合理化，讨论这个要求的实际意义？

思考题

（一）填空题

1. 项目的集成管理是指为确保项目各项工作能够有机地协调和配合所开展的____和____的项目管理工作。

2. 项目集成计划是指通过使用____的结果，运用集成和综合平衡的方法所制订出的，用于指导项目实施和管理的集成性、综合性、全局性、协调统一的集成计划文件。

3. 项目集成计划编制的工作主要包括如下3个方面：____；____；____。

4. 项目质量与项目成本的集成是根据____原理来实现的。

5. 项目集成综合计划，又称项目集成主计划，是项目集成计划编制工作最主要的成果，它是一种_____的项目计划文件。

（二）选择题

1. 项目集成管理的目标要求是

    A. 利益的均衡化   B. 价值的均衡化

    C. 整体利益的最大化   D. 价值的最大化

2. 项目中各个方面的"配置关系"存在于

    A. 指项目的主体利益诉求与目标之间

    B. 项目目标与产出物之间

    C. 项目各项活动之间

    D. 项目各要素之间

3. 在进行项目的多要素集成时，首先要确定项目的

    A. 首要要素   B. 普通要素

    C. 质量要素   D. 成本要素

4. 项目集成计划在指导项目工作执行时，一定要根据项目集成计划进行工作单位

    A. 工作计划的分解和任务的形成

    B. 任务的分解和工作计划的形成

    C. 任务的落实和工作计划的讨论

    D. 工作计划的落实和任务的讨论

笔记

5. 项目集成计划执行与控制管理的产出结果是

    A. 项目计划中的产出物　　　B. 项目实际的产出物

    C. 变更后的项目集成计划　　D. 项目的各项工作计划

（三）简答题

1. 项目集成管理的特点是什么？

2. 项目集成管理的作用是什么？

3. 项目集成计划的作用是什么？

（四）问答题

1. 分别阐述项目管理的原理和主要内容？

2. 如何进行项目质量、范围、成本、时间四要素的分步集成？

（毛可进）

笔记

软件在卫生项目管理中的应用

通过本章的学习，你应该能够：

掌握　项目管理软件 Project 的基本功能。

熟悉　利用 Project 进行卫生项目管理的主要过程。

了解　项目管理软件的发展。

章前案例

Kelvin 的神秘武器

　　1997 年，某省启动国外援助的卫生能力建设项目。项目内容包括卫生管理干部和卫生技术人员的培训，仪器设备的购置，以及工作条件的改善等，项目期限为 10 年。

　　项目启动之初，外方项目经理在招募项目人员方面狠下功夫，从各地召来精兵强将，准备大干一场。可是，启动后一年，项目却没见到明显进展，反倒是人员流失严重，仅外方经理就换了两位，从司机到翻译、项目协调人员也换了不少。

　　第三任经理，是外籍华人 Kelvin，面对这个局面，他没有立刻着手推进项目，而是用了一周的时间去分析目前这个看起来比较混乱的项目，从各方人员那里，Kelvin 了解到由于项目涉及的内容、层次、部门和人员众多，前期沟通非常不畅，经常出现冲突的情况，车辆、人员甚至项目资金的安排让项目组成员和地方上的项目单位无所适从，这才导致人员的流失。

　　Kelvin 召集项目组成员开会，在会上他宣布项目管理引进 Project 软件，见大家有些茫然，他又说："我们没有太多时间给大家培训如何应用软件，所以大家一边学习一边开始使用。"说完就打开了电脑，"今天就从我们的项目计划开始……"。

　　学习的过程是比较痛苦的，尤其是项目工作又不能停顿下来，大家有些抱怨，但也都坚持了下来，一段时间以后，大家开始渐渐熟悉软件的功能，发现它在逐渐改变大家习惯的同时，给项目带来了许多好处，过去总是事到临头才发现有许多冲突，而现在大家却能及时从视图中发现资源安排的冲突从而事先协调，令人不愉快的时候越来越少……

　　时间很快又过了一年，年终与地方的项目单位共同庆祝过去一年所作出

笔记

的显著成绩，项目单位的领导很好奇地问 Kelvin"你用了什么办法，在很短的时间里对这个项目作出了调整？我们之前已经不看好你们这个项目了！"Kelvin 意味深长地看了看他的团队，神秘地笑了。

第一节　项目管理软件概述

一、项目管理软件的发展与现状

项目管理软件是指以项目的实施环节为核心，以时间进度控制为出发点，利用网络计划技术，对项目实施过程中的进度、费用、资源等进行综合管理的一类应用软件。

项目管理技术的发展和计算机技术的发展密不可分，20世纪50年代开发的网络计划软件都是在大型机上运行，主要运用于国防和土木建筑工程。该阶段项目管理软件的成本很高。到80年代中后期，随着微型计算机的出现，项目管理软件也呈现出繁荣发展的趋势，大量优秀的多功能集成的项目管理软件涌现，在功能上实现了可以同时对多个项目进行管理，价格随之大幅下降。到20世纪90年代中期，基于互联网的项目管理软件和模式开始出现，并迅速得到众多项目参与方的认可。目前项目管理软件正在朝着网络化、智能化、个性化和集成化的方向发展。

大多数软件支持开放的后台数据库，用户可根据需求选择适合自己的后台数据库，方便用户将软件与其他系统进行集成。

目前项目管理软件根据功能和价格水平被分为两个档次：

一类是高端项目管理软件，供专业项目管理人士使用，这类软件功能强大，价格一般在 2000 美元以上，如 Primavera 公司的 P3、Gores 技术公司的 Artemis、ABT 公司的 WorkBench、Welcom 公司的 OpenPlan 等。这类软件具有高度的灵活性和开放性，以计划——协同——跟踪——控制——积累为开发思路，拥有大量企业项目化管理和项目群管理的用户群。

另一类是低端项目管理软件，应用于一些中小型项目，如 TimeLine 公司的 TimeLine、Scitor 公司的 Project Scheduler、Primavera 公司的 Sure Trak、Microsoft 公司的 Project（以下简称 Project）等。这类软件价格便宜，与高端软件相比，可以满足一些要求不是很高的项目管理的需求，在中小型项目管理中也发挥了重要作用，但在处理复杂项目的管理上仍存在一些明显的不足。

二、项目管理软件的应用状况

项目管理软件一般包括 5 个主要的功能模块：进度计划管理功能；资源管理功能；费用管理功能；报告生成与输出功能；辅助功能（主要指与其他软件的接口、二次开发、数据保密等）。

项目管理软件在我国的应用已有 30 多年的历史，20 世纪 80 年代初期就有

笔记

很多单位开始使用,有项目尝试引进国外项目管理软件,最早引进 P3 的项目是山西潞安煤矿,也有人尝试开发自己的项目管理软件。随着项目管理领域日益与国际接轨,项目管理软件在各行各业得到了广泛的应用,同时也积累了大量学习和实践先进项目管理软件的经验。由于行业与项目范围的差异,各项目与软件结合的深度和广度都有着较大的差异,总体上,过去我们使用项目管理软件的情况可以分为以下几种:

1. 运用项目管理软件编排进度计划　在项目投标和工程开工之初都能用软件来编制计划。编制计划的工作已渐渐从最初被动的局面逐渐转变为今天主动积极的状态,说明在使用项目管理软件编制计划的过程中,项目管理者们已经逐渐认识项目管理软件且从中受益,进而接受使用软件来编制计划。

2. 通过结合使用进度管理和资源管理的功能,分析资源的总量与使用安排是否满足要求　很多企业和项目通过使用项目管理软件,不仅体验了项目管理软件的资源分析和成本管理的功能,还充分享受到合理配置资源的便利,意识到项目管理软件的合理应用使进度计划变得更具柔性,更为合理。

3. 根据计划来安排生产,通过软件监控项目进度,对项目进程实施有效控制　有的项目计划编制看起来很好,资源配置也很合理,但这两点对于保障项目的顺利实施和完工还远远不够。必须在项目实施过程中,通过动态的监测和控制,并加上与项目各方之间进行有效的反馈沟通,才能保证按照计划进度执行。目前国内已有许多项目正在按照该模式进行动态控制。

4. 项目管理的数据与原有的管理信息系统(MIS)集成,通过数据共享,减少重复输入　通过项目管理软件的接口功能与原有的管理信息系统连接,适用于企业项目管理系统,该应用并不适用于非超长工期型项目,相对成本高于长期项目。

5. 通过 Internet 和 Intranet 对远程项目进行控制　跨国公司分散在全球各地的分公司或项目工地上的工程数据通过 Internet 和 Intranet 传递到总部,进行汇总和统一安排,并将指令通过邮件下发给分公司或工地。该应用适用于企业和战线偏长的项目。

三、Project 简介

与大型工程类项目不同,卫生项目中工程建设所占比重偏低,往往侧重于技术开发和能力提升,所以在卫生项目中使用的项目管理软件多为低端软件,诸如 Timeline 和 Project 之类,但就其应用结果来看,这些低端软件也能很好地满足卫生项目的需求,在实践中发挥了重要作用。

由 Microsoft 公司开发的 Project 是到目前为止在世界范围内应用最为广泛的。Porject 是以进度计划为核心的项目管理软件,可以帮助项目管理人员编制进度计划,管理资源的分配,生成费用预算,也可以绘制多种图表,形成图文并茂的报告。

从 Project 98 开始,迄今已有 Project 2003、Project 2007 以及 Project2010 等多个版本。它是一个强有力的计划、分析和管理工具,能够创建对具体任务要求较高的项目管理解决方案。通过把一个项目分解为易于管理的活动,Project 可对较为复杂的计划进行可视化分析,从而直观地表现任务间的联系,这对于制订全

笔记

面的计划非常关键。

　　Project 加上其他辅助工具，可以满足一般要求不是很高的项目管理的需求。Project 操作界面和操作风格与 Microsoft Office 软件中的 Word、Excel 等软件保持高度的一致性；对中国用户来说，其强大吸引力还在于它是所有引进的国外项目管理软件中，唯一实现了从内到外完全汉化的，包括帮助计划的整体汉化。

　　此外，Project 具有强大的扩展能力，与其他相关产品的融合能力也颇具吸引力。用户可以依靠 Project 与 Office 家族其他软件的紧密联系，将项目数据输出到 Word 中生成项目文档报告，输出到 Excel 中生成电子表格文件或图表，输出到 PowerPoint 中生成项目演示文件，还可以将 Project 的项目文件直接存为 Access 数据库文件，实现与项目管理信息系统的直接对接。

　　但面对比较复杂，或对项目管理的要求很高的项目，Project 可能很难让人满意，主要的不足体现在一些比较复杂的管理功能上，例如资源层次划分上的不足，费用管理方面的功能太弱等，但就其市场定位和低廉的价格来说，Project 是一款不错的项目管理软件。其典型功能特点如下：

　　1. 进度计划管理　Project 为项目的进度计划管理提供了完备的工具，用户可以根据习惯自上而下地安排项目计划，也可根据项目的具体要求采用自下而上的方式安排整个项目。

　　2. 资源管理　Project 为项目资源管理提供的工具方便用户定义和输入资源，并且可以采用软件提供的各种手段观察资源的基本情况和使用状况，包括报表和各种视图，同时还在解决资源冲突的手段方面有着多种选择。

　　3. 费用管理　Project 提供了简单的费用管理工具，可以帮助用户实现简单的费用管理。

　　本章将根据以上 Project 的主要功能，结合实例，介绍如何使用 Project2007 建立项目计划（包括任务和资源的分配），如何跟踪实际工作与计划是否吻合，以及当实际情况与计划脱节时如何采取补救措施。我们的目的，不是教授软件的操作流程，而是演示该软件在卫生项目管理中发挥作用的重要环节，从而突显项目管理从软件使用中所获得的益处。

第二节　Project 2007 使用者界面概览

　　项目经理可以使用项目管理软件辅助项目决策、控制和沟通过程。在每一个案例中，首先要考虑的是技术问题以及怎样手动地实施这项技术；之后，需要明白怎样自动化使用软件，以及软件怎样对许多混淆的细节进行跟踪。

一、主要界面元素

　　尽管不同版本的 Project 有差异，但主界面元素都是大致相同的（如图 14-1）：
　　◇ 主菜单栏和快捷菜单提供 Project 指令。
　　◇ 工具栏提供对常见任务的快速访问，大多数工具栏按钮对应于某一菜单栏命令。

◇ 项目计划窗口包含活动的项目计划（Project 要处理的文件类型称为项目计划，而不是文件或进度表）的视图，活动视图的名称会显示在视图左边缘上。

◇ "键入需要帮助的问题"框用于快速查找在 Project 中执行常见操作的命令。只需输入问题，按 Enter 键。

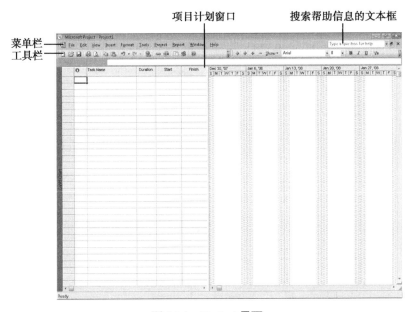

图 14-1　Project 界面

二、Project 使用者界面概览

（一）建立新项目任务

在"文件"菜单中单击"新建"，会出现"新建项目"窗格；在"模板"下单击"计算机上的模板"，显示"模板"对话框；单击"项目模板"标签，屏幕如图 14-2 所示。Project 提供了多种供选择的工作模板，如果恰好有适合将要开展的项目的模板，以此为起点可以节约不少精力，所以建议大家花些时间浏览这些模板，并根据其中之一创建项目计划。

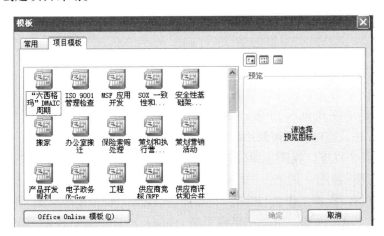

图 14-2　项目模板

　　单击"开办新业务"(可能需要向下滚动项目模板列表才能看到),然后单击"确定"(图14-3)。

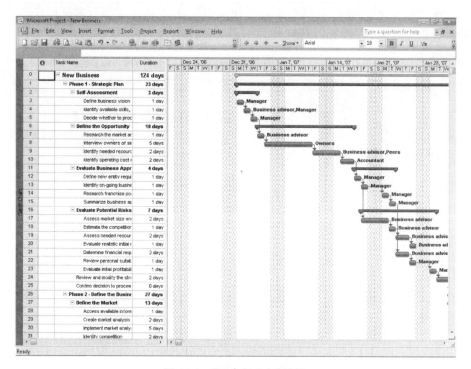

图14-3　"开办新业务"模板

知识拓展

　　Project 包含类似向导的界面,可以利用它创建精细的项目计划,此帮助程序称为项目向导。可以使用项目向导执行许多与任务、资源和分配有关的常见操作。项目向导包含指令、定义和命令,它们不仅可以使常用操作一目了然,还可以改变视图和 Project 中的其他设置来帮助您完成所选操作。可以通过项目向导工具栏来查看项目向导中的所有操作。此工具栏分为Project 中最常见的4个子区:任务、资源、跟踪和报表。

(二)主要视图

　　Project 中的工作区称为视图,视图通常着重显示任务或资源的详细信息。视图以特定的格式显示 Project 2007 中输入信息的子集,该信息子集存储在Project 中,并且能够在任何调用该信息子集的视图中显示,通过视图可以展现项目信息的各个维度。视图主要分为任务类视图和资源类视图,常用的任务类视图有"甘特图"视图、"网络图"视图、"日历"视图、"任务分配状况"视图等;常用的资源视图有"资源工作表"视图、"资源图表"视图、"资源使用状况"视图等。

　　1. "甘特图"视图　"甘特图"视图是 Project 2007 的默认视图,用于显示项目的信息。左侧用工作表显示任务的详细数据,例如任务的工期,开始时间和结束时间,以及分配任务的资源等。视图的右侧用条形图显示任务的信息,每一个条形图代表一项任务,通过条形图可以清楚地表示出任务的开始和结束时间,各条形图之间的位置则表明任务之间的承接关系,是一个接一个进行的,还是相互重叠的(图14-4)。

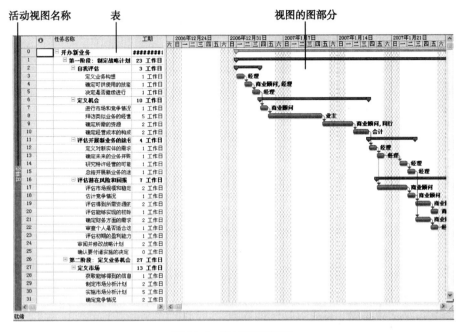

图 14-4 "甘特图"视图

2. "跟踪甘特图"视图　对于每项任务,"跟踪甘特图"视图通常用两种颜色显示两种任务条形图,一个条形图形在另一个条形图形的上方。下方的条形图显示任务的比较基准,另一个条形图形显示任务的当前计划。当计划发生变化时,就可以通过比较基准任务与实际任务来分析项目偏移原始估计的程度(图14-5)。

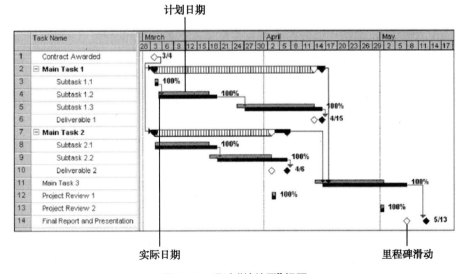

图 14-5 跟踪"甘特图"视图

3. **"任务分配状况"视图**　给出了每项任务所分配的资源以及每项资源在各个时间段内（每天、每周、每月或其他时间间隔）所需要的工时、成本等信息，从而便于合理地调整资源在任务上的分配（图14-6）。

图14-6　"任务分配状况"视图

4. **"日历"视图**　是以月为时间刻度单位的日历格式显示项目信息。任务条形图将跨越任务日程排定的天或星期。使用这种视图格式，可以快速地查看在特定的时间内排定了哪些任务（图14-7）。

5. **"网络图"视图**　以流程图的方式来显示任务及其相关性。一个框代表一个任务，框与框之间的连线代表任务间的相关性。默认情况下，进行中的任务显示为一条斜线，已完成的任务框中显示为两条交叉斜线。

6. **"资源工作表"视图**　以电子表格的形式显示每种资源的相关信息，比如支付工资率、分配工作小时数、比较基准和实际成本等（图14-8）。

7. **"资源使用状况"视图**　用于显示项目资源的使用状况，分配给这些资源的任务组合在资源的下方。

8. **"资源图表"视图**　以图表方式按时间显示分配、工时或资源成本的有关信息。每次可以审阅一个资源的有关信息，或选定资源的有关信息，也可以同时审阅单个资源和选定资源的有关信息。如果同时显示会出现两幅图表：一幅显示单个资源；一幅显示选定资源，以便对两者进行比较（图14-9）。

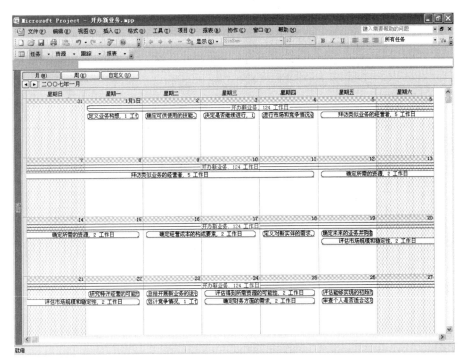

图 14-7 "日历"视图

图 14-8 "资源工作表"视图

291

拖动分隔条可改变两个窗格的大小

"甘特图"视图在上窗格中

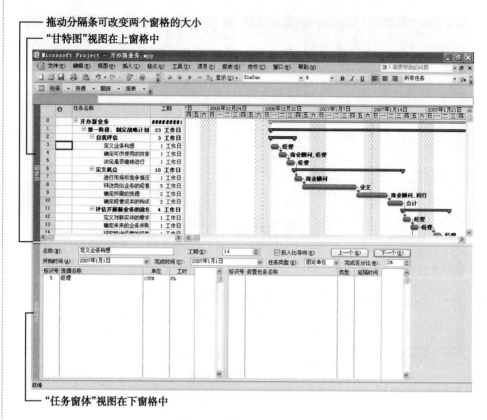

"任务窗体"视图在下窗格中

图 14-9 "资源图表"视图

（三）主要报表

项目包含两种类型的报表：表格报表用于打印；可视报表用于将 Project 数据输出到 Excel 和 Visio。可以直接将数据输入报表。Project 包括数个预定义的任务和资源报表，可以使用它们来获得想要的信息。单击"报表"菜单中的"报表"，显示"报表"对话框，其中显示 Project 中可用的 6 大报表种类（图 14-10）。

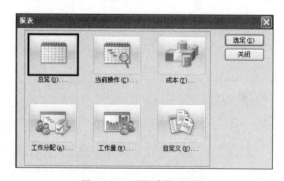

图 14-10 "报表"对话框

"自定义报表"对话框列出了 Project 中所有预定义的报表和所有已加入的自定义报表。在"报表"列表中，单击"资源（工时）"，然后单击"预览"按钮。Project 在"打印预览"窗口中显示"资源（工时）"报表（图 14-11）。

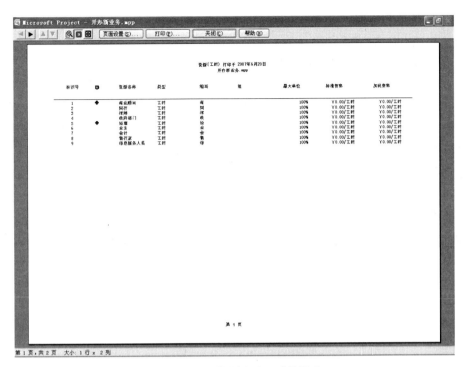

图 14-11　预览"资源（工时）"报表

此报表为项目计划中可用资源的完整列表，类似于"资源工作表"视图。在此基础上创建可视报表以便仔细查看总的资源工作量及其在项目生命周期中的可用性。

本章试图用 Project 的主要视图和图表直观地展示其功能，从而帮助认识软件在卫生项目管理中的实际作用。

第三节　建立项目计划和创建任务

一、建立项目计划

使用 Project 管理项目，首先就是要创建项目计划，用户可以通过多种方法来创建项目计划，并对其进行日常的管理操作。新建项目计划有 3 种方法：新建空白项目计划、新建基于模板的项目计划和新建基于现有项目的项目计划。

新建项目计划后，还需要定义项目有关的多项链接，包括定义项目的开始时间、工作时间及其属性等。除此之外，每个项目还包含一组特有的组件：项目目标、特定的任务以及工作人员等。Project 可以记录这些重要的详细信息，以便于交流或在需要时查阅。

二、创建任务和工作分解结构

创建一个新项目计划后，紧接着就要为项目创建任务。任务是项目中最基础的元素，任何项目的实施都是通过完成一系列的任务来实现的。

1. 输入和编辑任务 首先在视图中输入任务，Project 的多种视图中都可以输入和编辑任务，操作方式大致相同。手动输入任务的过程比较繁琐，若已有使用 Excel 制作的任务表格，可将其直接导入到 Project 中。

编辑任务包括插入新的任务，删除多余的任务，或者调整任务顺序等。

创建任务后，默认状态下所有的任务都处于同一级别，没有差异。为了方便查询和管理，可以对其进行分级。同时根据任务在项目大纲中的层次将相应的 WBS 代码分配给任务。

2. 设置任务工期和里程碑 创建和编辑任务完成后，还需要设置任务的工期和里程碑，合理安排和利用时间，以提高工作效率。Project 中允许输入的工期单位有月、星期、工作日、小时和分钟，不包括非工作时间。在输入任务名称后，Project 会对该任务设置一个默认的工期：1 个工作日。用户可根据实际情况估计并具体设定任务的工期，输入任务工期时，如果不能准确确定该任务的工期，可在工期后加一个"？"号。里程碑用于标识日程中的重要事项，工期为零。要将某任务设置为里程碑，只需将该任务的工期设置为"0"。此时，在甘特图中该任务的开始日期处将显示菱形的里程碑符号。可以将里程碑作为一个参考点，以监视项目的进行。

3. 添加任务链接和其他信息 在默认情况下，任务工期的开始时间是同一天，但事实上，有些任务需要在某些任务完成之后进行，为了表示任务之间这种时间的先后依赖关系，需要用任务链接将任务连接起来。为了能更好说明任务的状况，还可以为任务添加备注信息或超级链接等其他信息。

本章将根据绪论的章前中《云龙社区卫生服务中心项目》的案例演示 Project 的基本功能。根据该项目的实际要求，我们在 project 上新建"社区卫生服务中心项目"并输入项目基本信息，对任务、进度、资源等定义后看到下面的视图（图 14-12）：

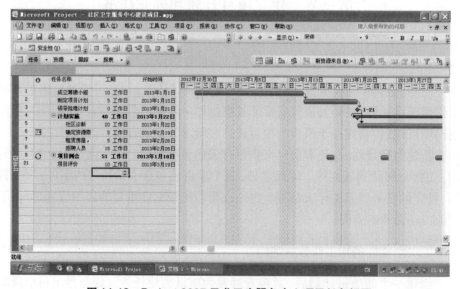

图 14-12 Project 2007 云龙卫生服务中心项目任务视图

项目分为几个关键阶段：项目筹划、实施和评价阶段，在每个阶段有各阶段的任务，任务间的时间依赖关系不同，在甘特图上都有所体现，对于每周五的项目例会，以周期性任务得以呈现。

第四节 分 配 资 源

为了有效管理项目资源，必须先创建一个可供调用的资源库，将所有资源输入其中，然后再为每个任务分配资源。随着项目的实施执行，还要统计和调整资源的利用率、工时和成本等。

项目中的资源是指用于完成项目的人、设备和材料。其中有些是现成的，有些需要临时调用，有些是全职或专用的，有些是兼职或与别的项目共用的。资源的获取和投入是影响项目工期的关键因素，因而有必要在项目启动时，创建一个覆盖所有基本资源信息的资源库。

在 Project 中资源分为 3 类：一类是工时资源，指的是用工时计算投入的人力和设备资源，通常需要按照工作时间来支付报酬或是费用，均以其投入项目工作的时间（工时或工作日）来计算；一类是材料资源，指可消耗的材料或供应品等物质；一类是成本资源，指收取固定的费用而不是收取（或附加收取）随时间变动的费用，例如每次使用特定的短途运输服务，固定的运输费用为 10 元，此费用将在每次使用该服务时支付，可以将该资源设置为成本资源。

将资源输入或导入到资源库后，资源的可用性表示资源什么时候可以用以及有多少时间可安排给所分配的工作。可用性由这些因素决定：项目日历和资源日历、资源的开始日期和完成日期，或资源可用于工作的程度（通常用百分比表示）。在给任务分配资源时，Project 可以根据资源的可用性自动计算任务的进度。

定义资源信息完成后，就可以为项目中的任务分配资源了。合理地分配资源是顺利完成任务的重要因素之一。一种资源可以同时在多个任务上工作，而一个任务也可以由多种资源共同完成。

如果项目中使用的资源较少，可使用"甘特图"视图来分配资源。如果项目中的使用资源较多，就要使用"任务信息"对话框来分配资源。如果资源库中列出了所有的资源，可以使用"分配资源"对话框同时对若干任务进行多个资源的分配。

项目规模越大，任务越多，资源也就越多，为了方便有效地对资源信息进行查询，需要对资源进行排序、筛选、替换等操作。在项目实施过程中，由于人员变动，或某种资源不足需要使用其他资源对该资源进行替换。在 Project 中，使用"分配资源"对话框可以随时查阅资源的状态，以便更加合理有效地使用资源，对人员进行更合理的工作分配。

按照云龙社区卫生中心项目对资源的需求，我们将人力资源输入到 project 资源图表中，并根据任务进行分配，在资源视图上看到结果（图 14-13）。

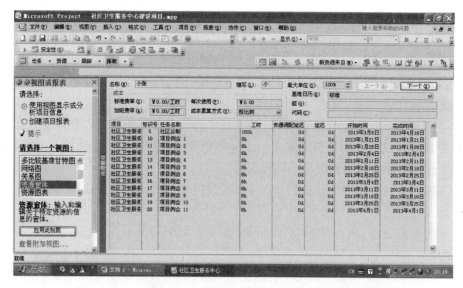

图 14-13　Project 2007 云龙卫生服务中心项目资源分配截图

除了对资源进行分配，我们还可在报表视图里，调取每一种资源的分配和实际使用情况进行分析，观察资源有无过度分配的现象，并根据需要进行调整。例如，我们可以观察小张在项目中的时间分配（图 14-14）。

图 14-14　Project 2007 云龙卫生服务中心项目资源管理截图

第五节　项目成本管理

对于许多项目管理者来说，评价一个项目的成功与否往往更关注完成项目的最终成本是否和预算或相比较的基准计划成本相符。

用 Project 可以初步实现项目的成本管理。成本管理的初始阶段包括创建成本、定义成本构成、设置资源费率、为任务设置固定成本等操作。

一个项目的成本分为两大类：资源成本和固定成本。通过设置资源的标准费率和加班费率，可以更加准确地管理项目成本。任务的固定成本设定后，无论任务工期或资源完成任务的工时如何改变，任务的成本都保持不变。

随着项目的实施，Project 将基于任务的成本累算方式来更新实际成本，并提供两种计算实际成本的方式：自动和人工。

在项目实施的任何阶段，可以在各种视图界面，以多种方式查看信息，从而及时准确地了解每项任务的成本，估计单个以及多个资源的成本，以便用更加接近实际情况的方式来管理项目，包括查看任务成本信息、资源成本信息、项目成本信息等。

资源使用过程中，时常会出现过度分配或使用效率不足等情况，从而增加成本超支的风险。为了有效地控制成本，就必须对资源进行调整。调整资源的操作包括查找超出预算的成本、调整工时资源的工时、调整材料资源的消耗量等。

第六节　项目进度管理

项目进度管理是大多数项目管理中最重要的一个组成部分。项目实施过程中，会有多种因素影响任务完成的结果，这就需要跟踪和监控项目的实际运行状态，具体到 Project 的操作，就包括设置比较基准、更新进度、显示进度线和查看项目进度等。

开始跟踪进度之前，需要设置比较基准计划，比较基准就是在项目中输入任务、资源、工作分配和成本信息后，保存的初始计划的参照点。比较基准的功能主要表现为项目进行过程中，可以随时与实际中输入的任务、资源、工作分配和成本的更新信息进行详细的比较。

随着项目的实施，为了进一步跟踪项目进度情况，需要不断地更新项目的日程。例如，任务的实际开始日期和完成日期，任务完成百分比或实际工时。跟踪这些实际值可以让用户了解所作的更改如何影响其他任务并最终影响项目的完成日期。开始更新日程时，可能需要定期地设置中期计划。中期计划只保存项目文档中的开始时间或完成时间，不保存工时或成本，通过中期计划与实际值比较，可跟踪项目的进度。

Project 能够根据输入的实际值重排项目的其他部分，也可使用该信息监视任务进度，管理成本以及制订项目人员的计划，并搜集项目的历史数据以进行总结，便于更有效地计划将来的项目。

项目更新包括任务的更新和资源的更新，都是基于项目当前的实际数据，Project 提供了两种方式来确定每个任务完成的百分比：一是按日程比例设定任务的完成百分比更新进度；二是将未全部完成进度的任务完成百分比设为0。

更新任务包括更新任务实际开始时间和完成时间、已完成任务的百分比、实际工期和剩余工期等。

实际工作中,如果项目计划发生了改变,还需要对已保存的资源计划中的资源信息进行更新。

项目管理人员可以通过进度线和项目信息的统计数据实时跟踪和检查进度。进度线是反映进度状况的一条状态线,它是根据设定的日期构造的一条直线。进度线与每个任务的进度相连,如果任务完成的进展线的重点在进度线的左边,说明进度落后;如果任务完成的进展线的重点在进度线的右边,说明进度超前。

所有这些检查的目的都是为了发现项目实施偏离项目计划的情况,并根据对项目任务具体情况进行的分析,及时采取措施,调整项目工作。用 Project 检查云龙社区项目的跟踪甘特图截图(图 14-15)如下:

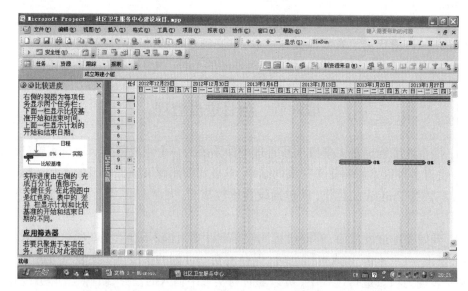

图 14-15　Project 2007 云龙卫生服务中心项目跟踪进度截图

视图中蓝色条框显示的是实际进度,灰色条框显示了作为比较基准的计划进度,只要项目实施过程中,所有资源投入信息和任务完成情况都及时准确地录入,project 就可以自动生成这样的跟踪界面,从而让我们及时掌握项目完成的情况。

第七节　优 化 管 理

如同本章介绍所言,以上四个部分,是 Project 最常用的功能。但在结束之前,还需要介绍它的另一个重要功能——对项目的优化。

项目实施过程中,常常会出现许多问题,例如项目完成时间变动,或者成本超出了预算等。为了确保项目能按照计划有条不紊地进行,项目管理者需要对项目不断地调整、优化。

在项目任务实施过程中,可以根据需求对任务进行延迟、重叠、中断等操作,以调整、优化任务。

　　实际工作中，前置任务完成后，后续任务常常需要延迟一段时间，不会马上开始，这就需要设置任务的延迟；有时候为了缩短工期，降低成本，需要对任务进行重叠的操作，这类任务一般是无须等到前置任务完成后再开始，可以在前置任务开始一段时间后开始；而对一些意外造成任务中断的，就不应该为其计算成本，需要进行拆分任务处理。

　　在项目计划中，对基本的日程安排进行初步设置后，在某些方面不可避免地存在错误以及时间安排上的不足，因此，需要根据实际情况优化日程，使其更加合理有效。日程优化的方法包括使用投入比导向安排日程、使用 PERT 分析估计任务工期以及缩短工期的安排等。

　　将新的工时资源分配给任务或从任务中删除工时资源时，Project 将根据为任务分配的资源数量延长或缩短任务工期，但不会更改任务的总工时。这种日程排定方式称为投入比导向日程控制方法，它是 Project 用于多个资源分配的默认的日程排定方式。通过更改默认的投入比导向日程控制方法，可以更改 Project 排定日程的方式。

　　在项目计划中，不可能对所有任务和资源的分配有详尽而准确的规划，项目进入实施阶段后，在某些情况下很容易导致资源的过度分配。例如，让一个人在同一时间去执行两个完全不同的任务，从而导致其根本无法完成，从而影响整个项目的工期。为了避免这类情况的发生，需要对资源进行调整。调整资源的操作包括查找过度分配的资源、解决资源的过度分配。

　　资源所分配的工时大于排定工作时间内所能完成的工时量时，就会出现资源过度分配的情况。资源的过度分配不仅会造成资源无法在可用工作时间内完成这些任务，而且由于资源直接和成本有关，还会对项目造成严重的影响，因此在项目管理中要十分重视资源过度分配的问题。图（14-16）即用 Project 检查小张在项目中是否出现了过度分配时的视图：

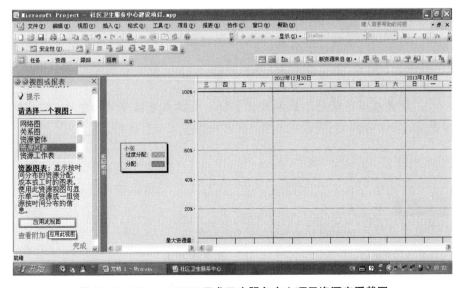

图 14-16　Project 2007 云龙卫生服务中心项目资源查看截图

Project 2007 提供了自动进行资源调配的功能,可以对过度分配的资源进行调配,也可以通过手动的方式更改资源工作时间、延迟任务开始时间等方式解决(图 14-17)。

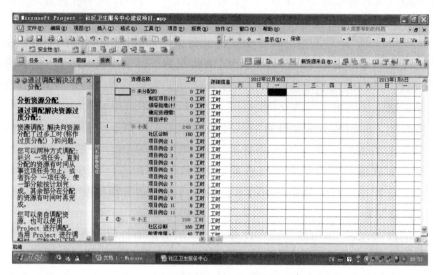

图 14-17 Project 2007 云龙卫生服务中心项目资源分析截图

本 章 小 结

1. 所谓项目管理软件是指以项目的实施环节为核心,以时间进度控制为出发点,利用网络计划技术,对实施过程中的进度、费用、资源等进行综合管理的一类应用软件。

2. Project 的主要功能体现在任务分配与管理、进度管理、成本管理和资源管理以及对项目计划的动态优化等环节。

3. 创建一个新项目计划后,就需要为项目创建任务,任务是项目中最基础的元素。

4. 在 Project 中把资源分为工时、材料和成本 3 类。

5. 软件在项目管理中的应用优势突出表现在根据项目的进展,及时监测资源的使用和冲突,并进行优化,从而确保项目顺利进行。

关键术语

项目管理软件 project management software

视图 view　　　　　　　　报表 report

工时 working hours　　　　过度分配 over-allocation

笔记

300

讨论题

结合已经做过的卫生项目或者设想的项目，讨论 Project 与自己项目可能的结合点以及结合方式。

思考题

（一）填空题

1. 项目管理软件是_____。

2. Project 视图主要分为____和____。

3. 项目包含两种类型的报表：____报表用于打印；____报表用于将 Project 数据输出到 Excel 和 Visio。

4. Project 中允许输入的工期单位有月、星期、工作日、小时或分钟，不包括____。

5. 里程碑用于标识日程中的重要事项，其工期为____。

（二）选择题

1. 哪个视图给出了每项任务所分配的资源以及每项资源在各个时间段内（每天、每周、每月或其他时间间隔）所需要的工时、成本等信息，从而可以更合理地调整资源在任务上的分配

    A. 甘特图　　　　　　　　B. 跟踪甘特图

    C. 日历　　　　　　　　　D. 任务分配状况

    E. 资源工作表

2. 哪个视图以电子表格的形式显示每种资源的相关信息，比如支付工资率、分配工作小时数、比较基准和实际成本等

    A. 甘特图　　　　　　　　B. 跟踪甘特图

    C. 日历　　　　　　　　　D. 任务分配状况

    E. 资源工作表

3. 一个项目的成本分为哪两大类

    A. 固定成本和人工成本　　B. 资源成本和人工成本

    C. 资源成本和固定成本

4. 任务的更新和资源的更新，都是以项目何时的数据为依据

    A. 计划　　　　　　　　　B. 当前

    C. 未来需求

5. 实际工作中，一些任务如果不需要等到前置任务完成后再开始，可以在前置任务开始一段时间后开始，以达到缩短工期，降低成本的目的，就需要对任务进行怎样的操作

    A. 延迟　　　　　　　　　B. 中断

    C. 提前　　　　　　　　　D. 重叠

（三）简答题

1. Project 中资源分为哪 3 类？

笔记

2. 用 Project 实现项目的成本管理初始阶段包括哪些操作?

3. 目前项目管理软件的发展趋势是什么?

4. 新建项目计划有哪几种方法?

5. Project 软件中,资源的可用性取决于什么因素?

(四) 问答题

试述在卫生项目中使用项目管理软件的主要环节及其实现功能。

(岳 琳)

教学建议

一、教学目的

通过本课程的学习,能够掌握卫生项目及卫生项目管理的概念、特点及其在卫生领域中的应用;掌握卫生项目的生命周期及各阶段的特点及主要工作;掌握项目理论、项目逻辑框架在卫生项目中的应用;掌握卫生项目设计、计划、控制和评价的基本步骤和要点;熟悉卫生项目管理的知识体系,以及项目范围管理、时间管理、成本管理、质量管理、风险管理、沟通管理和集成管理的概念、基本内容和技术方法;了解项目管理软件在卫生项目中的应用。

二、前期需要掌握的课程名称

基本医学相关课程;公共卫生相关课程;卫生事业管理学;社会医学。

三、学时建议　36学时

教学内容	学习要点	学时安排
第一章 绪论	1. 卫生项目及卫生项目管理的概念及特点 2. 卫生项目周期及各项目阶段的主要工作 3. 卫生项目管理的知识体系	4
第二章 卫生项目组织与团队	1. 卫生项目组织、项目团队的概念和特点 2. 项目团队发展的5个阶段,各阶段的特点和主要工作	2
第三章 项目理论与卫生项目形成	1. 卫生项目理论的概念、结构与构建方法 2. 项目逻辑框架的结构、作用机制、特点及设计步骤	4
第四章　卫生项目计划	1. 卫生项目计划的概念、原则、作用、分类,制定的步骤与基本方法 2. 卫生项目计划的主要内容及其内涵;制定项目计划的基本方法	2
第五章 卫生项目的实施与控制	1. 卫生项目计划实施的定义和内容 2. 卫生项目控制的概念、主体和过程 3. 卫生项目督导的概念、方式和类型 4. 卫生项目变更的定义	2
第六章 卫生项目结果评价	1. 卫生项目评价概念、目的和类型 2. 卫生项目评价的步骤和方法	4

续表

教学内容	学习要点	学时安排
第七章 卫生项目范围管理	1. 卫生项目范围管理的概念、主要内容与作用 2. 工作分解结构原理、方法和步骤	2
第八章 卫生项目时间管理	1. 卫生项目时间管理的相关概念及主要步骤 2. 项目活动排序及工期估算的一般步骤 3. 工期计划编制及项目进度控制的步骤和方法	4
第九章 卫生项目成本管理	1. 卫生项目成本估算的依据和方法 2. 卫生项目成本预算的概念、依据和方法	2
第十章 卫生项目质量管理	1. 质量、卫生项目质量的概念和内涵 2. 卫生项目质量的基本内容 3. 质量保证体系的主要内容 4. 质量计划制定;质量保证、质量控制、质量改进的区别与联系	2
第十一章 卫生项目风险管理	1. 卫生项目风险管理的相关概念、目标和内容 2. 卫生项目风险识别、评估和应对的主要任务、过程及风险应对的主要措施	2
第十二章 卫生项目沟通和冲突管理	1. 卫生项目沟通管理的定义和卫生项目沟通规划的制定 2. 项目冲突管理的含义和过程 3. 项目冲突的来源与解决方式	2
第十三章 卫生项目集成管理	1. 项目集成管理与项目集成计划的概念 2. 项目集成的基本原理 3. 项目要素集成的方法	2
第十四章 软件在卫生项目管理中的应用	1. 项目管理软件 Project 的基本功能 2. 利用 Project 进行卫生项目管理的主要过程	2

中英文名词对照索引

B

备选方案识别法	alternatives identification	140
倍差法	difference in difference, DID	121
比较性需求	comparative needs	45
变化理论	theory of change	51
表达的需求	expressed needs	46

C

产出物结构分解法	structural decomposition analysis	140
产品分析法	product analysis	140
冲突	conflict	261

D

| 定义范围 | define scope | 137 |

F

范围"蔓延"	project scope creep	137
范围变更	scope change	150
范围管理	project scope management	137
范围控制	scope control	151
风险	risk	228
风险分散	risk diversification	243
风险管理	risk management	230
风险规避	risk avoidance	243
风险缓解	risk mitigation	243
风险转移	risk transference	243
风险自留	risk retention	244

G

| 感觉的需求 | felt needs | 46 |

个人倾向因素	predisposing factor	117
工作	work package	159
工作分解结构	work breakdown structure, WBS	141
工作分解结构词典	work breakdown structure dictionary, WBSD	149
沟通	communication	250
关键路径	critical path	171
关键路径法	critical path method, CPM	169
观察性评价设计	observational evaluation design	120
规范性需求	normative needs	45
国际项目管理协会	International Project Management Association, IPMA	12
国际项目管理协会能力基准	IPMA Competency Baseline, ICB	16
过程评价	process evaluation	115

H

活动	activity	159

J

绩效指标	performance indicator	58
激励与约束因素	reinforcing factor	117
集成计划或综合计划	project integrated plan	72
计划评审技术	program evaluation and review technique, PERT	171
监测评价方法	monitoring & evaluation	59
箭线活动法	activity-on-arrow, AOM	163
箭线图法	activity diagramming method, ADM	163
节点活动法	activity-on-node, AON	162
结果层次	results hierarchy	57
结果或影响评价	outcome or impact evaluation	115
紧后活动	successor activity	162
紧前活动	precede activity	162
进度计划编制	schedule development	166

K

可执行因素	enabling factor	117
客观可证实的指标	objective verifiable indicators, OVI	58
控制图	control chart	224, 226

L

零缺陷	zero defects	209, 226

| 里程碑 | milestone | 168 |
| 流程图 | flowchart | 221, 226 |

M

| 美国项目管理协会 | Project Management Institute, PMI | 12 |
| 免费咨询和检验点 | voluntary, counseling and testing, VCT | 53 |

P

| 帕累托图法 | Pareto chart | 224, 226 |
| 平衡矩阵组织 | balanced matrix organization | 32 |

Q

前导图法	orecedence diagramming method, PDM	162
前后自身比较设计	pre and post evaluation design	120
前提条件	assumption and risk	59
强矩阵组织	strong matrix organization	31
强制性依赖	mandatory dependencies	160
倾向得分匹配方法	propensity score matching, PSM	121
全面质量管理	total quality management, TQM	209, 226

R

| 日常运营 | operation | 4 |
| 弱矩阵组织 | weak matrix organization | 31 |

S

时差	float or Slack	169
实验性评价设计	experimental evaluation design	119
收益 / 成本分析法	cost-benefit analysis	140
书面讨论法	brain-writing	220, 226
随机对照设计	randomized control trial, RCT	121
随意性依赖	discretionary dependencies	160

T

| 同伴压力 | peer pressure | 56 |

W

| 外部依赖 | external dependencies | 161 |
| 网络图 | network planning | 161 |

卫生项目	health project	2
卫生项目变更管理	health project change management	105
卫生项目的督导	health project supervisor	101
卫生项目的实施	health project executing	91
卫生项目风险管理	health project risk management	230
卫生项目风险评估	health project risk assessment	236
卫生项目风险识别	health project risk identification	232
卫生项目风险应对	health project risk response	240
卫生项目沟通管理	health project communication management	252
卫生项目沟通计划	health project communication planning	254
卫生项目监测	health project monitoring	92
卫生项目控制	health project controlling	96

X

项目冲突管理	project conflict management	261
项目的集成	project integration	268
项目发起人	project sponsor	10
项目范围	project scope	136
项目范围"萎缩"	project scope shrink	136
项目范围管理计划	project scope management plan	149
项目范围计划	project scope plan	145
项目范围计划编制	project scope planning	145
项目范围审核	scope verification	149
项目范围说明书	project scope statement	140
项目概念阶段	project conceptual	13
项目管理计划	project management plan	80
项目管理知识体系	Project Management Body of Knowledge，PMBOK	16
项目过程理论	process theory	50
项目活动定义	Project Activity Definition	159
项目活动排序	activity sequencing	160
项目集成管理	project integration management	268
项目集成计划	project integration plan	272
项目计划	project plan	70
项目结束或终止阶段	project termination/close-out	13
项目进度管理	project schedule management	157
项目开发或计划阶段	project development/planning	13
项目理论	program theory	49
项目利益相关者	project stakeholder	8

项目目标人群	target population	11
项目设计失败	project design failure	49
项目生命周期	project lifecycle	13
项目时间管理	project time management	157
项目实施或执行阶段	project implementation/executing	13
项目实施失败	project implementation failure	49
项目效果理论	program impact theory	50
项目用户	project customer	11
项目质量管理	project quality management	226
项目主计划	main plan	272
小组动力	group dynamics	48
小组访谈	group interview	48
形成性评价	formative evaluation	115

Y

依赖关系	dependency relationship	160
因果图	cause and effect diagram	222, 226
引导式研讨会	facilitated workshops	140
鱼骨图	fishbone diagram	100

Z

挣值	earned value	200
挣值分析	earned value analysis, EV	98
知情人	key informant	47
质量保证体系	quality assurance system, QAS	211, 226
质量改进	quality improvement, QI	209, 226
质量计划	quality planning	208, 226
质量控制	quality control, QC	209, 226
质量循环	quality circle	218, 226
中断时间序列设计	interrupted time series design	120
中国项目管理研究委员会	Project Management Research Committee, China, PMRC	12
中国项目管理知识体系	China Project Management Body of Knowledge, C-PMBOK	17
中国项目管理知识体系与国际项目管理专业资质认证标准	C-PMBOK&NCB	17
专家判断法	expert judgment	140
专题小组访谈	focus group discussion	47

准实验性评价　　　　　　　quasi-experimental evaluation　　　　　121

准实验性评价设计　　　　　quasi-experimental evaluation design　　120

总结性评价　　　　　　　　summative evaluation　　　　　　　　　115

最晚结束时间　　　　　　　latest finish-time, LF　　　　　　　　　169

最晚开始时间　　　　　　　latest start-time, LS　　　　　　　　　169

最早结束时间　　　　　　　earliest finish-time, EF　　　　　　　　169

最早开始时间　　　　　　　earliest start-time, ES　　　　　　　　169

参考文献

1. 戚安邦. 项目管理学. 天津：南开大学出版社，2005.

2. 梁万年，饶克勤，王亚东. 卫生事业管理学. 第3版. 北京：人民卫生出版社，2012.

3. Peter M. Kettner, Robert M. Moroney, Lawrence L. Martin. Designing and managing programs. Third Edition. London：SAGE Publications，2008.

4. David Shirley. Project management for healthcare. Boca Raton：CRC Press，2011.

5. 彼得·罗希，马克·李普希，霍华德·弗里曼. 评估：方法与技术. 7th ed. 邱泽奇，王旭辉，刘月，等译. 重庆：重庆大学出版社，2012.

6. 房西苑，周蓉翌. 项目管理融会贯通. 北京：机械工业出版社，2010.

7. 邱菀华，沈建明，杨爱华. 现代项目管理导论. 北京：机械工业出版社，2002.

8. 孙裕君，尤勤，刘玉国. 现代项目管理学. 北京：科学出版社，2005.

9. Judith Dwyer, Pauline Stanton, Valerie Thiessen. Project management in health and community services. London：Routledge，2004.

10. L. Michele Issel. Health program planning and evaluation. Sudburg：Jones and Bartlett Publishers，2009.

11. 杨侃. 项目设计与范围管理. 北京：电子工业出版社，2012.

12. 中国（双法）项目管理研究委员会编. 中国现代项目管理发展报告（2011）. 北京：电子工业出版社，2011.

13. 张智若. 中国农村医疗卫生服务体系建设与评估. 上海：上海交通大学出版社，2010.

14. 汪小金，雷晓凌. 项目管理实验教程. 北京：中国人民大学出版社，2010.

15. 周桂荣. 成功项目管理模式. 北京：中国经济出版社，2002.

16. 孟庆华. 项目管理职位工作手册. 河北：人民邮电出版社，2012.

17. 刘蕊. 任何进行团队建设. 北京：北京大学出版社，2004.

18. 罗珉. 管理学. 北京：机械工业出版社，2006.

19. 李丽. 项目管理精要. 深圳：海天出版社，2000.

20. 靳永慧. 专业技术人员创新团队建设读本. 保定：中国人事出版社，2012.

21. 周永生. 管理学基础. 北京：清华大学出版社，2006.

22. 苏慧文. 管理学原理与案例. 第2版. 青岛：中国海洋大学出版社，2007.

23. 卢润德. 管理学. 北京：机械工业出版社，2011.

24. 姜德刚. 打造你的金牌管理团队. 北京：中国商业出版社，2006.

25. 丁荣贵，杨乃定. 项目组织与团队. 北京：机械工业出版社，2005.

26. Peter Rossi, Freeman, Lipsey. Evaluation ——A Systematic Approach. 6th ed. Thousand Oaks：Sage Publications，1999.

27. The World Bank，The LogFrame Handbook——A Logical Framework to Project Cycle Management，the World Bank，1818H Street，Washington DC.

28. Hennekens C. H，Buring J. E.Epidemiology in Medicine. Philadelphia：Little，Brown and Company，1987.

29. 陈文晖. 项目管理的理论与实践. 北京：机械工业出版社，2008.

30. 房西苑，周蓉翌. 项目管理融会贯通. 北京：机械工业出版社，2012.

31. 亚伯拉罕·施塔布（Avraham shtub）. 项目管理流程、方法与经济学. 丁慧平，译. 北京：中国人民大学出版社，2007.

32. 毕星，翟丽. 项目管理. 上海：复旦大学出版社，2000.

33. 左小德. 项目投资管理学. 广州：暨南大学出版社，1997.

34. 劳动和社会保障部中国就业培训技术指导中心. 项目管理师. 北京：机械工业出版社，2003.

35. 苏伟伦. 项目策划与运用. 北京：中国纺织出版社，2000.

36. 刘常宝. 项目管理理论与实务. 北京：机械工业出版社，2012.

37. 杨小平，余力. 项目管理教程. 北京：清华大学出版社，2012.

38. 王超. 项目决策与管理（中文版）. 北京：中国对外经济贸易出版社，1999.

39. 戈朝晖. 结核病疫情. http://www. haodf. com/zhuanjiaguandian/gyctt207_1302. htm[2011-6-23].

40. 中华人民共和国国家统计局. 中国统计年鉴，2002.

41. 卫生部国外贷款办公室. 世界银行贷款／英国政府赠款中国农村卫生发展项目操作手册. 2008年8月8日修订稿.

42. 邱菀华，沈建明，杨爱华，等. 现代项目管理导论. 北京：机械工业出版社，2002.

43. 张卓. 项目管理. 第2版. 北京：科学出版社，2009.

44. John Ovretveit. Evaluating health interventions. Philadelphia：Open University Press，1998.

45. Peter H Rossi，et at. Evaluation：A Systematic Approach. Seventh edition. London：SAGE Publications，2004.

46. Michael Quinn Patton. Qualitative Research & Evaluation Methods. Third edition. London：SAGE Publications，2002.

47. Michael Quinn Patton. Developmental Evaluation：Applying Complexity Concepts to Enhance Innovation and Use. London：The guilford press，2011.

48. Robert K，Yin. 案例研究：设计与方法. 第2版. 周海涛，译. 重庆：重庆大学出版社，2010.

49. 赵琨，宋文舸. 发展性评价：复杂多变视角下的引入与应用. 中国卫生经济，2012，31（1）：66-69.

50. 杰弗里 K. 罗宾. 项目管理. 鲁耀斌，赵玲，译. 北京：机械工业出版社，2012.

51. 余长国. 项目范围究竟有多大——谈项目的界定管理（二）. 经济师，2002，（5）：294.

52. 于庆东，吕建中. 项目范围管理的精益原则. 企业经济，2005，（1）：21-22.

53. 吴吉义. 需求管理及配置管理与项目范围管理. 微型机与应用，2007，（6）：135.

54. 周靖. 现代项目管理简介. 贵钢科技, 2001, (1): 60.

55. 杨侃. 项目设计与范围管理. 北京: 电子工业出版社, 2011.

56. PMI Standard Committee. A Guide to Project Management Body of Knowledge. Washington: PMI, 2009.

57. 廖良才, 于学勇. 项目范围管理初探. 集团经济研究, 2007, (10S): 171–172.

58. 刘运国, 沈霜红. 世界银行贷款"卫生Ⅷ"项目概况与进展. 卫生经济研究, 1999, (9): 33.

59. 许健, 向昌国. 企业实施精益管理化管理研究Ⅱ. 商业研究, 2009, 11(391): 27–29.

60. 阎子惠, 王红涛. 项目管理的核心——范围管理. 铁路通信信号工程技术, 2007, 4(5): 31–32.

61. 杨文士. 管理学原理. 北京: 人民大学出版社, 1995.

62. 哈罗德·科兹纳. 项目管理. 杨爱华, 王丽珍, 石一辰, 译. 北京: 电子工业出版社, 2012.

63. 罗伯特 K. 威索基. 有效的项目管理. 费琳, 译. 北京: 电子工业出版社, 2011.

64. 鲁耀斌. 项目管理: 原理与应用. 大连: 东北财经大学出版社, 2009.

65. 李国强, 张旭梅, 朱淘. 面向虚拟供应链的项目范围管理. 重庆大学学报, 2004, 27(10): 145–148.

66. 杰克 R. 梅雷迪斯, 小塞缪尔 J. 曼特尔. 项目管理. 戚安邦, 译. 北京: 中国人民大学出版社, 2011.

67. (美) 项目管理协会. 项目管理知识体系指南. 第 4 版. 王勇, 张斌, 译. 北京: 电子工业出版社, 2009.

68. The National Programme for IT in the NHS: Progress since 2006. Public Accounts Committee. 2009–01–27. http://www. publications. parliament. uk/pa/cm200809/cmselect/cmpubacc/153/153. pdf. 2013–01–06.

69. 李跃宇, 徐玖平. 项目时间管理. 北京: 经济管理出版社, 2008.

70. 科兹纳. 项目管理: 计划、进度和控制的系统方法. 杨爱华, 译. 北京: 电子工业出版社, 2010.

71. 毕星主. 项目管理. 北京: 清华大学出版社, 2011.

72. 赵涛, 潘欣鹏. 项目时间管理. 北京: 中国纺织出版社, 2005.

73. 邹宏英, 杨峙深. 项目财务管理. 北京: 中国市场出版社, 2006.

74. 池仁勇. 项目管理. 北京: 清华大学出版社, 2004.

75. 戚安邦, 张边营. 项目管理概论. 北京: 清华大学出版社, 2008.

76. 徐玖平. 项目成本管理. 北京: 经济管理出版社, 2008.

77. 周桂荣, 惠恩才. 成功项目管理模式. 北京: 中国经济出版社, 2002.

78. 周贺来, 连卫民. 软件项目管理实用教程. 北京: 机械工业出版社, 2009.

79. 杨思远. 现代项目管理. 北京: 冶金工业出版社, 2009.

80. 潘文安, 瞿焱. 项目管理理论与实务. 济南: 山东人民出版社, 2009.

81. 杨振之. 项目管理理论与实务. 济南: 山东人民出版社, 2009.

82. 潘家轺. 现代生产管理学. 北京: 清华大学出版社, 2011.

83. 菲利普斯. 实用 IT 项目管理. 第 3 版. 北京: 机械工业出版社, 2011.

84. 林师健. 项目成本管理. 北京：对外经济贸易大学出版社，2007.

85. 孙慧. 项目成本管理. 北京：机械工业出版社，2005.

86. 宋修海，张志照，梁振辉. 施工企业项目管理. 青岛：中国海洋大学出版社，1996.

87. 孙慧. 项目成本管理. 北京：机械工业出版社，2010.

88. 张旭辉，阳霞. 项目投资管理学. 成都：西南财经大学出版社，2010.

89. 刘海生，吴大红，陈莹莹. 管理会计. 北京：科学出版社，2011.

90. 曾赛星，董正英，吕康娟. 项目管理. 北京：北京师范大学出版社，2007.

91. 董永茂，沈渊，庞海云，廖莉副. 物流成本管理. 杭州：浙江大学出版社，2011.

92. 何清华. 项目管理. 上海：同济大学出版社，2011.

93. 赖一飞. 项目管理概论. 北京：清华大学出版社，2011.

94. 李笑. 项目主管实用手册. 北京：经济管理出版社，2010.

95. 纪建悦，许罕多. 现代项目成本管理. 北京：机械工业出版社，2008.

96. 陈远，寇继虹，代君. 项目管理. 武汉：武汉大学出版社，2002.

97. 曾塞星. 项目管理. 北京：北京师范大学出版社，2007.

98. 池仁勇. 项目管理. 北京：清华大学出版社，2004.

99. Maimunah A. Hamid, A. F. Al-Assaf, Rozaini Mohd. Zain. , Low Lee Lan. Measuring & Managing Quality of Health Care：Training Module Implementing Quality & Improving Performance. Institute for Health Systems Research, Ministry of Health Malaysia, 2007.

100. 卫生项目管理协会. 项目管理知识体系指南（PMBOK 指南）. 王勇，张斌，译. 第 4 版. 北京：电子工业出版社，2009.

101. 沈建明. 项目风险管理. 第 2 版. 北京：机械工业出版社，2010.

102. 马旭晨. 项目管理工具箱. 北京：机械出版社，2011.

103. 刘晓红，徐纠平. 项目风险管理. 北京：经济管理出版社，2008.

104. 凡禹. 沟通技能的训练. 修订版. 北京：北京工业大学出版社，2010.

105. 杰克·吉多，詹姆斯·P·克莱门斯. 成功的项目管理. 第 3 版. 张金成，译. 北京：电子工业出版社，2007.

106. 王长峰，李建平，纪建月. 现代项目管理概论. 北京：机械工业出版社，2007.

107. 骆询. 项目管理. 北京：机械工业出版社，2008.

108. 汪小金. 项目管理方法论. 北京：人民出版社，2011.

109. 孙新波. 项目管理. 北京：机械工业出版社，2010.

110. 卢向南. 项目计划与控制. 北京：机械工业出版社，2007.

111. 陈池波，崔元峰. 项目管理. 武汉：武汉大学出版社，2006.

112. 戚安邦. 现代项目管理. 北京：对外经贸大学出版社，2001.

113. Project Management Institute Standard Committee. A Guide to The Project Management Body of Knowledge, Washington：PMI, 2000.

114. 克利福德·格雷，埃里克·拉森. 项目管理教程. 徐涛，张扬，译. 北京：人民邮电出版社，2005.

115. 黄维光. 中文版 Project 2003 实用教程. 北京：清华大学出版社，2007.

116. 胡艳春. 项目管理软件. 北京：对外经济贸易大学出版社，2006.

117. 蒂莫西·J·克罗彭伯格. 现代项目管理. 威安邦, 译. 北京: 机械工业出版社, 2012.

118. 张丽, 马柯. 浅谈项目管理软件的应用. 科技信息, 2009, (29): 137.

119. 吴洁, 彭其渊. 项目管理软件的发展状况及其应用分析. 世界科技研究与发展, 2004, 26 (6): 82-86.

120. 李永奎. 项目管理软件的应用现状与发展趋势. 建筑, 2003, (9): 72-73.